KNAUR
BALANCE

FELIX KLEMME

NATÜRLICH FIT

Effektives Workout für Starter und Profis

KNAUR
BALANCE

INHALT

VORWORT

Es wird Zeit für ein neues Verständnis von Fitness. Was die meisten von uns bisher unter Fitness verstehen, beschränkt sich auf körperliche Leistungsfähigkeit – Kraft, Ausdauer, Beweglichkeit, Schnelligkeit und Koordination. Das alles sind wichtige Faktoren, und doch vernachlässigen sie eine Kraft, die unsere Gesundheit maßgeblich beeinflusst – die Natur. Nach wie vor trainiert der Großteil der Fitness- und Kraftsportbegeisterten drinnen – in Fitnessstudios, Sporthallen oder »Trainingsboxen«. Trainings in einem Outdoor-Gym hingegen gibt es nur wenige. Neben all den technischen Möglichkeiten, die wir heute in Fitnessstudio und Co. vorfinden, bleiben wir natürliche Lebewesen, die aus rund 50 Billionen Zellen bestehen. Diese Zellen streben danach, mit dem in Kontakt zu treten, was sie seit Jahrmillionen kennen und was sie überhaupt erst leistungsfähig macht – die Natur.

Im Fitnessbereich wird der Natur bislang viel zu wenig Aufmerksamkeit geschenkt, auch weil sich viele Menschen ausschließlich mit den direkt messbaren und sichtbaren Werten beschäftigen. Wie viele Kilogramm habe ich heute bei meinen Übungen bewegt? Wie viele Kilometer bin ich in welcher Zeit gelaufen? Wie viele Wiederholungen habe ich absolviert? Wie viele Zentimeter ist mein Bauchumfang kleiner und mein Oberarmumfang größer geworden?

Natürlich ist eine Überprüfung der körperlichen Leistungsfähigkeit und auch der sichtbaren Veränderungen des Körpers wichtig und kann auch sehr motivierend sein. Aber natürliche Bewegung bietet noch viele andere, weitaus wichtigere Aspekte, die messbar sind. So kann man den äußerst positiven Einfluss, den die Natur auf unser Immunsystem und unsere Psyche nimmt, wissenschaftlich belegen. Aber wir selbst können nicht sagen, wie hoch der Anstieg der für unsere Immunabwehr wichtigen Killerzellen in unserem Körper ist, wenn wir uns in der Natur bewegen. Wir können nicht messen, wie stark unsere Stresshormone sinken, wenn wir im Wald spazieren gehen. Und wir können auch nicht sehen, was passiert, wenn wir die Hände auf dem Boden und damit direkten Kontakt zu unzähligen wichtigen Mikroben haben, die unser Immunsystem fit halten. Es gibt mittlerweile jede Menge wissenschaftliche Belege für die positive Wirkung der Natur auf unsere Gesundheit, doch wir selbst können sie weder sehen noch messen. Aber wir können sie spüren.

In meinem ersten Buch zum Thema Fitness möchte ich dir zum einen zeigen, dass wir Menschen von Grund auf bewegte Wesen sind, und dir zum anderen den wichtigen Zusammenhang zwischen Fitness und Natur näherbringen. Außerdem stelle ich dir eine Vielfalt an Übungen vor, die du ausschließlich mit deinem Körpergewicht, aber auch mit natürlichen »Gewichten« wie Steinen oder Baumstämmen durchführen kannst. Du findest in diesem Buch mehr als 60 Übungen, 10 Trainingspläne und einen Fitness-Check, mit dessen Hilfe du vor dem Start in dein erstes Workout ohne viel Aufwand einschätzen kannst, mit welchem Trainingsplan du am besten beginnst.

Ich lade dich herzlich dazu ein, Neues auszuprobieren, wobei es sich hier sowohl um neue Übungen handelt als auch um die Art und Weise, wie du verschiedene Dinge aus der Natur als dein neues Trainingsgerät benutzen kannst. Neben der direkten körperlichen Erfahrung gibt es unzählige indirekte Erfahrungen, die bei dieser Art von Training auf dich warten. Die wertvollste Erfahrung ist die, die du selbst machst. Freu dich auf eine Form von Training, bei der nicht nur die Bewegung und das Workout im Fokus stehen, sondern die Erfahrung, durch ein Training im Wald mit der Natur, deinem Körper und dir selbst eins zu werden. Du wirst aus dieser Erfahrung enorme Kraft, Leistungsfähigkeit und Gesundheit schöpfen. Du wirst eine Form entwickeln, die dich das sein lässt, was du bist – natürlich fit.

Mach dein Workout zum Erlebnis und Abenteuer. Es fängt genau hier an.

Herzlich, Felix

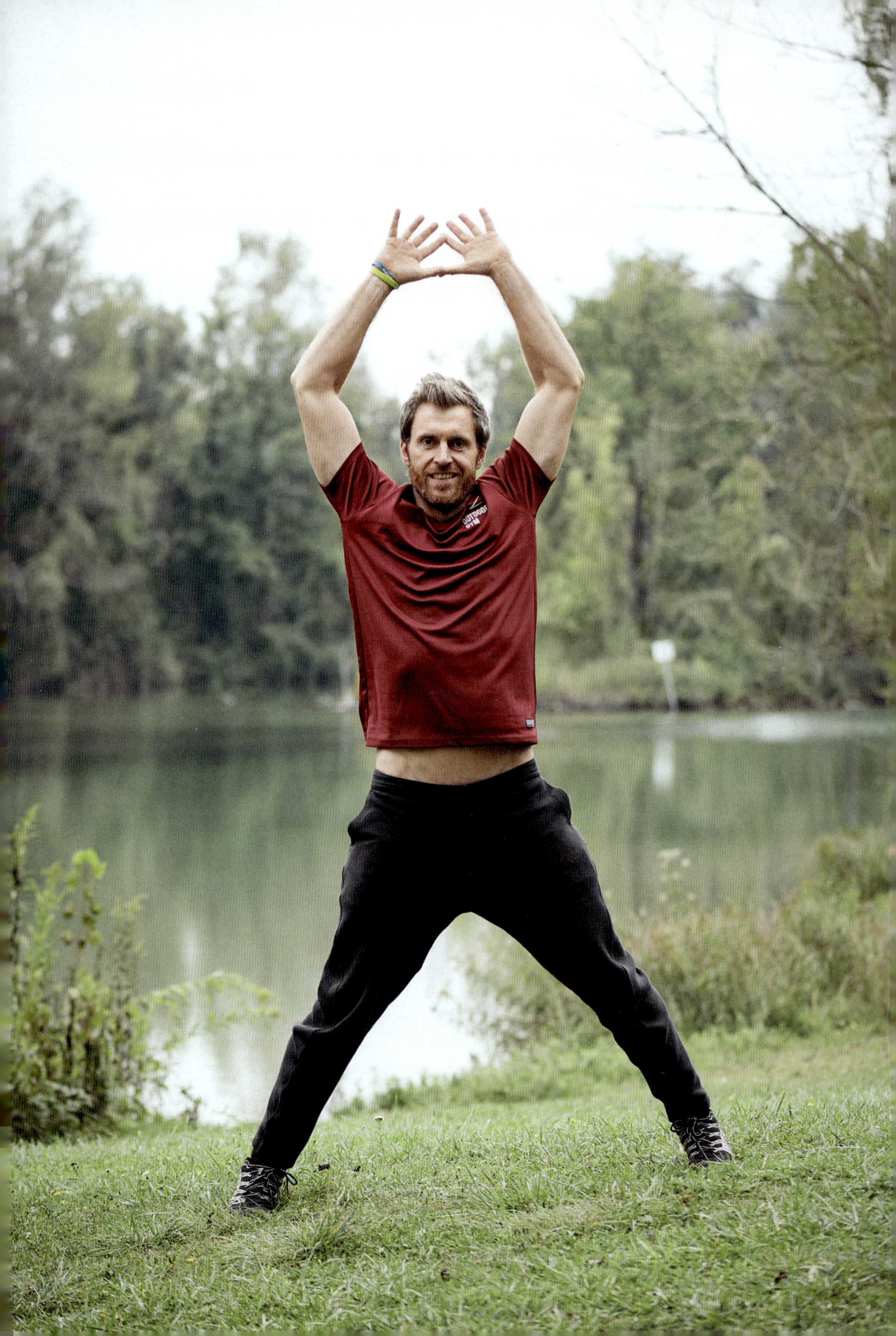
OUTDOOR GYM

WARUM BEWEGUNG LEBENSWICHTIG IST

Bewegung liegt uns in den Genen.
Ohne Bewegung werden wir krank.

Unser heutiges Leben ist geprägt von Bewegungsarmut. Wir sitzen zu viel und bewegen uns zu wenig. Dabei ist unser Körper für ein Leben in Bewegung gemacht. Sind wir inaktiv, werden wir schlapp und krank. Bewegen wir uns hingegen ausreichend, profitieren wir körperlich und auch seelisch – regelmäßige körperliche Aktivität und sportliche Betätigung machen fit und schlank, sorgen für gute Laune, fördern Gesundheit und Belastbarkeit und wirken wie ein Jungbrunnen.

WARUM WIR KEINE LUST HABEN, UNS ANZUSTRENGEN

Wenn wir doch wissen, wie wohltuend und heilsam Bewegung ist, warum fällt es uns dann häufig so schwer, uns aufzuraffen? Warum liegen wir auf dem Sofa und haben auf alles Lust, nur nicht darauf, uns anzustrengen? Warum nur sind wir manchmal so faul? Die gute Nachricht vorab: Das ist ganz normal. Unser Körper beruft sich dabei auf ein jahrmillionenaltes Überlebensprogramm. Anstrengung bedeutet Energieverbrauch, und Energieverbrauch bzw. Energieverlust könnte dazu führen, zu wenige Reserven zu haben, um zu überleben.

Anders als heute in unseren industrialisierten Ländern, in denen Nahrungsmittel an jeder Ecke und zu jeder Tages- und Nachtzeit erhältlich sind, war der Nahrungserwerb, also die Beschaffung von Energie, für unsere Vorfahren sehr anstrengend. Unsere Ahnen sammelten, was das Zeug hielt. Früchte, Wurzelgemüse, Kräuter, Nüsse, Beeren, Eier, essbare Blätter und Pilze. Um ausreichend davon zu finden, liefen sie täglich immense Strecken, kletterten auf Bäume oder über Felsen und trugen ihr Gesammeltes den langen Weg zurück zu ihrer Sippe. Je mehr sie fanden, desto besser – desto mehr mussten sie aber auch nach Hause tragen. Leicht wird ihre »Einkaufstüte« also nicht gewesen sein. Bei der Jagd sah es nicht anders aus. Beutetiere wurden über etliche Kilometer verfolgt, und nach einem Jagderfolg mussten die Tiere gehäutet, zerlegt und transportiert werden. Dabei war ein Mammut als Beute vermutlich eher ein Sonderfall. Alltagskost waren eher kleinere Tiere wie Vögel, Fische und Kaninchen. Wer aber nur kleinere Tiere erlegt, ist nicht lange satt und muss bald wieder los, um neue Nahrung zu beschaffen.

Die Bewegungsleistung, die unsere Vorfahren vollbrachten, war immens.

Jagen klingt sportlich und nach männlicher Muskelkraft, aber auch das Sammeln war anstrengender, als es vielleicht erscheint. Stell dir nur einmal vor, es gäbe von einem Tag auf den anderen keine Autos und Supermärkte mehr. Du musst zu Fuß zum Markt im Nachbarort. Du läufst die vier Kilometer und kaufst Eier, einen Kohlkopf, Kartoffeln, ein großes Bund Möhren und einen Liter Milch. Leider sind die Äpfel ausverkauft, aber dir fällt ein, dass am Waldrand, auf der anderen Seite deines Wohnortes, welche wachsen. Du schleppst also deinen Einkauf, lass ihn nur einmal fünf bis sechs Kilo wiegen, nach Hause. Es geht bergauf, und du hast Gegenwind. Aber immerhin gibt es asphaltierte Wege. Deine Vorfahren mussten sich mit ihrer Sammelbeute noch durch dichtes Unterholz schlagen oder steile Abhänge erklimmen. Zu Hause lädst du deinen Einkauf ab und machst dich wieder auf den Weg. Schon von weitem erkennst du, dass du nicht der Einzige bist, der die Idee hatte, Äpfel pflücken zu gehen. Die unteren Äste der Bäume sind bereits abgeerntet. So schnell du kannst, kletterst du in einen Apfelbaum und pflückst so viele Äpfel, wie du tragen kannst. Zum Glück hast du zwei große Beutel dabei, aber auch die musst du nun nach Hause tragen. Acht Kilo Äpfel, fünf Kilo Gemüse und Eier und zehn Kilometer später hast du erst einmal nur den »Einkauf« erledigt.

So ging es den Menschen jahrtausendelang. Tag für Tag. Die Energie, die sie mit ihrer Nahrung zu sich nahmen, verbrauchten sie wieder, um an neue Nahrung zu kommen. Wenn die Jagd erfolgreich oder Erntezeit für süßes Obst war, aßen unsere Vorfahren so viel sie konnten, um sich im besten Fall eine kleine Fettreserve anzulegen. Diese Reserve war lebensnotwendig, denn ihr Körper konnte sie auf den langen Jagdtrips anzapfen. Was aber noch wichtiger war, die Fettreserve half ihnen, die nächste Hungerperiode zu überstehen. Also war die Devise: Energie nur für die wirklich wichtigen Dinge verwenden und unnötige Belastungen vermeiden. Dieses Programm ist noch heute in unseren Zellen gespeichert, und wir nennen es Bequemlichkeit oder inneren Schweinehund. Unser Körper würde sich nicht freiwillig verausgaben, weil er uns energetisch in Sicherheit wissen möchte.

Dein »archaischer« Körper ist darauf bedacht, dich energetisch in Sicherheit zu wissen. Bewegung muss immer einen konkreten Zweck verfolgen und sinnvoll sein. Dein Körper meidet sinnlose Bewegung, und auch der innere Schweinehund »bewahrt« dich davor.

Diese Überlebensstrategie war bis vor wenigen Jahrhunderten auch in unserer Kultur durchaus sinnvoll, denn wer unregelmäßig zu essen bekam, musste mit seinen Kräften haushalten. Zur Zeit der neolithischen Revolution, vor etwa 10.000 Jahren, wurde das Nahrungsangebot dann größer und planbarer, denn Ackerbau und Viehzucht ermöglichten die Produktion von mehr Nahrungsmitteln für eine steigende Anzahl von Menschen. Trotzdem änderte sich der körperliche Einsatz der Menschen nur in der Art und Weise der Bewegung. Sammeln und Jagen wurde durch landwirtschaftliche Arbeit und mehr Handwerk ersetzt – der größte Teil des Alltags bestand aber bis vor etwa 200 Jahren nach wie vor aus körperlicher Arbeit. Zu einer Zeit, als es weder Autos noch Trecker gab, die Waschmaschine und der Kühlschrank noch nicht erfunden waren und das Wasser nicht aus dem Hahn, sondern aus dem Brunnen oder dem Fluss kam, erforderte das Leben den Einsatz von Körperkraft.
Bis heute springt mein Herz, wenn ich an eine Fünftagestour durch den norwegischen Winter denke, die wir während meines Studiums gemacht haben. Damals liefen wir mit Langlaufskiern von Hütte zu Hütte. Trinkwasser mussten wir aus zugefrorenen Seen holen. Ich weiß noch wie heute, wie ich ein Loch in das Eis geschlagen habe, den Eimer mit Wasser füllte und ihn in die Hütte trug. Seit diesem Erlebnis denke ich immer wieder daran, wie elementar es sich anfühlte, für etwas uns so Selbstverständliches wie Wasser zum Kochen oder Trinken so viel Energie aufzuwenden. Das war ein bisschen mehr Bewegung, als zu Hause einfach nur den Wasserhahn aufzudrehen.

Früher lebten die meisten Menschen von der Landwirtschaft. Bis zur Erfindung der Mähmaschine vor etwas mehr als 150 Jahren war landwirtschaftliche Arbeit Handarbeit. (In vielen nicht industrialisierten Ländern ist das auch heute noch so!) Wer Glück hatte, besaß ein Pferd oder einen Ochsen, der den Pflug zog. Alle anderen zogen ihn selbst. Jeden Tag. War

das Getreide reif, wurde es mit der Sichel geerntet, gebündelt, transportiert, gedroschen, gemahlen – alles nur für ein bisschen Mehl. Wäsche wurde per Hand gewaschen, Holz musste gehackt werden, Häuser wurden mit Körperkraft errichtet, und auch der Hausgarten erforderte stetigen körperlichen Einsatz. Zur Arbeit ging es zu Fuß, später mit dem Rad und noch später mit der Bahn. Auch zur Zeit der Industrialisierung wurde der Großteil der Arbeit mit Körperkraft verrichtet.
Unsere Körper, die noch immer so funktionieren wie vor Tausenden von Jahren, kennen Bewegung also. Und nicht nur das. All unsere Zellen haben sich dem bewegungsreichen Leben optimal angepasst. Unsere Umwelt hat sich in den letzten 150 Jahren jedoch massiv verändert, das menschliche Genom aber nicht. Ohne Bewegung fehlt uns also etwas.

Auch wenn uns unser archaisches Programm anhält, Energie zu sparen – unsere Zellen kennen ausschließlich ein Leben in Bewegung. Die Bewegung liegt uns in den Genen. Ohne diese Bewegung werden wir krank.

Während unser genetisches Programm am liebsten noch immer möglichst viel Energie sparen möchte, um uns über den nächsten kalten Winter zu bringen, sieht unser Leben heute ganz anders aus als das von Naturvölkern oder unseren Vorfahren. Wir müssen uns für den Essenserwerb nicht mehr körperlich anstrengen, Essen gibt es an jeder Ecke zu kaufen. Geben wir unseren Zellen ständig etwas zu futtern und bewegen uns nicht, werden wir langfristig nicht nur dick, sondern auch krank.

WAS PASSIERT BEI BEWEGUNGSMANGEL?

Zuerst einmal verrate ich dir, was bei Bewegungsmangel nicht passiert. Es ist bitter, aber wahr: Wenn du den ganzen Tag sitzt, jede Strecke mit dem Auto fährst und dich zu Hause aus dem Aufzug aufs Sofa schleppst, wo du den restlichen Abend verbringst, wird dein Fettstoffwechsel so gut wie ausgeschaltet. Deine großen Muskelgruppen gehen in Urlaub. Die Enzyme, die bei Bewegung in diesen Muskeln das Körperfett spalten würden, werden abgeschaltet und leisten nur noch ein Zehntel ihrer ursprünglichen Arbeit.

Wenn du den ganzen Tag sitzend verbringst, verringert sich dein Fettstoffwechsel auf ein Zehntel seiner Leistung.

Durch das dauernde Sitzen kommt auch dein restlicher Stoffwechsel zum Erliegen. Das wird unangenehm, und deine Zellen werden im wahrsten Sinne des Wortes sauer. Zum einen sinkt der pH-Wert deines Blutes in den sauren Bereich, und das umso mehr, wenn du beim Sitzen auch noch viel Kaffee trinkst und Weißmehl und Süßkram isst. Dein Körper strebt aber nach Gleichgewicht und arbeitet deshalb mit aller Kraft dem sich entwickelnden sauren Milieu entgegen. Dazu entzieht er den Knochen Kalzium, das basisch ist, und gibt es ans Blut ab. Das kann zu einer Entmineralisierung deiner Knochen und im schlimmsten Fall zu Osteoporose führen. Außerdem begünstigt ein niedriger pH-Wert Entzündungsreaktionen. Sind deine Zellen erst einmal »sauer«, spielt auch der restliche Stoffwechsel nicht mehr vernünftig mit. Giftstoffe werden nicht effektiv ausgeschieden, und die Zellen werden nicht mit Nährstoffen und ausreichend Energie versorgt. Bei einem gestörten Stoffwechsel können Krankheiten entstehen, die im schlimmsten Fall ein lebensgefährliches Ausmaß annehmen können.

BEWEGUNGSMANGEL MACHT KRANK

Wenn du nicht ausreichend – ausreichend im Sinne deines natürlichen Körpers – körperlich aktiv bist, hat das verschiedene Auswirkungen auf deinen Stoffwechsel, was zu unterschiedlichen Krankheitsbildern führen kann:

- Änderung des Aktivitätszustands von Genen[1]
- Übergewicht
- Herz-Kreislauf-Erkrankungen
- Insulinresistenz
- Diabetes mellitus Typ 2
- metabolisches Syndrom
- Bluthochdruck
- Krebs
- Osteoporose
- Depressionen
- Fettstoffwechselstörungen
- und andere Erkrankungen

Man nennt diese Erkrankungen auch »Zivilisationserkrankungen«, und dieser Name verrät auch schon, woher sie kommen. Wir verhalten uns gemäß den Anforderungen unserer Zivilisation – wir kommen unserer Arbeit nach, informieren uns über das Weltgeschehen mit Hilfe der Kommunikationstechnologie und kaufen im Supermarkt ein – allerdings vergessen wir dabei die Anforderungen unserer Natur. Unser archaischer Körper braucht Bewegung genauso sehr wie Ernährung, Schlaf und das richtige Natural Network*. Haben wir zu wenig Bewegung, werden wir krank. Zum Glück entscheidest du. Du hast die Wahl, ob du Chips oder Gemüse isst; du hast die Wahl, ob du bis drei Uhr morgens in die Glotze guckst oder schlafen gehst, und genauso hast du die Wahl, ob du sitzen bleibst oder dich mehr bewegst. Bereits ein zusätzlicher Energieverbrauch von wenigstens 1000 Kilokalorien pro Woche durch Bewegung kann das Risiko, frühzeitig zu sterben, um ca. 20 bis 30 Prozent verringern. Ein Mensch, der 90 Kilo wiegt, verbraucht eine Energiemenge von 1000 Kilokalorien, wenn er zweimal pro Woche je 1,5 Stunden spazieren geht, langsam tanzt oder Bowling spielt.

Bereits ein zusätzlicher Kalorienverbrauch von 1000 Kalorien pro Woche durch Bewegung kann das Risiko eines frühen Todes um 20 bis 30 Prozent verringern.

UND WAS PASSIERT IM KÖRPER BEI BEWEGUNG?

Durch regelmäßige Bewegung werden die unterschiedlichsten Stoffwechselprozesse in Gang gesetzt. Deine Zellen warten nur darauf und machen mit, sobald du aktiv wirst, denn sie profitieren in vielerlei Hinsicht davon, dass du dich bewegst.

Los geht's. Du verlässt deine Komfortzone und gehst zügig durch den Wald oder joggst durch den Park. Wenn du dich schneller bewegst, benötigt dein Körper mehr Energie. Je mehr Energie dein Körper benötigt, desto höher ist der Bedarf an Sauerstoff, so dass deine Atmung schneller

* Wie diese Faktoren zusammenspielen, habe ich ausführlich in meinem ersten Buch »Natürlich sein« erläutert.

wird. Um deinen Muskeln möglichst viel Sauerstoff und Energie zur Verfügung zu stellen, muss dein Herz das sauerstoffreiche Blut aus der Lunge in die Muskeln transportieren. Das geht schneller, wenn der Druck in deinen Gefäßen erhöht wird (dein Blutdruck steigt). Aber auch alle anderen Bereiche deines Körpers, die für die Energiegewinnung nötig sind, werden nun besser versorgt. Sämtliche Blutgefäße, deine Organe und Zellen werden stärker durchblutet und mit Sauerstoff versorgt. Mit Hilfe von Sauerstoff gewinnen deine Zellen aus Nährstoffen Energie. Je mehr Energie dein Körper braucht, desto mehr Sauerstoff benötigt er auch. Strengst du also deine Muskeln an und kommst ins Schnaufen, sorgt deine Atmung dafür, dass alle Zellen gut mit Sauerstoff versorgt werden. Gleichzeitig atmest du Kohlendioxid aus. Kohlendioxid macht deinen Körper sauer. Durch eine tiefere Atmung wirst du einiges an Kohlendioxid los. Auch Wasserstoff, der beim Energiestoffwechsel entsteht, ist sauer und lässt den pH-Wert deines Blutes sinken. Den beim Stoffwechsel frei werdenden Wasserstoff entsorgt dein Körper über Schweiß und Urin.

Ein weiterer Sauermacher ist Harnsäure. Harnsäure entsteht, wenn du zum Beispiel zu viel Eiweiß oder zu viel Industriezucker zu dir nimmst. Industriezucker besteht zu gleichen Teilen aus Glukose und Fruktose. Fruktose wird in der Leber verstoffwechselt, und dabei – ich spare mir jetzt die einzelnen Enzymschritte, die hierbei ein Rolle spielen – wird aus Fruktose Harnsäure. Wenn du wie viele andere Menschen Schwierigkeiten mit schmerzenden Gelenken, Rheuma oder Gicht hast oder zumindest das Gefühl kennst, dass die ersten Schritte, die du morgens nach dem Aufstehen machst, schmerzhaft sind – das macht die Harnsäure. Auch wenn du nachts zwischen zwei und vier Uhr aufstehen musst, um auf die Toilette zu gehen, dann liegt das daran, dass dein Körper Harnsäure entsorgen möchte. Du ahnst es wahrscheinlich schon: Harnsäure kannst du wieder loswerden, indem du deinen Zuckerkonsum oder einen hohen Eiweißkonsum (meist abgepacktes Fleisch mit hohem Salzgehalt) reduzierst, dich natürlich ernährst und dich vor allem mehr bewegst. Harnsäure wird auch über den Schweiß ausgeschieden.[2] Das riecht nicht immer angenehm, aber je mehr du dich bewegst und schwitzt, desto mehr Harnsäure verschwindet aus deinem Körper.

Bewegung sorgt dafür, dass dein Körper »entsäuert« und Harnsäure entsorgt.

Wenn du dich bewegst, wenn du läufst oder auch nur spazieren gehst, wird dein Stoffwechsel angekurbelt. Sobald du deine großen Muskelgruppen aktivierst, verbrauchen die Muskelzellen Energie. Diese Energie kannst du aus der Nahrung, aber auch aus deinen Fettreserven, den Adipozyten, beziehen.

Deine Zellen verstoffwechseln Kohlenhydrate, Fette und Eiweiße aus der Nahrung und wandeln sie in Zuckermoleküle um, die deinen Muskeln als »Futter« dienen. Bei längeren Hunger- oder Mangelzuständen kann dein Körper auf die in den Adipozyten gespeicherte Energie zurückgreifen.

Adipozyten sind Fettzellen, in denen dein Körper Energie für »schlechte Zeiten« speichert. In unserer westlichen Welt sind die Adipozyten häufig gut gefüllt oder überfüllt, was wir daran sehen können, dass in Deutschland mehr als die Hälfte der Bevölkerung übergewichtig ist.

Fettzellen sind aktives Gewebe, das bei zu hoher Masse negativen Einfluss auf deinen Stoffwechsel haben kann. Adipozyten sind in der Lage, selbständig Entzündungsmediatoren in deine Blutbahn freizugeben. Darüber hinaus produzieren sie das Hormon Leptin, das eigentlich für die Sättigung verantwortlich ist. Je mehr Fettzellen ein Körper besitzt, desto mehr Leptin wird produziert und in die Blutbahn gegeben. Bei einer hohen Freisetzung von Leptin reagiert dein Gehirn nicht mehr so sensibel auf dieses Hormon. Das ist in etwa so, als würdest du immer wieder den gleichen Jingle im Supermarkt hören. Irgendwann nimmst du ihn einfach nicht mehr wahr. Wenn dein Gehirn auf Leptin nicht mehr reagiert, wirst du nicht mehr wirklich satt. Ein Teufelskreis entsteht. Du kannst ihm aber auf drei natürlichen Wegen entkommen:

1. Bewegen!

Bewegung leert die Zuckerspeicher im Körper, baut Muskeln auf und führt dazu, dass auch Fette verbrannt werden können. Am besten geht das, wenn auch mal eine Mahlzeit ausfällt. Dann zapft dein Körper seine eigenen Energiespeicher an – die Adipozyten.

2. Zucker meiden!

Vor allem Industriezucker lässt dich immer weiter essen und nicht satt werden. Industriezucker besteht zur Hälfte aus Glukose, zur anderen aus Fruktose. Fruktose hemmt das Hormon Leptin und verhindert damit, dass du dich satt fühlst.

3. Die Macht deiner Gedanken

Jeder positive Gedanke hemmt Stress. Chronischer Stress hemmt die Fettverbrennung. Glaube versetzt nicht nur Berge, sondern sorgt auch dafür, dass du dich besser fühlst. Oder schlechter. Je nachdem, wie und was du denkst.

SITZEN BRINGT DICH UM

»Sitzen gefährdet Ihre Gesundheit« – so lautet der deutsche Titel des Buches der amerikanischen NASA-Forscherin Joan Vernikos. Der Originaltitel wird noch deutlicher: »Sitting kills« heißt es da, allerdings verspricht der Untertitel auch »Bewegung heilt«. Das kann ich nur unterschreiben. Bewegung ist das Gegenteil von Sitzen. Sobald du dich bewegst, bekommst du die Unterstützung der ganzen Welt. Klingt komisch, stimmt aber, denn die Erdanziehungskraft, also die Schwerkraft, ist dein Freund!

Klar, das Treppensteigen ist schwer, besonders wenn man unfit ist oder ein paar Extrakilos mit sich herumträgt. Aber vielleicht lassen die Forschungsergebnisse der NASA dich einen anderen Blick auf die Schwerkraft werfen. Alles Leben auf der Erde ist an die Schwerkraft angepasst, denn sie ist Teil der Natur. Wir sind so, wie wir sind, weil es die Schwerkraft gibt. Im Buch von Joan Vernikos gibt es ein schönes Bild. Sie fragt, warum wir Menschen, die wir zu etwa 75 Prozent aus Wasser bestehen, nicht einfach als glibberige Pfütze auf dem Boden liegen? Das ist so, weil unsere Zellen Membranen haben, die ein Zusammenfließen verhindern; weil wir ein stabiles Knochengerüst besitzen und unser Herz als Pumpe so stark ist, dass es unser Blut auch im Stehen bis in unseren Kopf befördern kann. Angefangen bei unseren Zellen bis hin zu unseren Organen und Knochen – alle Strukturen in unserem Körper sind so angelegt, dass sie der Schwerkraft standhalten können. Unsere Nerven unterstützen uns dabei, indem sie dem Körper permanent melden, wie er auf die Schwerkraft reagieren kann. Jede Bewegung, die du machst – egal ob es gehen, tanzen, schaukeln, Kirschen pflücken oder Auto putzen ist –, sorgt dafür, dass deine Zellen die nötigen Reize und Rückmeldungen bekommen, die sie funktionieren lassen. Deine Muskeln, Sehnen, Knochen, Nerven und Zellen bekommen bei Bewegung entgegen der Schwerkraft immer wieder zurückgemeldet, dass sie gebraucht werden. Beim Sitzen und Liegen fällt das flach. Solltest du dir schon einmal ein Bein gebrochen und im Streckgips im Krankenhaus gelegen haben, hast du das am eigenen Leib erfahren. Das Aufstehen wird schon nach wenigen Tagen im Bett zur Tortur. Bettlägerige Menschen bauen rapide ab. Nicht nur ihr Muskelvolumen verringert sich, auch die restlichen Körperfunktionen nehmen ab.

Welche Rolle die Schwerkraft dabei spielt, fand man erst heraus, als man Menschen untersuchen konnte, die ohne Schwerkraft gelebt hatten – Astronauten. Als man die ersten aus dem All zurückkehrenden Astronauten medizinisch untersuchte, war man schockiert. Sie zeigten bereits nach wenigen Tagen in der Schwerelosigkeit Zeichen körperlicher Degeneration, die man üblicherweise erst bei alten Menschen findet. Ihre Muskelkraft hatte extrem abgenommen, und ihr Kreislauf war instabil. Bereits nach kurzer Zeit auf der Erde bildeten sich diese körperlichen Schwächen zurück. Das brachte die Forscher der NASA auf die Spur. Sie entdeckten, dass ein Leben ohne Schwerkraft wie ein Leben in Bewegungsunfähigkeit ist. Sind wir bewegungsunfähig, werden unsere Muskeln, Knochen und Nervenimpulse, die wir benötigen, um uns zu bewegen, nicht mehr gebraucht und verkümmern. Und jetzt wird es spannend: Etwas ganz

Ähnliches wie das, was den Astronauten im All widerfahren ist, passiert uns, wenn wir den ganzen Tag sitzen (oder liegen). Für unseren Körper ist Sitzen fast das Gleiche, als würden wir uns in der Schwerelosigkeit aufhalten. Es kommt zu einem sogenannten »Schwerkraftentzugssyndrom«.

DAS SCHWERKRAFTENTZUGSSYNDROM

Ohne den ständigen Reiz der Schwerkraft verändert sich der menschliche Körper rapide. Ich möchte hier nur ein paar der Symptome auflisten, die die Weltraum-Forscher bei Astronauten feststellten:

- verringertes Blutvolumen
- Abnahme der Herzgröße und -leistung, dünnere Herzmuskelwand
- Herz- und Blutgefäße verhärten sich
- weniger Ausdauer
- Abnahme der Muskelmasse
- kleinere Muskelfasern
- Muskeln werden durch Fett ersetzt
- Muskeln können weniger Zucker verstoffwechseln und reagieren weniger auf Insulin
- mangelhafte Schlafqualität
- Abnahme von Knochenmasse und -dichte
- schlechtere Verdauung
- schwächeres Immunsystem
- weniger Testosteron

Zurück auf der Erde gaben die zuvor durchtrainierten Astronauten ein schwerfälliges und ungelenkes Bild ab. Sie taumelten, weil ihr Gleichgewicht gestört war, hatten Gelenk- und Rückenschmerzen und Kreislaufprobleme und fühlten sich schlapp, müde und schwerfällig – eben so gar nicht durchtrainiert und fit. Kommt dir das bekannt vor? Ich höre die Beschwerden über Müdigkeit, Schlappheit, Unlust und Schmerzen bei vielen meiner Klienten. Ihnen allen ist eins gemein: Sie sitzen meist zu viel und bewegen sich zu wenig. Selbst denjenigen, die sogar mehrmals die Woche nach einem langen Bürotag laufen gehen oder eine Runde durchs Fitnessstudio drehen, geht es oft nicht besser.

Wenn du dein Leben fast ausschließlich sitzend verbringst, befindet sich dein Körper in einem quasi »schwerelosen« Zustand. Du bekommst ein »Schwerkraftentzugssyndrom« und erleidest dadurch die gleichen Degenerationserscheinungen wie ein Astronaut im All. Du fühlst dich wie ein Greis – du hast Gleichgewichts- und Koordinationsschwierigkeiten, deine Muskeln und Knochen werden schwächer, Muskelzellen werden ab- und Fettzellen aufgebaut, und du wirst anfälliger für die klassischen Zivilisationskrankheiten Diabetes, Bluthochdruck, Herzprobleme und Schlaganfälle.

Dabei geht es, auch wenn ich mich wiederhole, nicht um den Wohlfühlfaktor. Zu wenig Bewegung macht krank und erhöht darüber hinaus die Wahrscheinlichkeit, früher zu sterben. Das Ganze ist mittlerweile ausreichend wissenschaftlich belegt. In einer amerikanischen Studie zum Beispiel wurden 25.000 Männer und 7000 Frauen zuerst hinsichtlich ihres Gesundheitszustandes und ihrer Fitness untersucht und dann acht Jahre lang nur noch beobachtet. Es stellte sich heraus, dass diejenigen am schlechtesten abschnitten, die unter Bluthochdruck litten, erhöhte Cholesterinwerte aufwiesen, rauchten und an mangelnder Fitness litten. So weit, so gut – jeder weiß, dass Bluthochdruck kritisch zu betrachten und Rauchen schädlich ist. Aber hättest du gedacht, dass diejenigen, die rauchten, hohen Blutdruck und hohe Cholesterinwerte hatten, dafür aber körperlich fit waren, wesentlich besser abschnitten als »gesunde« Bewegungsmuffel? Deren Sterberisiko war am höchsten. Selbst wenn du ein paar Pfund zu viel auf den Rippen hast, kommst du besser weg als jemand mit Idealgewicht, aber geringerer Fitness.[3] Das Gleiche gilt für Krebserkrankungen: Bei Frauen, die sich viel bewegen, sinkt das Brustkrebsrisiko merklich.[4]

Es gilt als gesichert, dass Bewegungsmangel der Killer Nummer eins ist und dazu führt, dass du anfälliger für Zivilisationskrankheiten bist und früher stirbst als nötig.

Das Gute vorab: Du kannst die unangenehmen Folgen der Bewegungslosigkeit sehr einfach umkehren. Und keine Angst, das hat an dieser Stelle noch nichts mit Sport, Workout oder Anstrengung zu tun. Es reicht, wenn du dich fürs Erste im Alltag mehr bewegst. Aber wie viel ist mehr? Kleine Bewegungen mit geringer Intensität, genau genommen alle Bewegungen, bei denen du der Schwerkraft trotzt; alle Bewegungen, die du automatisch machst, wenn du nicht sitzt – diese Bewegungen machen den Unterschied. Bei alltäglicher Bewegung benutzt und trainierst du hauptsächlich die Muskelgruppen, die es dir ermöglichen, aufrecht zu stehen – die Stabilisatoren. (Beim Sport trainierst du hingegen hauptsächlich die Mobilisatoren, also diejenigen Muskeln, die deinen Körper bewegen.) Genau diese Stabilisatoren sind superwichtig. Sie brauchen eine geringe, aber regelmäßige und dauerhafte Belastung, um fit zu bleiben. Sind sie fit, ermöglichen sie dir Bewegung bis ins hohe Alter.

Aber an genau diesen kleinen Bewegungen fehlt es Menschen, die den ganzen Tag sitzen. Sie werden nicht nur immer unfitter, auch ihr Zucker- und Fettstoffwechsel kommt aus dem Ruder, und damit schleichen sich die restlichen Krankmacher gleich mit ein. Schluss damit! Die Evolution hat uns ihre beste Medizin mit auf den Weg gegeben – natürliche Bewegung.

Die positiven Auswirkungen der Schwerkraft

Du lebst auf der Erde und hast die Schwerkraft auf deiner Seite. Nimm dir ein Beispiel an Kindern, die dieses Geschenk der Natur instinktiv nutzen. Sie hüpfen, klettern, schaukeln, lassen sich kopfüber von einer Turnstange baumeln oder drehen sich wild im Kreis. Diese die Schwerkraft herausfordernden Bewegungen machen Spaß und geben deinem Körper genau die Impulse, die er braucht. Genauso wie Trampolinspringen. Du brauchst keine halsbrecherischen Sprünge zu absolvieren, um von der Beschleunigung zu profitieren. Auch sanftes Wippen oder Schwingen bringt deine Zellen in Bewegung. Gleichzeitig werden Gleichgewicht und Koordination geschult, und auch die Ausdauer wird trainiert. Jede kleine Bewegung arbeitet gegen die Schwerkraft. Selbst Stehen ist effektiv. Heute versucht man Patienten selbst nach einer schweren OP möglichst zügig wieder in Bewegung zu bringen, wenn möglich zum Aufstehen zu bewegen, um ein paar Schritte zu gehen und so den Reiz der Schwerkraft für eine schnellere Genesung zu nutzen.

> Wenn du dich bewegst, arbeitet dein gesamter Körper gegen die Schwerkraft an. Schon durch ein höheres Aktivitätsniveau während des Tages (öfter mal aufstehen, zu Fuß gehen, weniger sitzen) lassen sich positive Auswirkungen auf die Gesundheit erreichen.

Welche Rolle die Schwerkraft spielt, kannst du mit einer einfachen Übung selbst einmal ausprobieren: Nimm in jede Hand eine volle 1-Liter-Wasserflasche und strecke die Arme nach vorne aus. Schau auf die Uhr. Wie lange kannst du die Muskelspannung halten? Irgendwann wird das Halten der Flaschen ganz schön anstrengend, deine Arme werden schwer, und du musst sie senken. Das, was du getestet hast, nennt man isometrische Muskelkontraktion, eine Kontraktion ohne Bewegung. Du kannst diese Übung jeden Tag wiederholen und dir notieren, wie lange du die Kontraktion nach drei Wochen täglichem »Training« gegen die Erdanziehungskraft durchhältst. Du wirst sehen, dass sich die Zeiten stetig verlängern. Deine Muskeln arbeiten mit dir.

Wir müssen uns entgegen der Erdanziehungskraft bewegen, um unsere Körperfunktionen aktiv zu halten. Dies sind die positiven Auswirkungen der Schwerkraft bei Bewegung:

- die Zellfunktionen werden unterstützt
- das Lymphsystem wird angeregt
- höhere Knochendichte, weniger Osteoporose
- geringeres Risiko, vorzeitig zu sterben

DER UNTERSCHIED ZWISCHEN KÖRPERLICHER UND SPORTLICHER AKTIVITÄT

Wenn wir sagen, wir möchten in der Zukunft körperlich aktiver sein, setzen wir das meistens mit Sport gleich. Denk nur mal an die Neujahrsvorsätze. Aber körperliche Aktivität und Sport sind zwei verschiedene Dinge. Zum Verständnis: Als körperliche Aktivität gilt laut WHO jede Bewegung der Skelettmuskeln, die Energie verbraucht. Das kann stehen sein, gehen, Boule spielen oder Yoga praktizieren. Jede noch so kleine Bewegung zählt zu körperlicher Aktivität, solange sie nicht im Sitzen oder Liegen stattfindet. Du erinnerst dich: Sobald du aufstehst, arbeitet dein gesamter Körper gegen die Schwerkraft, und das ist bereits mehr Aktivität, als zu sitzen. Eine sportliche Aktivität geht über die körperliche Aktivität hinaus. Sie dient einem Ziel wie zum Beispiel der Ausbildung von mehr Rückenmuskulatur, einer gesteigerten Ausdauer oder dem Erlangen von mehr Sprungkraft. Gerade für Menschen, die krank sind oder waren, oder Personen, die nach langer Zeit wieder in Bewegung kommen möchten, ist es ratsam, zuerst die körperliche Aktivität zu steigern und dann zu sportlicher Aktivität überzugehen.

Sitzt du den ganzen Tag im Büro, und für sportliche Aktivität fehlt dir momentan noch die Kraft? Es gibt etwas, mit dem du sofort beginnen kannst. Steh auf und stell dich neben deinen Schreibtisch. Oder lies dieses Buch einen Moment im Stehen weiter. Das Wichtigste dabei ist, dass du häufig und regelmäßig aufstehst. Jedes Aufstehen – auch ohne weitere Bewegung wie gehen! – reguliert deinen Blutdruck, dein Blut inklusive der Hormone verteilt sich neu, deine Muskeln und Nerven werden aktiv. Wenn du 15 Mal am Tag für zwei Minuten aufstehst, erhält dein Köper 15 einzelne Reize, die ihn gegen die Schwerkraft arbeiten lassen. Wenn du allerdings meinst, eine halbe Stunde am Stück zu stehen sei das Gleiche, dann irrst du dich. Dein Körper wertet diese halbe Stunde als einen einzigen Reiz, der gegenüber 15 Reizen natürlich nicht so effektiv sein kann. Deshalb ist es besser, regelmäßig vom Stuhl aufzustehen, als zu versuchen, das lange, ununterbrochene Sitzen durch eine Sporteinheit am Abend zu kompensieren. Steh auf, am besten sofort! Bewegung ist nicht lästig, sondern etwas, worauf du stolz sein kannst!

Es macht einen Unterschied, ob du 15 Mal aufstehst und dich für wenige Minuten bewegst oder ob du diese Bewegungszeit an einem Stück verbringst. Das häufige, kurze Bewegen ist wesentlich effektiver. Einmal am Tag Sport zu machen hat nicht den gleichen Effekt.

TIPPS FÜR EIN BEWEGTERES LEBEN IM BÜRO

Wenn du einen Bürojob hast, bei dem du fast ausschließlich sitzt, gibt es ein paar einfache Dinge, die dich in Bewegung bringen:

- Stell Ordner, die du häufig benötigst, ans andere Ende des Büros. Stell sie immer direkt zurück, wenn du zum Beispiel etwas abgeheftet hast.
- Stell den Drucker ebenso weit weg.
- Steh alle 30 Minuten kurz auf, geh einmal zum Fenster, stell dich auf die Zehenspitzen und reck dich.
- Oder stell dir einen Timer auf 50 Minuten. Arbeite effektiv durch und erledige danach 10 Minuten andere Dinge im Stehen oder Gehen.
- Verbringe die Kaffeepause bewusst und trink deinen Kaffee oder Tee im Stehen.
- Lies Akten im Stehen oder Gehen. Wenn das deine Kollegen stört, geh auf den Flur.
- Nimm die Treppe, nicht den Aufzug.
- Schlage vor, Meetings im Stehen abzuhalten. Das ist nicht nur gesünder, sondern geht oft auch schneller.

Die Menge macht den Unterschied. Die oben beschriebenen kleinen Aktionen bringen mehr Bewegung in deinen Alltag und haben damit einen großen Effekt auf deinen Körper.

Eine Stunde Workout verpufft, wenn du den restlichen Tag über sechs oder mehr Stunden am Stück sitzt. Mit regelmäßig mehr Bewegung im Alltag tust du bereits viel für deine Gesundheit.

Steh auf! Gib den (fast) schwerelosen Zustand des Sitzens auf und erhebe dich jede halbe Stunde, spätestens jede Stunde für ein paar Minuten. Wenn du es jetzt noch schaffst, dein Auto nicht direkt vor der Supermarkttür, sondern etwas weiter entfernt zu parken oder noch besser zu Fuß einkaufen zu gehen, deinen Einkauf im Supermarkt nicht zu schieben, sondern zu tragen, und das Autowaschen oder Staubsaugen als dankenswert sportliche Ertüchtigung und nicht als lästige Pflicht zu sehen, bist du auf dem besten Weg. Du wirst sehr schnell merken, wie gut dir mehr Bewegung tut. Und noch immer hast du keinen Sport gemacht! Bewege dich viel – und immer mehr. Deine Gesundheit wird es dir danken.

Generell ist es IMMER gut für deine Gesundheit, wenn du dich viel bewegst. Ganz besonders wenn du dich bisher sehr wenig bewegt hast. Ich gebe meinen Klienten gerne den Tipp, sich eine Schrittzähler-App aufs Smartphone zu laden. So eine App misst, auch ohne deine Wege aufzuzeichnen, wie viele Schritte du pro Tag zurücklegst. So kannst du zuerst einmal überprüfen, wie viel du am Tag läufst, und sollte das zu wenig sein, kannst du sukzessive deine Schrittmenge erhöhen. Empfehlenswert für einen aktiven Lebensstil sind mindestens 10.000 Schritte am Tag. Das ist die Zahl, die ich meinen Klienten empfehle. Dieses Pensum, das übrigens auch die WHO empfiehlt, entspricht je nach Körpergröße und damit der Länge deiner Schritte einer Strecke von fünf bis sieben Kilometern.

Für einen aktiven Lebensstil empfiehlt es sich, täglich etwa 10.000 Schritte zu gehen.

DIE SACHE MIT DEM GEWICHT

Ich höre häufig die Frage: »Reicht es aus, wenn ich mich mehr bewege?« Sollte deine Frage darauf abzielen, ob es ausreicht, dich mehr zu bewegen, weil du dein Gewicht deutlich reduzieren möchtest, antworte ich mit einem klaren NEIN. Sicherlich wirst du ein paar Pfunde verlieren, wenn du dein sitzendes Dasein aufgibst und dich regelmäßig bewegst. Wir reden hier noch immer nicht von sportlicher Betätigung. Sollest du aber unter massivem Übergewicht leiden, wirst du auch deine bisherige Ernährung überdenken müssen. Es reicht nicht aus, dich mehr zu bewegen, wenn du ungesund isst. Jemand, der mit zwei gebrochenen Beinen im Krankenhaus liegt und dabei nicht vor lauter Frust täglich mehrere Tüten Chips und Süßigkeiten vernascht und sich einen Cola-Tropf legen lässt, baut zwar Muskeln ab und wird wie zuvor beschrieben unfit, er wird aber nicht automatisch dick. Dick wirst du durch ungesunde Ernährung. Zu viel Zucker, zu viel schlechte Fette, stark verarbeitete Nahrungsmittel wie Fertigessen, gebleichte Mehle, künstliche Aromen und Süßungsmittel machen nicht nur dick, sondern krank. Sie schädigen die Darmflora, so dass dein Körper die paar Nährstoffe, die er mit dem Fertigessen bekommt, nicht einmal mehr verwerten kann. Dein Körper braucht aber Nährstoffe, um reibungslos zu funktionieren. Solange dein Körper mit Nährstoffen unterversorgt ist, wird er mehr Essen verlangen. Du wirst nicht satt und isst zu viel. Bekommt dein Körper aber diese Nährstoffe, ist er zufrieden, satt und versorgt. Und das trägt zu deiner Gesundheit bei. Alle Nährstoffe, die du brauchst, um gesund, fit und stark zu sein, liefert dir natürliche Ernährung*: Gemüse und Obst, Nüsse und Samen, Eier und in Maßen auch Fleisch und Fisch enthalten Vitamine, Mikronährstoffe und gesunde Eiweiße und Fette. Bei stärkerer sportlicher Betätigung braucht dein Körper mehr Nährstoffe. Wenn du dich gemessen an deinem Aktivitätslevel ausgewogen natürlich ernährst und dich mehr bewegst, dann reicht das aus – für ein gesundes, aktives Leben.

Diäten sind meiner Meinung nach zum Scheitern verurteilt. Eine Diät ist immer nur auf einen bestimmten Zeitraum festgelegt. Schlank in vier Wochen, zur Bikinifigur in zehn Tagen – das funktioniert, wenn überhaupt, nur kurzfristig. Wenn du dein Gewicht reduzieren und auch halten möchtest, musst du deine Ernährung grundlegend verändern. Das Gleiche gilt, wenn du einen trainierten und muskulösen Körper haben und halten willst. Es geht nie nur darum, schnell ein paar Pfunde

* Wenn du mehr über natürliche Ernährung wissen möchtest, schau einmal in mein Buch »Natürlich essen«, das ebenfalls bei KNAUR Balance erschienen ist.

loszuwerden, sondern immer darum, ein Bewusstsein zu entwickeln, was für deinen Körper gesund ist und dir guttut. Wenn du gut mit Nährstoffen versorgt bist, keinen Hunger leidest (auch keinen emotionalen) und zufrieden und satt bist, entgehst du auch dem Jo-Jo-Effekt. Hungern ist kontraproduktiv, denn es gibt deinem Körper das Signal, dass er alles, was er an Nahrung bekommt, speichern muss. Dein Körper weiß nicht, wann er das nächste Mal ausreichend Energie und Nährstoffe bekommt, und legt eine Notreserve an. Die effektivste und größte Speicherreserve, die du hast, ist dein Körperfett.

GEWICHT VERLIEREN

Wenn du abnehmen oder einen durchtrainierten Körper möchtest, solltest du drei Dinge berücksichtigen.

1. Bleib dran! Und zwar mit Spaß. Male dir aus, wo du in einem halben Jahr stehen möchtest. Möchtest du zwei Kleidergrößen verlieren? Vielleicht möchtest du auch Kleidergrößen hinzugewinnen und diese mit Muskeln füllen. Oder möchtest du dich besser bewegen können? Stell es dir bildlich vor und freu dich drauf. Auch wenn du nicht aussehen möchtest wie Arnold Schwarzenegger, kannst du dir dieses Prinzip bei ihm abschauen, denn er hat es für seinen Erfolg angewandt. Er sagte einmal, dass er sich während des Trainings ganz bewusst auf die Muskeln konzentriere, die er trainiert, und sich dabei vorstelle, wie sie wachsen und immer größer werden. Es reicht zwar nicht, dir nur vorzustellen, wie deine Muskeln wachsen, aber es unterstützt maßgeblich deinen Trainingserfolg!
2. Beweg dich! Bewege dich täglich und viel in deinem Alltag und starte ein regelmäßiges Workout. Der stete Tropfen höhlt den Stein, oder anders gesagt: Stete Bewegung bildet deine Muskeln.
3. Ernähre dich natürlich! Iss natürlich und abwechslungsreich, dann bekommst du die Nährstoffe, die du brauchst, um gesund zu leben und deinen Körper wirklich leistungsfähig und stark werden zu lassen.

Grund- und Leistungsumsatz

Der Energiebedarf eines jeden Menschen ist individuell, da er sich nach Größe, Geschlecht, Gewicht und dem persönlichem Maß an Stress richtet. Die Energiemenge, die ein Mensch benötigt, damit erst einmal alle Körperfunktionen wie Gehirn, Herzschlag, Atmung, Verdauung und Stoffwechsel funktionieren, nennt man Grundumsatz. Es gibt eine Pi-mal-Daumen-Formel, nach der man (sehr vereinfacht) den täglichen Grundumsatz berechnen kann. Für einen groben Überblick reicht diese einfache Formel.

INDIVIDUELLER GRUNDUMSATZ

Der Grundumsatz ist die Energiemenge, die ein Mensch in Ruhe, also liegend oder sitzend, verbraucht.

1 KILOKALORIE PRO 1 KG KÖRPERGEWICHT
PRO 1 STUNDE × 24 STUNDEN DES TAGES.

Ein 100 kg schwerer Mann hätte demnach einen Grundumsatz von 2.400 kcal.

Diese 2.400 Kilokalorien verbraucht der Körper des Mannes, während er liegt, vor dem Fernseher, dem Computer oder lesend im Sessel sitzt. Bei allen Bewegungen, die am Tag hinzukommen, verbraucht der Körper weitere Energie, die sich »Leistungsumsatz« nennt und über das sogenannte metabolische Äquivalent berechnen lässt. Aber ACHTUNG! Fettgewebe verbraucht weniger Kalorien als Muskelgewebe!!! Ein 100 kg schwerer Mann mit einem hohen Körperfettanteil verbraucht weniger Energie als ein 100 kg schwerer Mann mit viel Muskulatur. Muskeln sind wie Kraftwerke, die Energie verbrennen. Und wenn du die Muskeln auch noch regelmäßig benutzt, verbrennst du umso mehr Kalorien. Deshalb ist diese und auch jede andere Berechnungsformel immer mit Vorsicht zu genießen. Denn jeder Mensch hat einen ganz individuellen Stoffwechsel, der vor allem auch maßgeblich durch das Natural Network, die täglichen

Gedanken und Einstellungen (Stress und Ängste) und durch die individuelle Körperkonstitution (Verhältnis von Fettmasse zu Muskelmasse und Qualität der Körperzellen) beeinflusst wird.

LEISTUNGSUMSATZ

MET (abgekürzt aus dem Englischen: metabolic equivalent of task) berechnet die Energiemenge, die bei Bewegung pro Stunde verbraucht wird.

1 MET = 1 KCAL / KG KÖRPERGEWICHT / STUNDE

Damit kann man den energetischen Energieumsatz verschiedener Bewegungsarten grob berechnen. Hier einige Beispiele für den Energieverbrauch in METs bei unterschiedlichen Aktivitäten[5]:

TÄTIGKEIT	METS
sitzen, fernsehen, liegen	1
bügeln, Geschirr abwaschen	2,3
langsames Gehen (4 km / h), Bowling	3
staubsaugen, mittleres Gehen (5 km / h)	3,5
Golf spielen, Rasen mähen, Unkraut jäten	4,5
langsam Rad fahren (15 km / h), moderates Schwimmen	6
Fußball spielen, bergauf wandern	7
klettern, Bodybuilding, laufen (8 km / h)	8

Unser Mann mit dem Gewicht von 100 kg verbraucht also bei langsamem Gehen: 3 (METs) × 100 kcal/h = 300 kcal/h. Er verbraucht damit pro Stunde in etwa so viel Energie, wie in einem klassischen Schokoriegel mit Erdnüssen einer handelsüblichen Größe von 57 g steckt.

Muskeln bestehen aus Eiweiß (Proteinen), und um sie zu erhalten, ist es für den Körper notwendig, ausreichend Eiweiß zur Verfügung zu haben. Dabei kann der Körper selbständig Eiweiße bilden, er ist aber auch darauf angewiesen, bestimmte Proteine aus der Nahrung zu erhalten, weil er sie wiederum nicht selbst bilden kann. Diese Proteine nennt man essenzielle Aminosäuren. Bis heute ist wissenschaftlich nicht hundertprozentig geklärt, wie viel Eiweiß wir zu uns nehmen müssen, um ausreichend oder optimal mit Proteinen versorgt zu sein. Interessant ist, dass wir bei einem zu hohen Eiweißkonsum Gefahr laufen, die Entstehung von Tumoren zu begünstigen (vgl. China Study). Deshalb möchte ich auch keine globalen oder allgemeingültigen Empfehlungen für die Deckung des Eiweißbedarfs aussprechen. Jeder Körper hat unterschiedliche Bedürfnisse, die sich aus dem komplexen Gebilde aus Natural Network, Stress, Belastung und Körperkonstitution ergeben. Die einzige ehrliche Empfehlung, dich ich geben kann: Jeder sollte individuell herausfinden, was sein Körper wirklich braucht. Besonders wichtig ist es mir, klarzustellen, dass es meist nicht viel ist, was unser Körper benötigt, um gesund und leistungsfähig zu sein, wenn die Nahrungsqualität und Nahrungsvielfalt entsprechend hoch ist. Es gibt viele natürliche Proteinquellen. Leider beschränken sich viele Menschen auf tierische Eiweißquellen und essen dann auch meist nur Muskelfleisch. Hochwertigeres Eiweiß (und mehr Nährstoffe) enthalten zum Beispiel Organe wie Herz, Lunge, Leber oder Nieren*.

Der Grundumsatz gibt die Menge der Energie (Kilokalorien) an, die der menschliche Körper im Ruhezustand benötigt, um alle lebenswichtigen Körperfunktionen aufrechtzuerhalten. Jede Bewegung darüber hinaus erfordert weitere Energiezufuhr. Wer weniger Energie aufnimmt, als er verbraucht, nimmt ab. Wer mehr Energie aufnimmt, als er verbraucht, nimmt zu.

* In meinem Buch »Natürlich essen« findest du detaillierte Informationen zu Nährstoffen und natürlichen Proteinen.

BEWEGUNG UND EMOTION

Verschwitzte Shirts und glückliche Gesichter – das ist es, was ich nach einem Gruppentraining im Freien sehe, wenn ich meine Outdoor-Gym-Kurse gebe. Das Training macht gute Laune und führt im Anschluss zu einer angenehmen Entspannung. Woran liegt das, dass Bewegung so gute Laune macht? Zum einen verändert Bewegung deine Stoffwechsellage, das heißt, du verbrauchst mehr Kohlenhydrate, Eiweiße und Fette. Aber Bewegung verändert auch die Stoffwechsellage deiner Hormone.

Mehr Serotonin, bitte!

Nach ausdauernder Bewegung fühlen sich die meisten Menschen wohlig erschöpft, ein bisschen stolz, ruhig und gelassen – kurz: zufrieden. Das hat insbesondere etwas mit dem Gewebshormon Serotonin zu tun. Serotonin gilt gemeinhin als Glückshormon. Es trägt in deinem Körper nicht nur zur Regulation des Herz-Kreislauf-Systems und der Darmtätigkeit bei. Wenn in deinem Gehirn ausreichend Serotonin gebildet werden kann, fühlst du dich entspannt und zufrieden.[6] Um zu verstehen, was Bewegung und Serotoninausschüttung miteinander zu tun haben, machen wir einen kurzen Ausflug in die Körperchemie.

Serotonin kannst du nicht einfach mit der Nahrung aufnehmen. Es wird in deinem Körper – unter anderem im Gehirn – aus der Aminosäure L-Tryptophan gebildet. L-Tryptophan hingegen kann sehr wohl über die Nahrung aufgenommen werden. Es ist zum Beispiel in den Fuchsschwanzgewächsen Amaranth und Quinoa, in Nüssen (besonders in Cashews), Sonnenblumenkernen, Sesam und Pilzen enthalten. Wenn L-Tryptophan deine Blut-Hirn-Schranke passiert, kann daraus in deinem Gehirn Serotonin gebildet werden. Leider ist L-Tryptophan ein recht schüchternes Kerlchen. Sobald andere Aminosäuren, also Eiweiße, über die Blut-Hirn-Schranke ins Gehirn wollen, stellt sich L-Tryptophan hinten an. Es wartet, bis alle anderen Aminosäuren verbraucht sind, bevor es an der Reihe ist, die Blut-Hirn-Schranke zu passieren. Und das kann dauern.

Hast du eiweißreiche Nahrung zu dir genommen, hat es L-Tryptophan noch schwerer, denn dann sind viele Aminosäuren in deinem Körper unterwegs und verhindern sein Weiterkommen. Aber jetzt kommt die Bewegung ins Spiel: Bei Bewegung werden nicht nur Kohlenhydrate und Fette verbraucht, sondern auch Eiweiße. Durch den Stoffwechsel der Aminosäuren (Eiweiße) wird der Zugang für L-Tryptophan an der Blut-Hirn-Schranke frei, so dass es dort nun zu Serotonin gewandelt werden und sich ein Glücksgefühl einstellen kann. Jetzt bist du entspannt und zufrieden. Bekannt geworden ist dieser Effekt durch das sogenannte »Runners High«, das extreme Glücksgefühl von Leistungssportlern bei längeren Läufen oder beim Radrennen. Auch wenn oft vermutet wurde, dass dieses Hochgefühl mit Serotonin zusammenhängt, hat man mittlerweile festgestellt, dass es durch eine erhöhte Endorphinausschüttung zustande kommt. Endorphin macht Schmerzen erträglich, es wirkt wie körpereigenes Opium.

Bewegung sorgt dafür, dass dein Gehirn aus L-Tryptophan Serotonin herstellen kann. Und Serotonin macht glücklich.

Regelmäßige Bewegung hilft dir also, in den Genuss von mehr Serotonin zu kommen. Und auf der hormonellen Ebene passiert noch viel mehr.

Danke, weniger Stress!

Bewegung ist die beste Möglichkeit, Stress abzubauen. Die meisten von uns leiden unter den Auswirkungen von zu viel Arbeit, zu viel Hektik, Angst und Druck und haben das Gefühl, zu wenig Zeit und Muße zu haben. In unserer schnelllebigen Zeit führt die Dauerbefeuerung unserer Sinne durch Lärm, Bildreize, ständige Erreichbarkeit und die Erwartung, schnell zu reagieren und supereffizient zu arbeiten, zu einem Dauercocktail an Stresshormonen in unserem Blut. Bewegung kann diese Stresshormone abbauen.[7]

Bewegung baut Stresshormone ab. Als besonders effektiv hat sich Bewegung in der Natur erwiesen.

Wenn unsere Vorfahren Stress hatten, haben sie sich bewegt. Gab es Ärger mit dem neuen Kerl im Nachbartal, wurde gekämpft. Fight. Kam der hungrige Bär um die Ecke, sind sie gelaufen. Und zwar schnell und lange. Flight, Flucht. Die Stresshormone Adrenalin und Noradrenalin, die uns kampf- oder fluchtbereit machen, konnten durch Bewegung wieder abgebaut werden. Bewegung war also damals die natürliche, angemessene Reaktion auf Stress. Und heute? Heute geht das so nicht mehr. Rennst du aus dem Büro, um eine Runde auf dem Firmenparkplatz zu drehen, wenn deine Chefin dir mit strenger Miene den nächsten Stapel Akten auf den Tisch knallt und dabei »Bis morgen fertig, klar?« zischt? Oder gehst du mit dem fiesen Kollegen, der dir mal wieder seine Arbeit untergeschoben hat, in einen schweißtreibenden Ringkampf? Stattdessen schmorst du auf deinem Schreibtischstuhl vor dich hin, ärgerst dich und frisst den Frust in dich hinein. Neben dem Adrenalin, das unter anderem deinen Blutdruck erhöht, kreist in deinem Blut das Stresshormon Kortisol. Als Dauerzustand macht dich das krank.

Und noch etwas passiert in deinem Körper. Forscher der deutschen Sporthochschule in Köln haben festgestellt, dass bei Dauerstress und Reizüberlastung der vorderste Teil des Gehirns, der präfrontale Cortex, überlastet ist.[8] Dieser Teil ist entwicklungsgeschichtlich gesehen der »jüngste« Teil unseres Gehirns und zuständig für die Reizverarbeitung und die Stresswahrnehmung. Aus vielen Millionen Reizen, die täglich auf dich einprasseln, filtert er die wichtigsten heraus, was dich überhaupt erst entscheidungs- und handlungsfähig macht. Nehmen die Reize überhand, glühen in deinem Oberstübchen im wahrsten Sinne des Wortes alle Drähte – du fühlst dich überfordert, wirst aggressiv oder möchtest am liebsten weglaufen. Im EEG konnte gezeigt werden, dass der Frontalcortex in diesen Momenten Höchstleistungen erbringt. Bei Bewegung übernimmt ein anderer Teil des Gehirns die Arbeit, und der Frontalcortex kann seine Aktivität herunterfahren. Dein Stressgefühl nimmt ab, weil dieser Gehirnteil mal Urlaub machen kann.

Bewegung sorgt dafür, dass dein Stresswahrnehmungszentrum Pause machen kann, weil ein anderer Teil deines Gehirns die Regie übernimmt.

POSITIVE AUSWIRKUNGEN VON BEWEGUNG

Damit du weißt, wofür du dich bewegst, hier noch einmal ein Überblick über die positiven Auswirkungen von Bewegung auf deine Gesundheit und dein Wohlbefinden:

- erhöhte Sauerstoffaufnahme
- erhöhte Blutzirkulation
- Aktivierung der enzymbereitstellenden Systeme
- erhöhter Stoffwechsel von Fetten, Kohlenhydraten und Eiweißen (Abbau von »altem« Eiweißmaterial, wie z. B. toten Zellen)
- Bildung neuer Zellen (z. B. Muskelzellen)
- verbesserte Bildung von Mitochondrien durch Kraft- und Ausdauertraining
- Abbau von Stresshormonen
- Bildung von Endorphinen (Verringerung der Schmerzempfindlichkeit)
- verbesserte Aufnahme von Serotonin im Gehirn: Steigerung des Glücksgefühls
- Leerung von Fettzellen und verbesserter Stoffwechsel der Adipozyten
- Verringerung von Entzündungsmediatoren
- Verbesserung von Muskelleistung, Herz- und Lungenvolumen sowie Gefäßaktivität
- erhöhte Bildung des »guten« HDL-Cholesterins
- Verringerung des Langzeitblutzuckerspiegels
- Stärkung des Muskel- und Sehnenapparats = Schutz vor Verletzungen
- Erhöhung der Knochendichte und Risikoreduktion Osteoporose
- Krebsprophylaxe und positive Wirkung auf Tumorabwehr[9]
- Verringerung von Herz-Kreislauf-Erkrankungen
- Risikoreduzierung von Diabetes mellitus
- Aktivierung der Schilddrüse und damit verbesserte Thermogenese
- nach intensiver sportlicher Belastung verbessertes Schlafverhalten durch mehr Melatonin
- höherer Muskelanteil führt zu einem höheren Stoffwechsel selbst im Ruhezustand

Zusätzliche Vorteile von Bewegung im Freien:

- Erhöhung des Vitamin-D-Spiegels bei sportlicher Aktivität in der Natur durch das Tageslicht
- Training im Freien verbessert die Serotoninproduktion noch einmal mehr, da Sonnenlicht den Serotoninspiegel erhöht
- Verbesserung der »Beweglichkeit« des Immunsystems

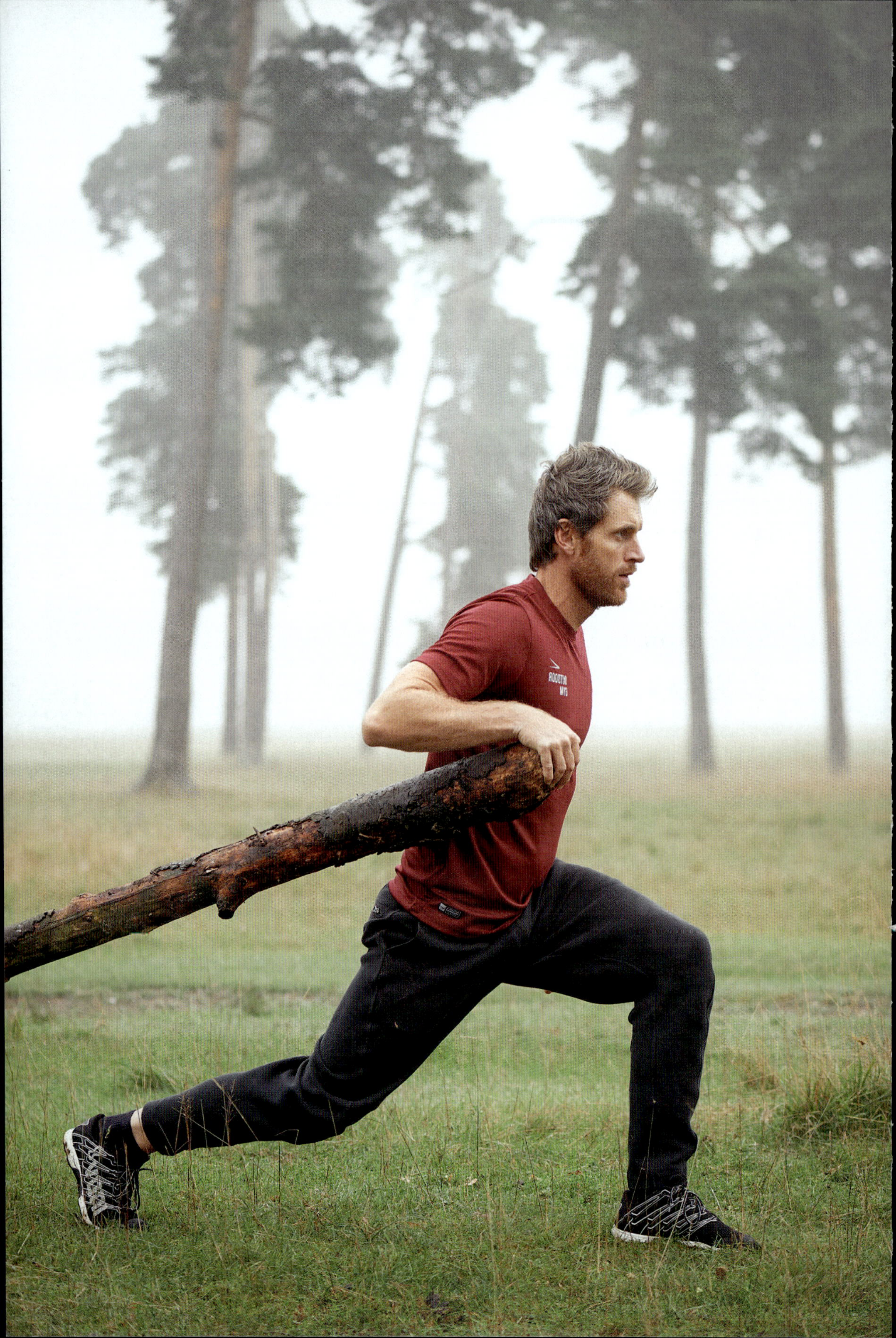

NATÜRLICHE BEWEGUNG

Von natürlicher Bewegung profitieren
nicht nur deine Muskeln, sondern
alle Zellen deines Körpers.

Wir Menschen sind das, was wir heute sind, nicht allein durch die Kraft unserer Gehirnzellen geworden, sondern durch eine Jahrmillionen andauernde Evolution. Wir haben in und mit der Natur gelebt und uns den Anforderungen unserer Umwelt bestens angepasst. Die Gattung Mensch war Eiszeiten und Hitze, Hungersnöten, Naturkatastrophen, Völkerwanderungen und immer neuen Herausforderungen ausgesetzt, und das Erbgut derer, die diese Aufgaben gut gemeistert haben, wurde weitergegeben. Der Mensch ist ein Erfolgsmodell. Er hat alles, was er braucht, um in jedweder Umwelt zu überleben, die körperliche Stärke und die Intelligenz. Wir in den industrialisierten Ländern haben heute alles, was wir uns nur wünschen können: ausreichend Nahrung, sichere Behausungen und eine umfassende medizinische Versorgung. Wie kann es da sein, dass viele von uns immer schwächer, dicker und kränker werden? Meiner Meinung nach ist uns auf dem Weg in die technologisierte Welt von heute etwas Wichtiges verloren gegangen: unsere Verbindung zur Natur. Zu unserer wahren Natur und auch zur Natur um uns herum. Ganz besonders zeigt sich das bei der Bewegung.

NATÜRLICHE BEWEGUNG DAMALS UND HEUTE

Früher steckte unser Alltag voller komplexer Bewegungsabläufe. Heute ist das anders, denn einen Tagesablauf, wie ihn damals unsere Urgroßeltern und alle Generationen vor ihnen hatten, kennt kaum noch jemand. Oder stehst du mit dem ersten Licht des Tages auf, um die Hühner zu füttern (Eimer schleppen, Futter verteilen), den Garten zu wässern (nein, keine Gießautomatik, sondern ab zur Pumpe, Kanne voll, Kanne leer, pumpen, tragen …), anschließend den Ofen anfeuern (das Holz hast du zum Glück am Vortag gehackt), um das Frühstück zu machen? Ich auch nicht. Unsere Vorfahren begannen erst dann, sich der Arbeit des Tages zu widmen. Eine »Hausfrau« schrubbte die Böden, wusch die Wäsche (waschen, wringen, zockeln, tragen, aufhängen, abhängen, bügeln), ging zu Fuß zum Markt oder zum Kaufmann, trug die Einkäufe nach Hause, schleppte den Kartoffelsack, den der Bauer vor der Haustür abgeladen hatte, in den Keller, kochte, verrichtete Gartenarbeit, kochte Obst und Gemüse ein und so weiter und so fort. Der dazugehörende Gatte war vielleicht Tischler, arbeitete also auch körperlich, fuhr die 15 Kilometer zu seiner Werkstatt täglich bei Wind und Wetter mit dem Rad. Später, kurz vor dem Rentenalter, fuhr er – nur wenn es schneite – mit dem Bus. Um den zu erreichen, musste er aber auch erst ein ganzes Stück zur Haltestelle laufen. Am Wochenende erledigte er Arbeiten am Haus, besserte Dächer und Zäune bei den Nachbarn aus, legte einen Gartenteich an oder baute ein Hochbeet und ging zur Entspannung gerne mal angeln. Auch wenn nicht jeder Tag so voll war und die beiden Unterstützung durch die Kinder und die Großeltern hatten – Bewegung war von morgens bis abends ein gewohnter Teil des Alltags. Ganztägiges Dauersitzen, wie wir es in der heutigen Bürowelt vorfinden, gab es damals nicht – zumindest nicht in der Intensität und Häufigkeit wie heute.

Schau dich nur um. Glaubt man den Angaben der IT-Branche, arbeiten heute fast zwei Drittel der Berufstätigen am Computer. Es ist davon auszugehen, dass sie dabei sitzen. Den lieben langen Tag. Damit ist der Bewegungsarmut aber noch lange nicht Genüge getan. Die meisten von uns fahren mit dem Auto zur Arbeit, mit dem Aufzug ins Büro, nach Feierabend wieder mit dem Auto zum Supermarkt, zum Sport, nach Hause. Dort setzen wir uns aufs Sofa, um von dort aus ins Bett zu kriechen, wo wir den Rest des größtenteils bewegungslosen Tages liegend verbringen. Aus heutiger Sicht sind also auch wir an unsere Umgebung angepasst. Wir müssen körperlich wenig leisten, da uns technische Hilfsmittel wie Autos, Aufzüge, Rolltreppen und Serviceangebote wie Onlineshopping und Lieferservices die Arbeit abnehmen. Das ist sicherlich ganz praktisch und bequem. Die Reize, die unser Körper dabei erfährt, sind allerdings viel zu gering. In der Sportwissenschaft gibt es hierzu eine Regel:

- Unterschwellige Reize sind wirkungslos.
- Überschwellige Reize sind richtig.
- Stark unter- oder überschwellige Reize sind schädigend.

In unserer heutigen Welt überwiegen aus körperlicher Sicht die stark unterschwelligen Reize. Wir bewegen uns zu wenig. Optische und auditive Reize der neuen Medien (viele von uns gucken den ganzen Tag auf

Monitore oder Smartphonedisplays), die permanente Erreichbarkeit, Umgebungslärm und volle Straßen fluten uns hingegen mit stark überschwelligen Reizen. Beides ist für uns schädigend.

Ich erinnere mich sehr genau, wie es war, als ich aus einem Schwedenurlaub wieder nach Deutschland kam. Ich musste zwischendurch für ein paar Tage in Berlin arbeiten und war dort mit den öffentlichen Verkehrsmitteln unterwegs. Was für ein Kontrast zu der natürlichen Umgebung und der Ruhe in Schweden, die ich in der Woche zuvor dort genießen konnte! Den Straßenlärm, die vielen Menschen und die Menge der Autos wurden mir in diesem Moment sehr bewusst vor Augen geführt. Ich fühlte mich bedrängt und gestresst. Diese Unruhe um mich herum! Es ist einfach Wahnsinn, wie sehr wir uns an diesen stressigen Zustand unserer modernen Welt gewöhnen können und ihn nach einer Weile nicht mal mehr wahrnehmen. Trotzdem: Auch wenn wir uns daran gewöhnen, bleibt der Stress für unser Unterbewusstsein existent, denn die Unruhe in unserer Umgebung setzt uns stark überschwelligen Reizen aus. Die Ruhe in Schweden hingegen sendet überschwellige Reize aus der Natur, die zur Ruhe und damit zur Regeneration beitragen. Wie du überschwellige Reize im Training einsetzt, erkläre ich dir im Kapitel »Training für jeden«.

Was genau ist natürliche Bewegung?

Natürliche Bewegung ist in erster Linie das, was ein Körper auf natürliche Art und Weise leisten kann. Das kann ich mir immer gut vorstellen, wenn ich überlege, was unsere steinzeitlichen Vorfahren nur mit Hilfe ihrer körperlichen Fähigkeiten, also ohne technische Hilfsmittel vollbracht haben. Sie mussten gehen, rennen, springen, krabbeln, kriechen, werfen, auf allen vieren laufen, klettern, balancieren, ziehen, schwimmen, drücken oder drehen. Diese natürlichen Bewegungsformen sind unsere Grundeigenschaften. Dabei geht es nicht um isolierte Bewegungen, sondern um die Koordination des gesamten Körpers.

Natürliche Bewegung umfasst deine körperlichen Grundeigenschaften, also das, was dein Körper ohne technische Hilfsmittel leistet: gehen, rennen, springen, krabbeln, kriechen, werfen, auf allen vieren laufen, klettern, balancieren, ziehen, schwimmen, drücken oder drehen.

Unnatürliche Bewegung

Wenn eine natürliche Bewegung das ist, was dein Körper zu leisten vermag, was ist dann eine »unnatürliche« Bewegung? Kann man sich überhaupt unnatürlich bewegen? Ich denke, im Bereich der verschiedenen Trainingsformen, die heute angeboten werden, gibt es einige, die mit einem natürlichen Bewegungsablauf nicht mehr viel gemeinsam haben. Für deinen Körper macht es einen Unterschied, ob dich deine Beine einen steilen Abhang hinauftragen oder ob du in einem Raum stehst, mit Elektroden verkabelt bist und dein Oberschenkel rhythmisch zuckt. Das ist ein anderer Reiz für deine Muskeln. Ein Reiz, den dein archaischer Körper nicht kennt. Und genau da liegt der Unterschied zwischen natürlicher und unnatürlicher Bewegung. Ich möchte dir nachfolgend ein Gefühl dafür geben, was natürliche gegenüber »unnatürlicher« Bewegung bewirken kann.

Nur eins noch vorab: Ich bin nicht prinzipiell gegen Trainingsmaschinen. Sie bieten eine sichere Möglichkeit für Menschen, die unter Verletzungen leiden oder noch nie Sport gemacht haben, schonend an eine Belastung herangeführt zu werden. Außerdem sind Trainingsmaschinen eine gute Sache für Menschen, die grundsätzlich Freude an solchen Trainingsmöglichkeiten haben, denn Spaß an der Bewegung ist einer der wichtigsten Faktoren. Mein Ziel aus sportwissenschaftlicher, immunologischer, physiologischer, anatomischer und insbesondere natürlicher Sicht ist es aber, Menschen zu möglichst vielseitigen und natürlichen Bewegungsabläufen zurückzuführen.

Was uns manche Werbung verspricht, klingt einfach zu verlockend: »Nur 20 Minuten pro Woche reichen aus, einen knackigen Körper zu bekommen, mächtig abzunehmen und fit und erfolgreich auszusehen.« Na klar. Wieso sollte ich mich stundenlang abplagen und schwitzen, wenn es auch einfacher geht? Wir haben wenig Zeit, wollen aber trotzdem schlank und straff aussehen, fit und belastbar, entspannt und leistungsfähig sein. Ich kann gut verstehen, dass einen da Angebote locken, die versprechen, dass dieses Ziel in kürzester Zeit zu erreichen ist. Doch schauen wir einmal genauer hin.

EMS-Training

Fit in zehn Minuten? Ich lache jedes Mal, wenn ich einen Werbeflyer in die Finger kriege, auf dem versprochen wird, dass ein Training von zehn Minuten in der Woche ausreicht, um »bahnbrechende Erfolge« zu erzielen. Glaube mir, das reicht nicht! Ich wiederhole mich in diesem Punkt gerne und immer wieder: Unser Körper braucht täglich natürliche Bewegung in allen Facetten.

EMS (Elektromyostimulation) hat für mich nichts mit natürlicher Bewegung zu tun. Bei dieser Methode zieht der Trainierende Funktionskleidung an, die mit Elektroden gespickt ist. Auf diese Elektroden wird Reizstrom geschickt, der die Muskelfasern in Rumpf, Armen und Beinen zum Kontrahieren anregt. Währenddessen macht der Trainierende unter Anleitung eines Trainers Übungen, spannt Muskeln an, presst die Hände gegeneinander und führt andere Bewegungsabläufe aus. Die gleichzeitige Reizung der Muskelfasern soll die Wirkung des Trainings verstärken. In Wirklichkeit erfährt der Muskel beim EMS-Training eine passive Muskelreizung – der Muskel zieht sich zusammen und entspannt sich wieder, sobald der Reizstrom aussetzt. Diese Muskelkontraktion kann über die Stärke des elektrischen Impulses gesteuert werden. Je höher der elektrische Impuls, desto höher die Muskelspannung und der Muskeltonus in der Muskulatur.

Bewährt hat sich diese Form des »Trainings« in der Rehabilitation, nach Verletzungen und bei bettlägerigen Patienten, um Muskelschwund zu verhindern. Es konnte nachgewiesen werden, dass der Reizstrom tatsächlich dafür sorgt, dass Muskeln aufgebaut werden. So weit, so gut. Aber mit natürlichen Bewegungsabläufen hat das absolut nichts zu tun. Die Bewegungsausführung ist weder komplex noch besonders vielseitig. Immerhin hängst du an Kabeln und bist damit in deinem Bewegungsumfang limitiert. Stell dir vor, du hast beim Tennis oder Fußball, beim Spazierengehen oder bei der Gartenarbeit einen eingeschränkten Radius von einem Meter. Ich möchte nicht auf die Erfahrung verzichten, wie schön es ist zu spüren, bei der Bewegung einen gewissen Raum zur Verfügung zu haben und dass ich mich frei bewegen kann. Diese sinnliche Erfahrung, der Spaß an der Bewegung, das Gefühl, sich zu bewegen und frei zu sein – all das kommt bei einer solchen Methode nicht nur zu kurz, sondern gar nicht erst vor. Dass zehn Minuten unter Strom nicht ausreichen, um deinen Körper allen Reizen auszusetzen, die er benötigt, wird klar, wenn du dich daran erinnerst, dass ein komplexes Zusammenspiel aller fünf motorischen Grundfertigkeiten nötig ist, um umfassend zu trainieren. Es ist ein verlockender Gedanke, mit möglichst wenig Aufwand möglichst viel zu erreichen, aber zehn Minuten »Sport unter Hochstrom« pro Woche reichen nicht aus, um alle Zellen, alle Prozesse in deinem Körper in Bewegung zu halten.

Um gesund zu bleiben, ist es notwendig, sich täglich so oft wie möglich natürlich zu bewegen. Ein Stromstoß kann das nicht ersetzen.

Vibrationsplattentraining

Ein ähnlich effektives Training wie das EMS-Training verspricht das Vibrationsplattentraining. Hier ist es so, dass du auf einer Platte trainierst, die vibriert. Die Schwingung der Platte führt dazu, dass deine Körpermasse beschleunigt wird und deine Muskelfasern passiv kontrahiert werden. Das heißt, die passive Kontraktion führt dazu, dass deine Muskeln anspannen und entspannen, obwohl du erst einmal noch gar nichts tust. Deine Haltemuskulatur wird aktiviert, da es dich sonst, überspitzt dargestellt, von der Vibrationsplatte schütteln würde. Hast du schon einmal mit einer Bohrmaschine oder einem Presslufthammer gearbeitet? Dann kennst du vielleicht das Gefühl. Wenn du eine Schlagbohrmaschine in der Hand hältst und damit ein Loch in die Wand bohrst, dann haben deine Armmuskeln ordentlich zu tun, um die vibrierende Maschine überhaupt festzuhalten. Das Gleiche passiert beim Vibrationsplattentraining. Durch die Vibration arbeiten deine Muskeln, auch wenn du nur stehst. Machst du jetzt noch Übungen wie Kniebeugen, wird der Trainingsreiz verstärkt. Gerade deshalb solltest du dich bei dieser Art des Trainings unbedingt bewegen. Die Belastung wird sonst schnell einseitig. Wenn du zum Beispiel immer nur in einer Position stehst, ist der Reiz in deinen Muskeln immer derselbe. Deine Muskelfasern (genau genommen sind es die Muskelspindeln, die die Längenveränderung deiner Muskelfasern messen) werden jetzt durch die Vibrationsplatte gereizt, wodurch sich der

Muskeltonus erhöht, aber eben nur in dieser einen Position. Würdest du diese Position länger halten, dann würdest du diese Spannung irgendwann nicht mehr aushalten, weil dein Muskel, wie man so schön sagt, zumacht. Das liegt daran, dass deine Muskeln sonst zu lange kontrahiert wären. Bei einer lang anhaltenden statischen Kontraktion wird der Druck im Muskel immer höher, und die Gefäße im Muskel verengen sich zunehmend. Das kannst du dir so vorstellen wie bei einem Wasserschlauch, den du an einer Seite zuhältst, während auf der anderen Seite der Wasserhahn geöffnet ist. Das Wasser staut sich im Schlauch, und der Druck steigt. Für das bloße Auge kaum sichtbar wird der Schlauch etwas dicker und dehnt sich aus, um sich an den gestiegenen Druck anzupassen. Hat der Schlauch kleine Löcher, entweicht an diesen Stellen mit hohem Druck das Wasser in feinen Wasserstrahlen. Das Gleiche passiert im menschlichen Körper – nur nicht mit einem Schlauch, sondern mit Blutgefäßen. Deshalb ist es für Menschen mit einem hohen Blutdruck wichtig, sich vor einem geplanten Trainingsbeginn ärztlich durchchecken zu lassen und keine Sportart zu wählen, bei der ihre Blutgefäße extrem hohem Druck ausgesetzt sind.

Menschen mit einem hohen Blutdruck sollten sich vor einem geplanten Trainingsbeginn ärztlich durchchecken lassen und keine Sportart wählen, bei der ihre Blutgefäße extrem hohem Druck ausgesetzt sind.

Werden Gefäße durch Druck über längere Zeit verengt, kann nicht mehr ausreichend Blut zu den Muskelzellen transportiert werden – und damit auch nicht mehr ausreichend Energie, Sauerstoff und Nährstoffe. Der Muskel benötigt Energie, um seine Spannung wieder lösen zu können. Fehlt die Energie, kann es zu Muskelkrämpfen kommen. Deswegen haben tote Menschen, in deren Muskeln keine Energie mehr ankommt, keine Muskellösung, sondern eine Muskelstarre. Wenn keine Energie mehr da ist, sind die Muskeln fixiert.

Du kannst das Vibrationsplattentraining nutzen, um ergänzend zu trainieren. Beachte dabei aber: Vibrationsplattentraining ist keine natürliche Belastung, denn Vibrationen sind keine natürlichen Reize. Unsere

Umwelt vibriert nicht. Dein Körper weiß das, und deine Muskeln reagieren auf die Vibration durch Anspannung, um deinen Körper zu schützen. Dein Körper spannt alles an, was er an Muskeln hat. Mit dieser Art von Training erreichst du zwar auch tiefliegende Muskelgruppen, die du willentlich nicht trainieren kannst, sind deine Muskeln aber zu schlapp, weil du dich seit Ewigkeiten nicht mehr bewegt hast, ist dein Körper auf diese Art der Belastung nicht vorbereitet, und du könntest dich verletzen. Es gilt, was bei Bewegung immer gilt: langsam anfangen und langsam steigern. Für einen Sporteinsteiger ist das Vibrationsplattentraining meiner Meinung nach nicht empfehlenswert.

Natürliche Bewegung benötigt keine Hilfsmittel. Vibrationsplattentraining kann zur Erhöhung des Trainingsreizes genutzt werden, ersetzt aber nicht eine regelmäßige natürliche Bewegung.

Fitnesscenter

Jetzt stell dir vor, du bist im Fitnesscenter. Um dich herum trainieren Menschen an Geräten. Sie stemmen, ziehen, schieben und drücken Gewichte. Und viele dieser Menschen sehen wirklich fit aus. Manche von ihnen haben einen beeindruckenden Bizeps oder ein knallhartes Sixpack. Warum sind diese Bewegungen wie heben, drücken und drehen denn nicht natürlich? Wo ist denn da der Unterschied?

Der Unterschied liegt in der Form der Bewegung. Noch einmal zur Erinnerung: Natürliche Bewegungsabläufe sind immer komplex und beziehen mehrere Muskelgruppen und Gelenke mit ein. Bewegungen an einer Maschine sind oft isoliert. Wenn du ein Gelenk in immer derselben Position fixiert hast und deine Arme, Beine oder ein anderes Körperteil immer ein und dieselbe Bewegung ausführen, ist dieser Bewegungsablauf nicht mehr komplex. Es ist etwas anderes, ob du Liegestütze machst, um deine Brustmuskeln und Schultern zu trainieren, oder ob du im Fitnessstudio an der Brustpresse sitzt, also zwei Griffe nach vorne wegdrückst und wieder zu dir herankommen lässt. Beim Liegestütz musst du deine Arme, deinen Oberkörper, deinen Bauch, deinen Rumpf, deine Rückenmuskeln, deinen Po, deine Beine – im Endeffekt deinen ganzen Körper –

unter Spannung halten. Wenn du in der Lage bist, einen Liegestütz richtig auszuführen, hast du Körperspannung von deinen Zehen über den ganzen Körper bis nach oben zum Kopf und zu den Fingerspitzen. Dafür benötigst du viel mehr komplexe Muskeln, als du in einem Gerät sitzend brauchst, um zwei Griffe von dir wegzuschieben. Selbst wenn du aufrecht im Gerät sitzt, fehlt dir die Körperspannung im Rumpf, im Po und in den Beinen, weil du sie bei dieser Übung nicht benötigst. Koordinativ ist Gerätetraining auch nicht schwierig, weil immer ein und derselbe Bewegungsablauf gefordert ist. Körperkoordination ist aber für alle Bewegungsabläufe des Alltags wichtig, die über liegen und sitzen hinausgehen: zum Bus oder zur Bahn sprinten, schwere Einkaufstaschen tragen oder den Kasten Wasser in den Kofferraum wuchten und später in die dritte Etage schleppen, stundenlang dein Baby durch die Gegend tragen, den verletzten besten Freund auf den Schultern zum nächsten Krankenhaus transportieren oder einfach die Balance wiederfinden und sicher stehen bleiben, wenn du gestolpert bist. Gerade bei älteren Menschen, die sich wenig bewegen, funktionieren komplexe Abläufe immer weniger gut, weshalb es durch Stürze zu Brüchen kommen kann. Senioren, die sich regelmäßig natürlich bewegen, haben wesentlich weniger Probleme mit der Körperkoordination.

Natürliche Bewegungen sind grundsätzlich nicht isoliert, sondern komplex, das heißt, sie koordinieren immer Bewegungsabläufe mehrerer Gelenke und Muskeln.

Gerätetraining ist gut, um gezielt an Schwachstellen zu arbeiten oder vorsichtig in ein Training einzusteigen. Jemand, der nicht verletzt ist und keine Bewegungseinschränkungen hat, sollte ein funktionelles Training vorziehen. Auch wenn das erst einmal anstrengender ist.

FUNKTIONELLES TRAINING

Der Begriff »funktionelles Training« oder auch »functional training« ist ursprünglich durch den Leistungssport bekannt geworden. Diese Trainingsform hatte das Ziel, sportartspezifisch eine optimale Leistungsfähigkeit aus Kraft, Beweglichkeit und Koordination zu erzielen. Wie das funktioniert, lässt sich gut am Beispiel eines Eishockeyspielers erklären. Der große, starke Kerl mit den stahlharten Beinmuskeln braucht seine Muskeln nicht nur, um auf dem Eis kraftvoll und schnell laufen zu können, sondern auch wenn ihn ein Gegner anrempelt. Dieser Anrempler kann von allen Seiten kommen. Und er kann überraschend kommen. Würde er seine Beine ausschließlich an Geräten trainieren, an denen die Abduktoren – die Muskeln, die die Beine nach außen ziehen – oder die Adduktoren – die Muskeln, die die Beine nach innen ziehen – trainiert werden, hätte er sicherlich kräftige Muskeln, aber kein Gerät kann ein Eishockeyspiel simulieren und alle Muskeln und Reflexe trainieren, die in den unterschiedlichsten Situationen in unterschiedlicher Stärke benötigt werden. Kurz: Die Muskeln, die ihn in seiner Funktionalität stützen und unterstützen – nämlich in der Funktion, auf dem Eis schnell sprinten zu können, effektiv zu bremsen und nicht umgerempelt zu werden –, trainiert er beim Gerätetraining nur sehr eingeschränkt, beim Eishockeytraining oder in alternativen Übungen, die alle möglichen Bewegungsabläufe berücksichtigen, aber intensiv. Wenn er sprintet, rempelt und ausweicht, trainiert er alle Muskeln, die er braucht. Das wäre ein Beispiel für funktionelles Training, das man im Endeffekt auf jede Sportart übertragen kann.

Heute findet funktionelles Training auch im Breitensport immer mehr Anwendung. Auch ich trainiere nach funktionellen Aspekten und mache mit meinen Klienten funktionelles Training, weil es alle Muskeln anspricht und aufbaut. Es ist mir wichtig, den Körper idealerweise so zu belasten, dass er möglichst vielseitig und abwechslungsreich bewegt wird, um in einer geringen Zeitspanne ein Maximum an Leistungsfähigkeit zu erreichen. Im Begriff funktionell steckt vor allem auch die Funktion. Der Körper soll so funktionieren, dass er den Anforderungen des Lebens standhalten kann. Er soll beweglich, schnell, wendig, kraftvoll und energiegeladen sein. Funktionelles Training fordert und fördert den Körper in all diesen Funktionen und mit all seinem Koordinationsvermögen.

Funktionelles Training sorgt dafür, dass dein Körper in allen Lebenslagen gut »funktioniert«.

Praktisch bedeutet funktionelles Training, dass du insbesondere mit deinem eigenen Gewicht arbeitest. Du springst, hüpfst, sprintest, läufst langsam, schneller oder rückwärts und hebst, drückst, drehst oder ziehst Gegenstände. Diese Gegenstände sind Hilfsmittel wie Steine, Äste, Baumstämme oder auch dicke Taue, kleine Sandsäcke, Gummibänder oder Kugelhanteln in verschiedenen Gewichtsklassen. Mit einem einfachen kleinen Sandsack kannst du ganz unterschiedliche Übungen machen. Du kannst ihn zum Beispiel an einem Seil befestigen und auf verschiedene Arten einen Hügel hochziehen. Du kannst ihn einfach hinter dir herziehen, bergauf wie bergab. Dann das Ganze mit den Armen über dem Kopf. Dann mit den Armen vor der Brust bergauf ziehen. Dann bergauf gehen und dabei die Arme beugen und strecken. Dann bergauf gehen und mit dem Tau Wellen schlagen. Dabei trainierst du die ganze Zeit den Rumpf, die Beine, die Arme und die Schultern, obwohl du nur in verschiedenen Varianten bergauf und bergab gehst.

Jeder Mensch kann jederzeit mit einem funktionellen Training beginnen, weil man immer dort ansetzen kann, wo man sich körperlich befindet. Du kannst auch bei null starten, also auch wenn du dich noch nie sportlich betätigt hast, körperliche Probleme mitbringst oder übergewichtig bist, denn die Übungen können individuell angepasst werden. Für jede Grundübung gibt es verschiedene Varianten. Das bedeutet, dass wirklich jeder nach seinem Fitnessniveau starten und eine Ausführungsvariante wählen kann, die problemlos zu bewältigen ist. Bei regelmäßiger Übung geht schnell mehr. Die meisten Trainierenden sind verblüfft, wie schnell eine Leistungssteigerung zu erreichen ist. Am meisten Spaß macht so ein Training in der Gruppe. Es ist immer wieder schön zu sehen, wie schnell sich Trainingserfolge einstellen, die sich nicht nur dadurch bemerkbar machen, dass das Training besser absolviert wird, sondern auch dadurch, dass sich das gesamte Körperbild der Trainierenden verändert.

Wichtig ist grundsätzlich, auf die Bewegungsausführung zu achten. Jeder Mensch ist anders: Wer noch nie im Leben Kniebeugen gemacht hat oder bisher einseitig trainiert und nun eine eingeschränkte Bewegung oder Haltung hat, ist vielleicht gar nicht in der Lage, saubere Kniebeugen auszuführen. Dann ist es zuerst einmal wichtig, diesen Menschen dorthin zu führen, eine saubere Kniebeuge machen zu können. Wenn er das kann, kann er an der Anzahl der Wiederholungen arbeiten, die Bewegungsgeschwindigkeit erhöhen oder zusätzliches Gewicht benutzen, um die Intensität der Kniebeugen zu steigern. Diese Vorgehensweise gilt für alle Übungen. Gerade für Anfänger ist deshalb die Unterstützung durch einen Trainer sinnvoll.

Funktionelles Training zielt darauf ab, dass du deinen Körper vielseitig, vielfältig und in allen möglichen Körperachsen und Körperlagen belasten kannst.

Wenn du jetzt noch immer mit dem Vibrationsplattentraining liebäugelst, weil du schon recht fit bist, deinen Trainingsreiz aber erhöhen möchtest, kannst du das, was du dir von der Vibrationsplatte versprichst, auch mit funktionellem Training erreichen. Beim Vibrationsplattentraining erfahren die Muskeln durch die Vibration eine Beschleunigung, wodurch der Trainingsreiz erhöht wird. Du kannst auch im funktionellen Training mit Beschleunigungsreizen arbeiten, wenn du zum Beispiel Kniebeugen mit Sprüngen machst oder aus der Hocke auf ein Mäuerchen oder eine Parkbank springst, arbeiten deine Muskeln konzentrisch. Nutzt du die negative Beschleunigung, indem du von etwas herunterspringst, müssen deine Muskeln dein Gewicht auffangen, abfedern und bremsen und arbeiten somit exzentrisch. Ja, das ist anstrengend, aber mir macht es wesentlich mehr Spaß, den Stadtwald als Spielweise zu nutzen, als auf einer dröhnenden Platte in einem geschlossenen Raum zu stehen. Ich mag es, meinen kompletten Körper zu spüren und zu genießen, was er alles kann. Allein und ohne Technik. Aber Vorsicht. Wenn du noch am Anfang deiner Bewegungskarriere stehst, starte nicht damit, wie verrückt auf Bänke zu springen, schwere Gegenstände zu werfen oder möglichst viele Liegestütze machen zu wollen. Wichtig bleibt immer: langsam anfangen, langsam steigern und vorsichtig an Übungen herantasten. Wenn du noch gar keine Erfahrung mit funktionellem Training hast, investiere in deine Gesundheit und deine sportliche Zukunft, indem du dich einer Gruppe anschließt oder dir eine Trainingsstunde bei einem qualifizierten, ausgebildeten Trainer oder Personaltrainer leistest, der dir genau zeigt, wie die Übungen funktionieren. Wenn du mit diesem Buch trainierst, nimm dir bitte die Zeit, den Fitness-Check zu machen, um deine Belastbarkeit einschätzen zu können. Wenn du unsicher bist, starte lieber ein Level tiefer. Die Übungen in diesem Buch sind so aufgebaut, dass du als Starter bei null beginnen kannst, wenn du das möchtest, aber auch ein fortgeschrittenes Training im Bereich PRO absolvieren kannst, wenn du bereits Erfahrung mitbringst. Halte dich an eine einfache, aber wichtige Regel: Qualität der Übungsausführung geht immer vor Quantität. Konkret bedeutet das, dass es besser ist, zehn korrekte Liegestütze zu absolvieren als fünfzehn geschummelte, bei denen die Bewegungsausführung nicht ordentlich ist.

Beim Training gilt immer: Qualität der Übungsausführung geht vor Quantität!

Komplexe Bewegungsabläufe

Funktionelles Training trainiert komplexe Bewegungsabläufe statt einzelner Muskelgruppen. Wie komplex Bewegungsabläufe sind, kannst du bereits erfahren, wenn du nur spazieren gehst. Geh einfach einmal zwanzig Meter mit geschlossenen Augen durch den Wald. Du wirst sehr schnell merken, dass sich deine Wahrnehmung und Aufmerksamkeit mit jedem einzelnen Schritt erhöhen. Läufst du querfeldein durch den Wald, wirst du nie genau wissen, welche Herausforderung dich unter dem Laub oder dem Moos erwartet. Ist der Boden eben oder gibt es unter der Blätterdecke ein Loch, einen spitzen Stein oder einen dicken, morschen Ast, der unter deinem Gewicht bricht? Deine Füße und deine Gelenke müssen in dieser Situation auf alles vorbereitet sein und entsprechend reagieren. Sie vollziehen komplexe Bewegungen, gleichen deinen Stand aus, sorgen im Zusammenspiel mit deiner Beinmuskulatur und deiner Balance dafür, dass du nicht stürzt, selbst wenn du umknickst. Wer, wie viele von uns, ausschließlich auf Asphaltboden läuft, der immer fest und eben ist, dessen Füße und Gelenke erfahren eine sehr einseitige Belastung. Du kannst alles Mögliche ausprobieren, um deinem Körper neue Reize in allen Bewegungsformen zu geben. Auch Rückwärts- oder Seitwärtsläufe sind für deine Füße und auch für deine Körperkoordination möglicherweise neue Reize.

Ich möchte dir anhand der Übung »Baumstamm ziehen« zeigen, was komplexe, natürliche Bewegung ist. Du hebst einen dünneren (als Anfänger suchst du dir einen armdicken, etwa 3 Meter langen) Stamm an einem Ende vom Boden auf und stemmst ihn über den Kopf. Jetzt gehst du so weit rückwärts, dass du den Stamm vor die Brust senken musst. Von hier aus ziehst du ihn zu dir heran und stemmst ihn wieder über den Kopf. Dann gehst du wieder rückwärts. Mit dieser Übung trainierst du einen Großteil deiner Körpermuskulatur: Beginnend mit der gesamten Beinmuskulatur beim Aufheben des Stamms, dem Aufrichten des Körpers und der Rückwärtsbewegung stabilisierst du deinen gesamten Rumpf. Während des Hochstemmens über den Kopf und des Rückwärtsziehens stärkst du den Oberkörper sowie Arme, Rücken-, Schulter- und Brustmuskulatur. Jede Bewegung fällt hier immer ein wenig anders aus als die vorangegangene. Du bist in der Natur. Der Boden ist uneben. Also beeinflusst der Boden sowohl die Position des Stamms als auch deinen Stand. Bei jeder Wiederholung der Übung bringt die Muskelkraft aus deinen Fingern, Handgelenken und Unterarmen, die du aufwendest, um den Stamm in Position zu halten, neue Bewegungsvarianten hervor. In diesem Bewegungsablauf gibt es keine isolierte Bewegungsausführung, bei der nur eine einzelne Muskelpartie beteiligt wäre. Ganz im Gegenteil. Alle Muskelgruppen werden sowohl gleichzeitig als auch aufeinanderfolgend aktiviert. Dadurch ergibt sich ein optimales Zusammenspiel deiner Muskelgruppen, das die Koordinationsleistung ermöglicht, den Stamm hinter dir herzuziehen.

Diese Koordinationsleistung bieten Übungen, wie du sie aus Fitnessstudios oder auch vielen Bewegungskursen kennst, in keinster Weise. Hier werden an Fitnessgeräten bzw. Kraftmaschinen sehr einseitige und geführte Bewegungsabläufe trainiert oder ein und dieselben Bewegungen wiederholt. Diese einseitigen Übungen bereiten dich nicht auf eine natürliche Bewegungsform vor. In deinem Alltag finden keine geführten und einseitigen Bewegungen statt, denn jeder Schritt und jede Bewegung unterscheidet sich von der vorangegangenen. Es macht einen Unterschied, ob du einen vollen Wäschekorb die Treppe hinaufträgst oder eine Kiste mit Flaschen über eine Wiese zur Grillparty schleppst. Auch ein Klimmzug fällt anders aus, wenn du ihn an einer Stange machst oder über dein Balkongeländer klettern musst, weil du dich ausgesperrt hast. Kein Training in einer Maschine zur Muskelkräftigung bereitet dich auf diese Koordinationsleistung vor. Ein variantenreiches, spielerisches Training im Freien durchaus.

Aus Erfahrung weiß ich, dass viele Menschen die einseitigen Übungsformen vorziehen. Sie sind auch viel einfacher zu erlernen und wesentlich weniger anstrengend, weil weniger Muskelgruppen daran beteiligt sind. Wer aber komplexe Übungen in sein Training aufnimmt, wird nicht nur umfassender, effektiver und ganzheitlicher trainieren, sondern spart bei jeder Trainingseinheit eine Menge Zeit. So oder so profitierst du von einer guten Muskelkoordination. Wie bereits erwähnt, kommt es im höheren Lebensalter aufgrund mangelnder Muskelkoordination immer wieder zu Stürzen mit Verletzungen wie Stauchungen, Zerrungen oder Brüchen. Ein funktionales Training wirkt dem entgegen.

Natürliches Training ist zwar anstrengender, weil umfassender, dafür aber viel effektiver und auch sehr viel zeitsparender, weil es komplexe Bewegungsabläufe trainiert.

Schon ein Barfußlauf ist ein kleines, aber effektives Training für eine komplexe Muskelkoordination. Läufst du über unebenen Untergrund, trainierst du deine Muskeln am unteren Sprunggelenk, am oberen Sprunggelenk, in der Hüfte, in deinen Beinen und auch deinen Rumpf, der die gesamte Oberkörperbalance unterstützt. Ein lockerer Lauf mit nackten Füßen durch den trockenen Sand am Strand zeigt dir sehr schnell, wie anstrengend und vielfältig diese Belastung ist. Schon Laufen kann so zu einem Ganzkörpertraining werden.

Unser Vorfahre, der durch die Jagd und die tägliche Bewegung sowieso schon gestählte Steinzeitmensch, hat damals noch ein Schippchen draufgelegt. Er ist vermutlich, zumindest im Sommer oder bei gemäßigtem Klima, barfuß auf die Jagd gegangen. Und auch das ist natürlich. Sein Körper konnte gut damit umgehen, ohne dämpfende Sohlen oder hohe Absätze unterwegs zu sein. Anstelle unseres heutigen modernen Schuhwerks hatte er eine ordentliche Schicht fester Hornhaut unter den Füßen, und die Muskulatur seines Fußgewölbes wird durch das Barfußlaufen gut ausgebildet gewesen sein. Was den Steinzeitmenschen nicht umgebracht hat, ist auch für deinen neuzeitlichen Körper gut. Weil deine Füße empfindlich auf den Untergrund reagieren, belastest du Füße und Beine anders und stärkst andere Muskeln, als würdest du Schuhe tragen. Keine Panik, ich möchte dich nicht dazu bringen, nie wieder Schuhe zu tragen. Allerdings ist es durchaus sinnvoll, wenn du ab und zu mal barfuß läufst, um deine Fußmuskulatur zu kräftigen. Zudem sensibilisiert das Barfußlaufen dein Körpergefühl, da du mit deiner Haut den Boden berührst und so einen viel intensiveren Kontakt zu deiner Umgebung hast. Ein weiterer Nutzen des Barfußlaufens ist, dass deine Haut stärker durchblutet wird, weil sie durch den Kontakt der Oberflächenstruktur des Bodens anders gereizt wird. Kannst du mit deinen Zehen ein kleines Steinchen vom Boden »greifen« und anschließend mit deinem Fuß werfen? Das hat keinen besonderen Trainingseffekt, hilft aber der Koordination deiner Füße und schafft eine Wahrnehmung für Körperteile, die wir im Alltag als absolut selbstverständlich ansehen, weil sie uns meist klaglos von A nach B bringen. Unterschätze nie, was deine Füße leisten. Wie wertvoll sie sind, weiß man häufig erst, wenn man verletzt und vielleicht mal eine Zeitlang auf Krücken unterwegs ist. Auch diesen Körperteilen gilt es ab und an etwas Aufmerksamkeit zu widmen – nicht immer nur Bauch, Beinen und Po oder den Armen und dem Oberkörper.

Die fünf motorischen Grundeigenschaften

Das Leistungsvermögen deines Körpers ist abhängig von seinen fünf Grundeigenschaften: Kraft, Ausdauer, Koordination, Beweglichkeit und Schnelligkeit. Je besser diese Fähigkeiten ausgebildet sind, desto effektiver, also energiesparender, bist du in allem, was dein Körper leistet. Auch wenn wir heute nicht mehr jagen und sammeln müssen, um Nahrung zu haben, und viele von uns nicht körperlich arbeiten, braucht unser Körper die Pflege dieser Grundeigenschaften, um leistungsfähig und belastbar zu sein.

Kraft

Aus physikalischer Sicht ist Kraft das Produkt aus Masse und Beschleunigung. Im Sport bezeichnet Kraft die Fähigkeit deiner Muskeln, Widerstände zu überwinden oder sie zu halten. Dein Körper ist durch deine Muskeln in der Lage, Kräfte aufzuwenden, um damit in unterschiedlichen Geschwindigkeiten unterschiedliche Gewichte zu bewegen. Das, was du sowieso täglich bewegst, ist das Gewicht deines eigenen Körpers. Wie viel mehr du schaffst, ist davon abhängig, wie viel Kraft du (aufgebaut) hast. Deine Kraft ist abhängig von drei Faktoren:

1. dem Muskelquerschnitt
2. der Anzahl deiner Muskelfasern
3. der Struktur deiner Muskelfasern

Diese drei Faktoren beeinflussen, wie schnell, wie lange und mit wie viel Last sich ein Muskel bewegen kann. Dazu folgendes Beispiel: Bernd und Norman sind gleich alt, gleich groß, haben denselben Körperfettanteil und die gleiche Muskelmasse. Bernd trainiert nur im Fitnessstudio an Maschinen, während Norman sein Krafttraining draußen in der Natur mit Baumstämmen und Steinen und seinem eigenen Körpergewicht macht. Obwohl beide die gleiche Muskelmasse haben, unterscheidet sich die Zusammensetzung ihrer Muskulatur und damit auch deren Kraftfähigkeit deutlich. Bernd absolviert die klassischen Übungen im Fitnessstudio: Bankdrücken (insbesondere für die Brustmuskulatur), Klimmzüge sitzend (insbesondere für die Rückenmuskeln) sowie Beinpressen (insbesondere für die Beinmuskeln). Norman trainiert dieselben Muskelpartien mit anderen Übungen: Er macht indische Liegestütze, Klimmzüge am Ast und Wechselsprünge (diese Übungen findest du weiter hinten im Buch). Jetzt lassen wir beide Sportler die Übungen des jeweils anderen durchführen. Bernd drückt beim Bankdrücken möglicherweise 10 mal 100 kg. Norman schafft bei dieser Übung allerdings nur sechs Wiederholungen, da er sonst immer nur sein eigenes Körpergewicht bewegt/drückt. Dafür schafft Norman 20 indische Liegestütze, und zwar in der gleichen Zeit, in der Bernd acht schafft. Bernd schafft auch nicht mehr als acht, weil seine Muskeln nur für ein und dieselbe Bewegung ausgebildet wurden, nämlich das Gewicht immer nur in ein und dieselbe Richtung zu bewegen – von der Brust weg in die Armstreckung. Für einen anderen Bewegungsradius, nämlich das Gewicht in einer anderen Position zu halten und bewegen zu können, fehlen Bernd die entsprechenden Muskelfasern. Erstens fehlt ihm ausreichend Kraft (siehe 1–3) und zweitens die optimale Koordination der Muskeln (siehe Koordination).

Ausdauer

Unter Ausdauer, auch als Ermüdungswiderstandsfähigkeit bezeichnet, versteht man die Fähigkeit des Körpers, eine gegebene Leistung möglichst lange durchzuhalten. Die Klassiker des Ausdauertrainings sind Laufen, Radfahren oder Schwimmen. Aber nicht nur diese Klassiker, sondern auch Sportarten wie Klettern oder Krafttraining können deine Ausdauerleistungsfähigkeit trainieren. Hierbei handelt es sich dann um Kraftausdauertraining, ein Training, das nicht nur die Kraft, sondern eben auch die Ausdauer steigert. Der maßgebliche Faktor ist die Zeit, mit der eine Ausdauerbelastung ausgeführt wird:

1. Schnelligkeitsausdauer: Belastungen von 20 Sekunden bis etwa 2 Minuten Dauer (Belastungen, die weniger als 20 Sekunden andauern, bezeichnet man als Schnelligkeit)
2. Kurzzeitausdauer: Belastungen von 3 bis etwa 10 Minuten Dauer
3. Mittelzeitausdauer: Belastungen von 10 bis etwa 30 Minuten Dauer
4. Langzeitausdauer: Belastungen von über 30 Minuten Dauer

Auch die individuelle Ausprägung von Kraft, Beweglichkeit, Koordination und die Fähigkeiten des Energiestoffwechsels nehmen maßgeblichen Einfluss auf die Ausdauerleistungsfähigkeit. So hat ein Marathonläufer vollkommen andere Ausdauerbedürfnisse als ein 10.000-Meter-Läufer. Ein Ruderer benötigt andere Ausdauerfähigkeiten als ein Kletterer. Und ein sitzender Büromensch hat andere Anforderungen an die Ermüdungswiderstandsfähigkeiten als ein Zimmermann. Egal, welchen Sport du betreibst – entscheidend für deine Ausdauerleistungsfähigkeit ist immer das komplexe Zusammenspiel aller Faktoren: Kraft, Beweglichkeit, Koordination und Schnelligkeit. Deshalb ist es auch absolut sinnvoll, dass Ausdauersportler auch Krafttraining in ihr Training integrieren, um stärker und damit effektiver zu werden.

Koordination

Wenn du einen Handstand machen willst, reicht Kraft allein nicht aus, um deinen Körper zu strecken und sein Gewicht in einer ungewohnten Position zu halten. Es bedarf des komplexen Zusammenspiels vieler Muskeln, die gemeinsam an den richtigen Stellen angespannt, entspannt und gedehnt werden wollen. Damit der Handstand gelingt, muss das zentrale Nervensystem (ZNS: Gehirn & Rückenmark) die richtigen Informationen an die benötigten Muskeln, Sehnen, Gelenke, Knochen und Bänder senden und außerdem dafür Sorge tragen, dass alle benötigten Gewebe mit ausreichend Energie versorgt werden. Dafür sendet das Gehirn über das Rückenmark Informationen, und zwar über den schnellsten Kanal des Körpers: die Nervenbahnen. Wenn du das erste Mal in deinem Leben einen Handstand machst, wird dies eine sehr wackelige Angelegenheit werden, weil dein ZNS diese neue Körperposition erst erlernen muss.

Folgendes muss das ZNS lernen:

1. Welche Muskeln müssen angespannt werden?
2. Welche Muskeln und Sehnen werden gedehnt oder welche können sich entspannen? (intermuskuläre Koordination)
3. Welche Bänder werden bei dieser Bewegung gedehnt oder entspannt?
4. Wohin muss das Blut transportiert werden, damit die Muskelzellen mit ausreichend Sauerstoff und Energie versorgt werden?

5. Wie viele Muskelfasern werden benötigt (müssen angesteuert werden), damit der Körper diese Position halten kann? (intramuskuläre Koordination)
6. Welche Arten von Muskeln werden benötigt? Die Muskeln, die eine Belastung möglichst lange halten können, oder diejenigen, die sich sehr schnell bewegen und hohe Kraft aufwenden können?

Je genauer das ZNS gelernt hat, wie die Punkte 1 bis 6 funktionieren und was es dazu bedarf, desto effektiver, sauberer, länger und stärker kann der Körper eine Bewegung ausführen. Auf die Trainingspraxis bezogen bedeutet das: Wenn ich nur Bankdrücken mache, lernt mein Körper immer nur ein und dieselbe Bewegung. Beim Bankdrücken werden weniger Muskelfasern benötigt als bei einem Bewegungsablauf wie z.B. der indischen Liegestütze, bei denen nicht nur mehr Muskeln (also auch mehr Muskelfasern) benötigt werden, sondern aufgrund des komplexeren Bewegungsablaufs mit unterschiedlichen Körperpositionen auch noch andere Körperbereiche angesprochen werden: Gelenke arbeiten in unterschiedlichen Winkeln; Sehnen und Bänder gehen mit den Muskeln auf Spannung oder Dehnung.

Beweglichkeit

Beweglich zu sein bedeutet, Bewegungen mit großer Schwingungsweite der Gelenke ausführen zu können. Wie unangenehm eine Bewegungseinschränkung ist, weiß jeder, der eine Weile mit einem bandagierten Gelenk herumlaufen musste. Aber auch das Gegenteil der Bewegungseinschränkung, die Hypermobilität, ist nicht immer angenehm. Sind Gelenke überbeweglich, führt das oft zu Schmerzen oder erhöhter Verletzungsgefahr. Viele setzen das Wort Beweglichkeit mit Gelenkigkeit gleich. Im Wort Gelenkigkeit steckt bereits das Körperteil, um das es dabei geht: das Gelenk. Deine Gelenke kannst du mit Hilfe deines Muskel-, Sehnen- und Bänderapparates in bestimmten Winkeln bewegen oder drehen. Wie »gelenkig« du bist, hängt einerseits von deinem Körperbau und andererseits davon ab, wie deine Muskulatur sowie deine Sehnen und Bänder beschaffen sind. Muskeln, Sehnen und Bänder schützen deine Gelenke, Knochen, Knorpel und Kapseln. Je funktioneller sie trainiert sind, desto besser kannst du deine Gelenke bewegen, desto besser sind sie aber auch »eingepackt«, was sie vor Überbeweglichkeit und damit vor Verletzungen schützt.

Unser beweglichstes Gelenk ist das Schultergelenk, das von einem komplexen Gebilde von Bändern, Sehnen und Muskeln umgeben ist. Insbesondere die Muskeln der sogenannten Rotatorenmanschette sichern das Schultergelenk in seiner Position, bewegen den Oberarm im Gelenk und geben damit maßgeblich die Beweglichkeit des Oberarms vor. Unterforderung des Muskels sowie chronische Fehlhaltungen (z.B. durch lang andauernde Bürotätigkeiten am Computer mit vorgebeugter Oberkörperposition und eingefallenen Schultern) können zu Bewegungseinschränkungen führen. Ein Mangel an Muskulatur kann Verletzungen begünstigen, da das Gelenk bei Belastungen wie Stürzen nicht gut genug geschützt ist und der Gelenkkopf aus der Gelenkpfanne auskugeln bzw. herausspringen kann. Besonders ältere Menschen leiden häufig an Sarkopenie (Abbau der Skelettmuskulatur), was die Gefahr erhöht, bei Stürzen Knochen- oder sogar Gelenkbrüche zu erleiden, denn durch den Rückgang der Muskulatur nimmt auch der wichtige Schutzmechanismus ab. Wenn diese Menschen stürzen, kann es zu Verletzungen wie Oberschenkelhalsbrüchen oder Schulterfrakturen kommen, was vor allem dem Rückgang der Muskulatur und der oft damit verbundenen Degeneration von Sehnen und Bändern geschuldet ist. Ein gut ausgebildeter Muskel-Sehnen-Bänder-Apparat schützt unsere Gelenke davor. Es ist auch im Alter nie zu spät, mit einem die Muskeln erhaltenden Krafttraining zu beginnen.

Mit Hilfe unserer Muskeln können wir maßgeblichen Einfluss auf die Beweglichkeit und Funktion unserer Gelenke nehmen. Auch wenn manche Menschen überbeweglich sind, leiden die meisten aufgrund chronischen Bewegungsmangels eher an einer zu geringen Beweglichkeit. Um beweglich zu bleiben, ist es notwendig, unsere Gelenke in allen Winkeln zu bewegen, die uns möglich sind. Das stärkt unsere Muskeln ebenso wie unsere Sehnen, die an den Knochen ansetzen. Um beim Beispiel der indischen Liegestütze zu bleiben: Bei dieser Übung ist die Anforderung an die

Rotatorenmanschette und den gesamten Muskelapparat der Brust- und Schultermuskulatur eine komplexere als in einer Trainingsmaschine wie beispielsweise beim Bankdrücken, wo ausschließlich ein und dieselbe Bewegung ausgeführt wird. Machst du ausschließlich Bankdrücken, wird dein Schultergelenk sicherlich nicht so beweglich sein wie bei jemandem, der es komplex belastet. Fehlt in einem bestimmten Winkel eines Gelenks jedoch Beweglichkeit, kannst du in eben dieser Position nicht die optimale, maximale oder erforderliche Kraft aufbringen. Das Resultat ist die vorzeitige Ermüdung der Muskulatur, was in Kraft und Ausdauer (Anzahl, Geschwindigkeit der Wiederholungen, Gewicht der bewegten Masse) gemessen werden kann.

Schnelligkeit

Der Schnellste gewinnt! Und wer am schnellsten ist, besitzt die Fähigkeit, mindestens eine oder mehrere Bewegungen mit größtmöglicher Geschwindigkeit auf einer bestimmten Strecke auszuführen. Physikalisch ist Schnelligkeit der Quotient aus Weg und Zeit. Usain Bolt ist aktuell der schnellste Mann der Welt. Er legt 100 Meter in einer Zeit von 9,58 Sekunden zurück. Schnelligkeit ist aber auch die Fähigkeit, auf einen Reiz möglichst schnell zu reagieren. Auch das ist wichtig bei einem 100-Meter-Sprint, denn beim Startschuss ist es notwendig, möglichst schnell maximale Kraft in den Abdruck aus dem Startblock zu geben, um dann die darauffolgenden Bewegungen mit möglichst großer Geschwindigkeit durchzuführen. Die Schnelligkeit ist darüber hinaus abhängig von Kraft, Beweglichkeit und Koordination. Denn nur wer in der Lage ist, möglichst viele Muskelfasern optimal zu aktivieren und diese perfekt aufeinander abgestimmt in Bewegung zu setzen, dem gelingt es auch, wirklich schnell zu sein. Auch im Alltag ist es durchaus von Vorteil, die Fähigkeit zu besitzen, wirklich schnell zu sein. Nur wenn du schnell bist, kannst du den Bus oder die Bahn im letzten Moment erreichen, den Handtaschendieb festhalten oder dich blitzschnell bücken, wenn dir etwas aus der Hand fällt.

Die drei motorischen Grundfertigkeiten – Drücken, Drehen und Ziehen

Das Schöne an Bewegung ist, dass sie im Prinzip sehr einfach ist, weil es nur drei Grundbewegungsformen gibt: Drücken, Drehen und Ziehen. Entweder ich bewege etwas von meinem Körper weg, oder ich ziehe etwas an meinen Körper heran. Umgekehrt kann es natürlich ebenso sein, dass ich mich von etwas weg- oder auf etwas zubewege. Darüber hinaus kann ich Gegenstände oder meinen eigenen Körper (dort, wo Gelenke sind) drehen. Für diese drei grundlegenden Bewegungen hat mein Körper Muskeln, um mich selbst oder etwas anderes zu bewegen. So kann ich mich vom Boden wegdrücken (Liegestütze), an einen Ast heranziehen (Klimmzug) oder ich drehe meinen Oberkörper ein (Seitstütz mit Oberkörperrotation). Der wohl am meisten vernachlässigte Bewegungsablauf ist das Drehen, auch Rotation genannt. Gerade dieser Bewegungsablauf ist für das Zentrum unseres Körpers, die Bauchmuskulatur, die wohl wichtigste Bewegung, weil wir damit die Muskeln erreichen, die unserem gesamten Körper rundum Halt und Stabilität verleihen. Für die Trainingssteuerung ist es wichtig, eine gute Balance zu finden, bei der wir unseren Körper in diesen drei Fähigkeiten belasten und ausbilden. Leider sind die meisten Krafttrainingsgeräte und -maschinen ausschließlich für Zug und Druckbelastungen konzipiert. Im funktionellen Training mit dem eigenen Körpergewicht (und auch mit Hilfe natürlicher Gegenstände) gebe ich dir in diesem Buch Ideen und Möglichkeiten, deinen gesamten Körper komplex, umfassend sowie einfach und hocheffektiv zu trainieren.

Die Vorteile von Eigengewichtstraining

Eines der größten Probleme unserer Gesellschaft ist der Glaube, dass es im Leben kompliziert, unglaublich anstrengend oder hart sein muss, damit etwas gut ist, funktioniert oder wir mit etwas, das wir tun, erfolgreich sind. Am Beispiel der Bewegung möchte ich dir zeigen, dass das nicht stimmt. Du kannst bereits mit sehr einfachen Dingen, die du tust, ziemlich effektiv und erfolgreich sein. Wenn ich »einfach« sage, bedeutet das nicht, dass du für einfache Dinge keine Zeit oder Kraft investieren musst. Du kannst auf einen Berg steigen oder mit der Gondel fahren. Beide

Wege bringen dich ans Ziel, allerdings mit einem ganz anderen Ergebnis. Wählst du den anstrengenderen Weg und gehst zu Fuß, wendest du eine andere Kraft auf und trainierst deinen Körper. Darüber hinaus machst du unterwegs Erfahrungen, die dir bequem in der Gondel sitzend entgangen wären. Die Frage ist immer, für welchen Weg du dich entscheidest und was du eigentlich willst. So ist es auch mit dem Eigengewichtstraining. Wenn du das Ziel hast, Bodybuilding zu machen, um massive Muskelberge aufzubauen, dann ist diese Trainingsform nicht geeignet. Wenn du in einer bestimmten Sportart schneller, stärker, beweglicher, ausdauernder oder effektiver werden willst, dann ist funktionelles Training hervorragend geeignet. Genauso sieht es aus, wenn du das Ziel hast, einen trainierten, athletischen und festen Körper zu haben. Auch dann ist Eigengewichtstraining perfekt.

Ich selbst habe noch während meines Sportstudiums im Fitnessstudio lange mit Freihanteln trainiert. Irgendwann bin ich dann zum Eigengewichtstraining und dem Training mit natürlichen Gegenständen gewechselt. Was ich an dieser Form des Trainings so schätze und was mich einfach immer wieder beeindruckt, ist die Art und Weise, wie ehrlich dieses Training ist. Wenn ich nur mit mir selbst, also mit meinem Körper trainiere, dann ist es genau das, was ich selbst bin. Ich erfahre, wozu ich in der Lage bin, was ich aus mir selbst heraus, durch meine eigene Kraft schaffe. Was ich einfach so unfassbar cool daran finde, ist, dass ich meinen Körper mit sehr einfachen Übungen immer wieder an Grenzen bringen kann. Und dabei bedeutet einfach nicht, dass die Übungen nicht anstrengend wären, sondern dass ich dafür eben nichts weiter benötige als meinen Körper. Und das fasziniert mich wirklich!

EIGENGEWICHTSTRAINING

Ich sehe im Training mit dem eigenen Körpergewicht unzählige Vorteile. Manchmal erscheinen sie mir endlos. Die wichtigsten möchte ich in dieser Übersicht zusammenfassen:

1. Eigengewichtstraining ist überall durchführbar: Ich benötige nur meinen eigenen Körper, den ich »immer dabeihabe«.
2. Die Übungen beanspruchen immer die fünf motorischen Grundeigenschaften, sodass ich meinen Körper allumfassend trainiere.
3. Die Übungen sind auf mein Leistungsniveau anpassbar, indem ich a) die Trainingslast durch eine Lagenveränderung meines Körpers erhöhe oder verringere oder b) die Geschwindigkeit erhöhe oder verringere oder c) Zusatzgewichte nutze.
4. Ich habe eine extrem hohe Effektivität pro Zeiteinheit, weil immer mehrere Muskelgruppen gleichzeitig trainiert werden. Dies verbraucht viel Energie (Kalorien) und kräftigt den Körper auf komplexe Art und Weise.
5. Der Körper wird allumfassend und in seiner gesamten Struktur trainiert, wodurch sich ein schönes Gesamtkörperbild entwickelt.
6. Bei fast allen Übungen wird die Bauchmuskulatur mittrainiert.
7. Ich kann alle Muskelgruppen meines Körpers ohne ein einziges Gerät trainieren.

Im Jahr 2010 habe ich mein Fitness- und Präventionsunternehmen Outdoor Gym gegründet, über das ich Gruppentrainings in der Natur anbiete. Dabei trainieren wir vor allem mit dem eigenen Körpergewicht, aber auch mit ein paar Zusatzgeräten wie Bällen, Zusatzgewichten, Tauen, Gummibändern oder Sandsäcken. In unserem Trainingszirkel beträgt die muskuläre Gesamtbelastungsdauer 16 Minuten – ohne Warm-up, Cool-down und Pausen. In diesen 16 Minuten wird dem gesamten Körper alles abverlangt. Genau dieses Trainingsprinzip werde ich auch in diesem Buch anwenden, weil du deinen gesamten Körper auf diesem Wege in all seinen Fähigkeiten und Möglichkeiten optimal trainieren wirst. Der Lohn wird nicht nur eine gesteigerte Fitness und ein durchtrainierter

Körper sein, du wirst die Resultate auch im Blutbild, an deinem Blutdruck sowie an anderen Faktoren wie deinem Körperfettanteil u.v.a. messen können. Darüber hinaus sind eine natürliche Ernährung und ein funktionierendes Natural Network ein ebenso wichtiger Baustein, um wirklich gesund, fit, stark und glücklich zu sein. Nur einer dieser Bausteine allein reicht nie aus. Sei dir dessen bewusst. Es ist aber immer gut, mit einer Sache zu beginnen und die anderen folgen zu lassen.

Training durch komplexe Alltagsbewegungen

Auch im Alltag muss es nicht dabei bleiben, dass du einfach nur mehr gehst. Dein Körper ist zu vielen Dingen in der Lage, die zwar anstrengend sind, dich aber mit kräftigeren Muskeln und einer besseren Ausdauer belohnen. Sehr effektiv ist es, einfach mal mit einem schweren Gewicht herumzulaufen. Dein Körper kennt es, Gewicht zu schleppen, denn auch unsere Vorfahren haben getragen. Die Jagdbeute wurde nach Hause transportiert, der Futtereimer mehrmals täglich durch den Stall getragen, Säcke wurden auf den Markt gebracht und Holz und Steine für den Hausbau geschleppt. Viele Menschen tragen noch heute. Wenn du auf dem Bau oder in einem Handwerksberuf arbeitest, Gärtner, Umzugshelfer oder Bauer bist, wirst du wissen, wie stark dich das Schleppen macht. Gewicht von A nach B zu transportieren ist eine der effektivsten Übungen überhaupt. Du beanspruchst dabei die Muskulatur deines gesamten Körpers, machst sie stabiler und verbesserst gleichzeitig das Zusammenspiel von Ober- und Unterkörper.
Es gibt eine Übung mit einem passenden Namen für das Tragen schwerer Gewichte: Farmer's Walk. Das ist eine sehr einfache und extrem effektive Übung. Ich benutze dafür Kettlebells, die dicken Metallkugeln mit Griff, du kannst aber auch Wassereimer, Bierkästen oder andere schwere Gegenstände benutzen. Die Ausführung ist denkbar einfach: Nimm das Gewicht in eine oder beide Hände, heb es unter Berücksichtigung deiner korrekten Körperhaltung auf und geh damit los. Versuch dabei möglichst aufrecht zu gehen und achte auf deine Körperspannung und dein Leistungsvermögen. Es macht keinen Sinn, mit zu hohen Gewichten zu trainieren, weil du damit deine Gelenke schädigen könntest und insbesondere beim Aufheben oder Absetzen der Gewichte durch eine mögliche

Fehlhaltung die Verletzungsgefahr erhöht ist. Wenn du das gewählte Gewicht über etwa 20 bis 30 Meter tragen kannst und die letzten Meter wirklich anstrengend sind, hast du ein gutes Trainingsgewicht gewählt. Und achte wie immer auf die Qualität deiner Bewegungsausführung. Mit einer Verletzung ist keinem geholfen. Wenn du diese Übung regelmäßig machst, wirst du in deiner gesamten Körperkraft einen ordentlichen Unterschied merken. Nach ein paar Wochen hat sich auch deine Griffkraft immens verbessert, und der Koffer für den nächsten Urlaub kommt dir vor wie ein Kinderspiel.

TRAINING IM FREIEN

Bewegung an der frischen Luft ist etwas ganz anderes als Training in geschlossenen Räumen. Wenn ich eine Runde durch den Wald gelaufen bin, ja selbst wenn ich nur spazieren gegangen bin, fühle ich mich wie ein neuer Mensch. Das Wetter spielt dabei keine Rolle. Du kennst sicherlich den Spruch »Es gibt kein schlechtes Wetter, nur schlechte Kleidung«. Für mich trifft er absolut zu. Egal, ob es kalt oder warm ist, aus Kübeln gießt oder schneit, wenn ich draußen unterwegs bin, kommen meine Gedanken zur Ruhe, Spannungen lassen nach und die Laune wird besser. Sind meine Gedanken im Hamsterrad gefangen, gehe ich raus. Selbst eine Runde durch den Park hilft mir, wieder einen klaren Kopf zu bekommen. Es geht nicht nur mir so. Es gibt mittlerweile etliche Studien, die belegen, welch positive Auswirkungen die Natur auf unser Wohlbefinden und unsere Gesundheit hat. Du musst dich nicht einmal bewegen, um davon zu profitieren. Die Kombination aus Natur und Bewegung ist allerdings unschlagbar effektiv.

Licht, Luft und Vitamin D

Neben den Mikrorissen gibt es einen weiteren Grund, sich lieber in der Natur anstatt in einer Turnhalle oder einem Fitnessstudio zu bewegen. Du bekommst Licht ab. Unsere Ahnen haben den Großteil des Tages draußen verbracht. Selbst an einem bedeckten Wintertag haben sie so ausreichend Licht abbekommen. Eine Lichtmenge, die wir in geschlossenen Räumen nicht erreichen. Sobald deine Haut dem Sonnenlicht ausgesetzt ist, produziert dein Körper Vitamin D. Vitamin D ist wichtig für den Transport von Kalzium in die Knochen. Außerdem ist Vitamin D auch gut für deine Stimmung, denn es produziert Serotonin. Wenn dieses Glückshormon fehlt, merkst du das. Denk mal an den Winter. In der dunklen Jahreszeit sind die meisten Menschen wesentlich antriebsloser als im Sommer. Sie haben dann weniger Lust rauszugehen, was nicht nur am Wetter oder an der Temperatur liegt, sondern auch am Lichtmangel und der damit verbundenen Antriebsschwäche. Wie sehr uns die Sonne fehlt, merken wir, wenn sie im Winter dann doch einmal scheint. Ich finde es immer wieder total schön, zu beobachten, wie schnell an einem Wochenende mit blauem Himmel und Sonnenschein selbst im Winter alle draußen sind und sich freuen, dass Licht da ist. Wir sind alle Sonnenanbeter, jeder von uns braucht Licht. Und wer Lichtmangel hat, hat auch einen Mangel an Glücksgefühlen. In Skandinavien, wo die Winter noch länger sind als bei uns, gibt es sogar Lichtcafés und Zusatzbeleuchtung an Bushaltestellen, um dem Lichtmangel entgegenzuwirken. Man weiß, dass dort im Winter die Selbstmordrate steigt, was mit einem Vitamin-D-Mangel und dem damit einhergehenden Serotoninmangel zusammenhängen kann. Haben wir hingegen einen schönen Sommer, sitzen in Cafés oder liegen im Schwimmbad, stellen sich eine ungeahnte Leichtigkeit und viel gute Laune ein. Auch diese positiven, schönen Gefühle haben wir Vitamin D und Serotonin zu verdanken.

Wenn es warm genug ist, solltest du dich leicht bekleidet möglichst viel im Grünen aufhalten. Dein Körper produziert dann Vitamin D, das gut für deine Knochen und deine Laune ist.

Auch die Luft, die du in der freien Natur atmest, ist eine andere Luft als die, die du drinnen atmest. Jeder kennt das, der schon einmal durch den Wald spaziert ist. Dort riecht die Luft anders als in einem geschlossenen Raum, selbst wenn in diesem Raum ein Waldaroma versprüht wurde. Die Luft im Wald riecht gut und tut gut. Das liegt an ihrer Zusammensetzung. Waldluft ist extrem staubarm. Sie enthält verglichen mit Stadtluft nur maximal ein Zehntel der Staubpartikel. Zudem produzieren Bäume Sauerstoff, und die ätherischen Stoffe, die den Wald duften lassen, tun

Körper und Seele gut. In einer koreanischen Studie wurde belegt, dass ältere Damen, die eine Stunde im Wald spazieren gingen, nach dem Spaziergang einen erheblich niedrigeren Blutdruck, ein höheres Lungenvolumen und eine verbesserte Arterienelastizität aufwiesen. Bei einer Kontrollgruppe, die in der Stadt spazieren gegangen war, ergaben sich diese Verbesserungen nicht. Eine weitere spannende Studie wurde in Japan durchgeführt. Sie konnte an Hunderten von Probanden zeigen, dass Waldspaziergänge Blutdruck, Herzfrequenz, den Adrenalinspiegel und damit den Stresspegel positiv beeinflussten. Darüber hinaus stellte sich heraus, dass Waldspaziergänge Zellen aktivieren, die Krebszellen bekämpfen. Dieser positive Effekt war noch sieben Tage nach dem Spaziergang messbar! Und auch auf die Psyche hat Bewegung in der Natur eine positive Wirkung: Ein Aufenthalt im Grünen ist nicht nur entspannend und macht gute Laune, laut einer Studie aus dem Jahr 2010 ist anschließend auch ein verbessertes Selbstwertgefühl messbar.

Niederländische Forscher studierten die Gesundheitsakten von über 350.000 Menschen und fanden Spannendes heraus: In der Nähe einer Grünfläche zu wohnen, beispielsweise einem Park oder Stadtwald, hat positive Auswirkungen auf die körperliche, aber auch geistige Gesundheit. Innerhalb eines Ein-Kilometer-Radius zu einer Grünfläche zu wohnen reduziert das Risiko, an Dysfunktionen des Herz-Kreislauf-Systems, des neurologischen Systems, des Bewegungsapparats u.a. zu erkranken. Ein Drei-Kilometer-Radius reicht aus, um Angsterkrankungen, Infektionsanfälligkeit und Verdauungsbeschwerden zu vermindern. Außerdem stellte man fest, dass nur 18 von 1000 Menschen an psychischen Erkrankungen litten, wenn ihr Lebensraum innerhalb eines Kilometers 90 Prozent Grünflächen aufwies. Gab es dagegen nur 10 Prozent Grünflächen, hatte man 26 Erkrankte. Diese Ergebnisse berufen sich auf Langzeitbeobachtungen, aber auch kurzfristig sind die positiven Effekte der Natur auf unsere Gesundheit belegbar. Allein der Blick auf eine natürliche Umgebung verbessert Blutdruck und Puls.[10]

Allein der Blick auf eine natürliche Umgebung verbessert Blutdruck und Puls.

Um diese Aussage zu überprüfen, liefen in einem weiteren Versuch zwei Gruppen von Sportlern auf Laufbändern, vor denen Bilder aus der Natur oder städtische Szenen aufgebaut waren. Diejenigen, die vor Landschaftsbildern liefen, wiesen nach dem Test einen niedrigeren Blutdruck und ein höheres Selbstbewusstsein auf als die andere Gruppe, die mit dem Blick auf Stadtszenen gelaufen war.

Schon der Blick aus dem Fenster kann Einfluss auf Gesundheit und Wohlbefinden nehmen. Der amerikanische Forscher Roger S. Ulrich stellte bereits 1984 fest, dass Patienten nach einer Operation schneller gesund wurden, wenn sie aus dem Krankenhausfenster ins Grüne sahen, als diejenigen, die auf eine Hauswand schauten.[11]

Heute gilt die positive Auswirkung der Natur als wissenschaftlich gesichert. Ich habe dieses Jahr ein Buch entdeckt, das unglaublich spannende Forschungsergebnisse zur Kraft der Natur zusammenfasst und darstellt*. Dort wird beschrieben und wissenschaftlich belegt, dass Pflanzen nicht nur kommunizieren, sondern dass die Stoffe, die sie zum Zweck der Informationsübermittlung ausstoßen, mit unserem Immunsystem zusammenarbeiten. Atmen wir diese Stoffe – die Terpene – ein, haben viele von ihnen eine das Immunsystem stärkende und antikanzerogene Wirkung. Clemens G. Arvey, der Autor des Buches, nennt Waldluft einen »Heiltrank zum Einatmen«, und die Wissenschaft gibt ihm recht. In diversen Studien konnte nicht nur nachgewiesen werden, dass es diese Stoffe gibt, sondern auch, dass sie die Anzahl und Aktivität unserer natürlichen Killerzellen erhöhen.[12]

Waldluft riecht nicht nur gut, sie hat auch nachweislich positive Auswirkungen auf die Gesundheit.

In der Antike, in der Medizin der Naturvölker und auch in der Zeit bis zur industriellen Revolution setzten Ärzte und Heiler die Kraft der Natur zur Therapie von Erkrankungen ein. Unsere moderne Wissenschaft

* Clemens G. Arvey: »Der Biophilia-Effekt – Heilung aus dem Wald«, edition a

hat viele gute Heilmittel und Methoden hervorgebracht, die uns Krankheiten überleben lassen, die früher tödlich geendet hätten. Die Kraft der Natur ist dabei für lange Zeit in den Hintergrund getreten. Dank der neuesten Forschung zu den Zusammenhängen zwischen Natur und Gesundheit rücken die »natürlichen« Heilkräfte wieder mehr in den Fokus und werden vor allem nicht mehr als Öko-Schnickschnack abgetan. Ich habe eine umfassende Ausbildung in Psychoneuroimmunologie gemacht, einer Wissenschaft, die die Zusammenhänge zwischen Psyche und Immunsystem untersucht. Wenn die Natur Einfluss auf unser Immunsystem nimmt und das wiederum die Psyche beeinflusst, ist für mich absolut logisch, dass die Natur als Teil unseres Natural Networks eine wichtige Rolle spielt. Der Mensch war schon immer ein Teil der Natur, auch wenn wir diese Tatsache in unserer heutigen schnelllebigen und technologisch geprägten Welt viel zu oft aus den Augen verlieren.

NATUR UND GESUNDHEIT

Heute ist wissenschaftlich belegt, dass ein Aufenthalt in der Natur

- Stress mindert und entspannt,
- den Blutdruck senkt, die Herzfrequenz und den Hormonhaushalt stabilisiert,
- uns schneller wieder gesund werden lässt,
- die Stimmung hebt,
- im Wald (auch ohne Bewegung) den Blutzuckerspiegel senkt,[13]
- das Immunsystem unterstützt,
- die Killerzellen im Blut erhöht und aktiver macht.

Mikrorisse

Ich bin ein großer Fan von Bewegung an der frischen Luft. Die Natur tut einfach so gut. Seit ich weiß, dass das nicht nur ein subjektives Gefühl ist, sondern die positiven Wirkungen der Natur wissenschaftlich belegbar sind, macht es dem Wissenschaftler in mir noch mehr Freude, die Waldluft zu riechen und die Sonne zu genießen. Und es ist nicht nur die »gute«

Luft um dich herum, sogar Verletzungen, die du dir beim Bewegen in der Natur zuziehst, sind gut für dich. Ich spreche hier nicht von Sportverletzungen, sondern winzig kleinen Blessuren – den Mikrorissen.

Mikrorisse sind so kleine Verletzungen, dass du sie mit bloßem Auge gar nicht sehen kannst. Sie entstehen zum Beispiel dann, wenn du barfuß über einen Waldweg gehst. Durch die kleinen Steinchen im Boden erhältst du eine kostenlose Massage deiner Fußsohlen. Ein positiver Effekt ist eine erhöhte Durchblutung, ein weiterer die Mikrorisse, die durch die raue Oberfläche oder spitzen Kanten der Steinchen entstehen. Eben diese winzigen »Verletzungen« regen dein Immunsystem an, nachzuschauen, was da unten an deinen Fußsohlen gerade los ist. Es könnte ja sein, dass die Verletzungen größer sind oder du im Begriff bist, dir gleich eine richtige Wunde zuzuziehen. Dann wäre dein Immunsystem schon in Bereitschaft, dafür zu sorgen, dass kein Schmutz und keine Erreger dein Blutsystem entern und in deinem Körper Schaden anrichten. Das gleiche Prinzip setzt ein, wenn du Klimmzüge an einem Ast machst, einen dicken Stein aufhebst oder Liegestütze an einer Betonmauer machst.

Der indische Wissenschaftler Milind Watve entdeckte, dass Mikrorisse eine positive Wirkung auf die Gesundheit haben und sogar bei Diabetes, Insulinresistenz und Übergewicht hilfreich sind. Er belegte, dass bei den winzigen Verletzungen tatsächlich Immunzellen zum Ort des Geschehens wandern, das Immunsystem also aktiviert wird. Gleichzeitig wird durch die Bewegung der Stoffwechsel positiv beeinflusst, was zu verringerten Entzündungswerten, deutlich verbesserten Blutzucker- und Insulinwerten sowie einer Gewichtsreduktion der Teilnehmer seiner Studie führte.[14]

Mikrorisse trainieren dein Immunsystem und machen es wieder beweglich.

Einfach gesagt: Auch du kannst vom positiven Effekt der Mikrorisse profitieren, wenn du dich in der Natur bewegst und dir ab und zu ein paar Kratzer »abholst«. Bei Sport im Freien trainierst du nicht nur deine

Muskulatur, sondern auch dein Immunsystem. Es wird nicht nur durch die gute Waldluft, sondern auch durch Mikrorisse stärker, flexibler und beweglicher.

Natürliche Reize

Das waren nun einige Punkte, die zeigen, was natürliche Bewegung mit deinem Körper macht. Bei jeder Bewegung und jedem Reiz von außen müssen sich deine Zellen also anpassen. Es macht einen Unterschied für deine Muskeln, ob du spazieren gehst oder 100 Meter mit maximaler Geschwindigkeit läufst. Deine Muskeln werden anders angesprochen, wenn du 20 Meter einen Berg hochwanderst oder eine 20 Meter lange Treppe hinaufsteigst. Auch deine Füße reagieren unterschiedlich, je nachdem ob du in Schuhen oder barfuß spazieren gehst. Und es macht wiederum einen Unterschied, ob du 100 Meter barfuß auf Asphalt, Sandboden, Waldboden oder auf Kieselsteinen spazieren gehst. Es ist ein anderer Reiz für deinen Körper, wenn du 100 Meter bei 30 Grad, 10 Grad oder bei minus 10 Grad Celsius läufst, und ebenso reagiert dein Körper anders, wenn du in 3000 Metern Höhe 100 Meter sprintest oder ob du die 100 Meter auf Meeresspiegelhöhe läufst. Und es ist anders für deinen Körper, ob du auf einer flachen Ebene mit Rückenwind auf dem Fahrrad sitzt oder ordentlich Gegenwind hast. Und es macht einen Unterschied, ob du dich in einem Fitnessstudio oder in der Natur, im Wald oder einem Park bewegst.

Der Körper einer Person, die nie Kälte erfährt, weil sie sich ausschließlich im Warmen aufhält, wird stärker frieren, wenn sie plötzlich in eine kalte Umgebung kommt. Jemand, der nie in einer heißen Umgebung war oder sich immer in klimatisierten Räumen aufhält, wird größere Probleme mit der Hitze haben. Jemand, der nie schwer hebt, wird Schwierigkeiten haben, wenn er plötzlich schwere Gegenstände bewegen soll. Jemand, der nie schnell läuft, wird es ungewohnt finden, sich spontan schnell zu bewegen oder vor irgendetwas wegzulaufen. Wer nach langer Zeit das erste Mal wackelig über einen Baumstamm balanciert, wird merken, wie leicht ihm diese Bewegung auf einmal fällt, wenn er sie regelmäßig übt. Setzt du dich regelmäßig all diesen Reizen aus, wird dein Körper schnell lernen, damit umzugehen.

Im Endeffekt kann man das auch so sagen: Jeder Reiz erfordert einen Anpassungsprozess. Und jeder Reiz ist eine gewisse Form von Training, denn jeder Reiz führt dazu, dass dein Körper lernt, sich besser an seine Umgebung und deren Anforderungen anzupassen. Und wenn du deinen Körper unterschiedlich vielen Reizen aussetzt, ist er entsprechend gut trainiert, passt sich an und ist damit besser belastbar. Dein Körper lernt durch Erfahrung auf allen Ebenen.

Jeder Reiz – egal ob Kälte, Wärme, kleine Verletzungen oder Bewegungsreize – erfordert einen Anpassungsprozess, trainiert deinen Körper und macht ihn belastbarer.

Lass es mich noch einmal zusammenfassen: Natürliche Bewegung nutzt deine körperlichen Fähigkeiten und findet am besten draußen bei Wind und Wetter, in Kontakt mit der Natur statt. Damit ist natürliche Bewegung nicht nur Training für die Muskeln, sondern auch Training für deine Zellen, deine Sinne und dein Immunsystem. Dein evolutionäres »Programm« erkennt noch immer den positiven Nutzen der Natur für deine Körperzellen.

Natürliche Bewegung bedeutet Training deines ganzen Körpers, denn du trainierst Muskeln, Zellen und Sinne – und damit deine Gesundheit.

NATÜRLICH TRAINIEREN – EINFACH UND EFFIZIENT IN TOPFORM

Wie du im vorhergehenden Kapitel lesen konntest, ist ein gewisses Maß an Bewegung lebensnotwendig. Gehen und sich bewegen ist aber noch lange kein »Sport«. Wenn ich mit Menschen arbeite, die sich mehr bewegen wollen, versuche ich als Allererstes herauszufinden, was ihnen Spaß macht. Ohne Emotion keine motion – ohne Spaß keine Bewegung. So einfach ist das.

Mit diesem Buch möchte ich dir Ideen geben und effektive Wege aufzeigen, wie du deinen Körper einfach und sehr effizient in Topform bringen kannst. Du entscheidest, wie intensiv du dabei trainierst, und suchst dir dementsprechend die eher einfacheren oder die schwereren Übungen heraus. Entscheidend ist, dass du bei dem, was du tust, Freude hast und dass du die Trainingsintensität bedacht und korrekt wählst. Und denk daran (und sieh gegebenenfalls noch mal am Anfang dieses Kapitels nach): Stark überschwellige und stark unterschwellige Reize sind schädlich. Viel hilft nicht immer viel, sondern kann auch zu Müdigkeit, Übertraining und Verletzungen bis hin zu Fehlhaltungen führen. Bleib also entspannt und gib dir und deinem Körper Zeit, sich optimal zu entwickeln. Anpassung und Entwicklung finden auch statt, wenn du dich nicht bis zur allerallerletzten Wiederholung quälst, sondern auch wenn du kurz davor aufhörst. Also keine Qual. Die Wiederholungen bei deinem Training müssen aber dennoch anstrengend sein. Ohne den richtigen »überschwelligen« Reiz erfolgt keine Anpassung bzw. Steigerung deiner Leistungsfähigkeit.

Bewegung findet für mich auf drei Ebenen statt: Die erste und wichtigste Ebene ist die Emotionsebene. Wenn du keine Freude an der Bewegung empfindest, wirst du dich über kurz oder lang wieder aufs Sofa setzen. Was deine Vernunft dir sagt, bedient die rationale Ebene. Du weißt, dass es bestimmte Bewegungsformen gibt, die wichtig für deine Gesundheit sind, so zum Beispiel funktionelles Krafttraining und Ausdauersport zu machen. Ausdauersport zu machen bedeutet aber nicht, ständig 20 Kilometer zu laufen. 1,5 Stunden flott spazieren gehen ist auch Ausdauer-»Sport«. Und wenn es eben auch mal nicht so flott ist, bleibt es dennoch

Ausdauer-»Sport«. Die dritte Ebene ist die alltägliche Ebene, auf der du möglichst viele und vielseitige Bewegungsformen in deinen Alltag einbaust. Das ist weder Sport noch Training, sondern eine Einstellungsänderung.

Wenn du natürlich trainierst, trainierst du nicht nur deinen Muskelapparat oder dein Herz-Kreislauf-System, sondern du trainierst alles, was in dir ist: deine Kraftfähigkeit, deine Beweglichkeit, deine Ausdauerleistungsfähigkeit, dein Gleichgewicht, deine Sinne, dein Immunsystem, deinen Stoffwechsel und deine Körperchemie – und damit auch deine Gefühle. Aber Bewegung ist mehr als nur körperliche Aktivierung. Bewegung bewirkt eine mentale Veränderung, eine Bewegung in deinem Unterbewusstsein. Du bestehst aus Billionen Zellen, die sich alle nach Bewegung sehnen. Wenn du ihnen gibst, was sie brauchen, werden sie es dir durch Fitness und Gesundheit danken.

NATÜRLICHES TRAINING IN ALLER KÜRZE:

Natürliches Training nutzt all deine körperlichen Fähigkeiten (ohne den Einsatz technischer Hilfsmittel) und trainiert komplex, das heißt, es koordiniert immer die Bewegungsabläufe mehrerer Muskeln und Gelenke. Bewegst du dich dabei in der Natur, bietet es nicht nur ein Training deiner Muskeln, sondern auch deiner Zellen, deiner Sinne und deines Immunsystems. Dein evolutionäres »Programm« erkennt noch immer den positiven Einfluss der Natur auf deinen Körper.

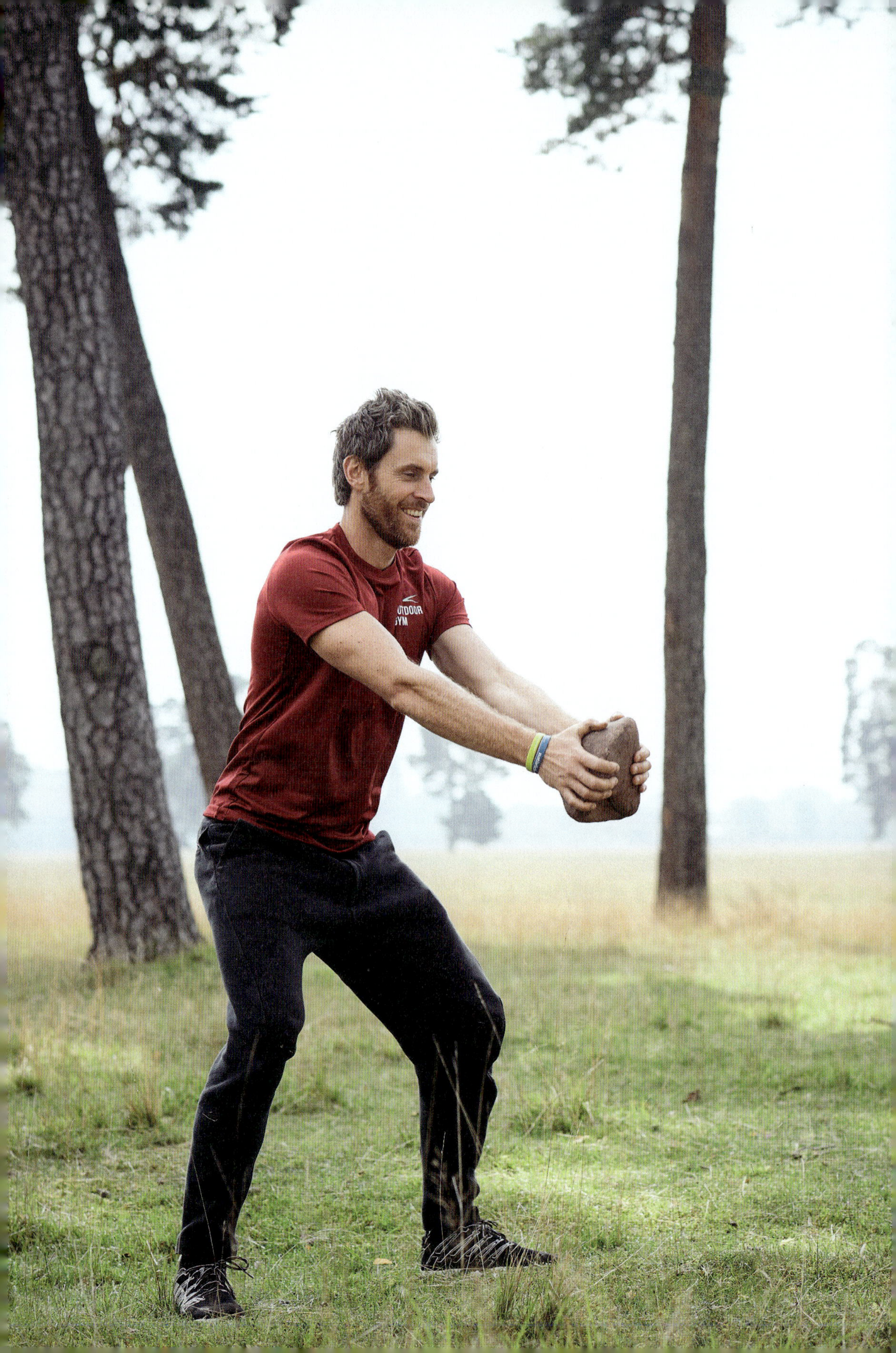

TRAINING FÜR JEDEN

Fitness bedeutet für mich,
stark und leistungsfähig zu sein.

In Ratgebern, im Internet und möglicherweise auch in deinem Freundeskreis kursieren jede Menge Meinungen, wie das optimale Training funktionieren sollte und wie man effektiv trainiert, um wirklich fit zu sein. Bei dieser überwältigenden Menge an Vorgaben und Erwartungen bekomme auch ich als Sportwissenschaftler irgendwann das Gefühl einer Überdosis an Informationen. Dabei geht es gar nicht darum, Profisportler zu werden oder irgendeinen Fitness-Contest zu gewinnen, sondern lediglich darum, ein gesundes Maß an Bewegung in den Alltag einzubauen oder auf einfache und effektive Art und Weise einen trainierten und athletischen Körper zu entwickeln. Dass du dich täglich bewegst, ist essenziell wichtig für deine Gesundheit und einfacher, als du denkst. Mit ein paar Veränderungen in deinen Gewohnheiten – und dabei ist es egal, wie alt und auf welchem Fitnesslevel du bist – kannst du natürliche Bewegung in dein tägliches Leben einbauen. Und damit fit werden und bleiben. Ich möchte dir im Folgenden Wissen an die Hand geben, das dich in die Lage versetzt, eine eigene Trainingsroutine zu entwickeln.

LOS GEHT'S!

Vorab – bevor ich zu den Trainingsgrundlagen komme – noch einmal zusammengefasst meine allgemeinen Tipps für ein bewegtes Leben.

Mehr gehen

Gehen ist tatsächlich der Schlüssel zu lebenslanger Fitness. Der Mensch ist zum Laufen gemacht. Deine Zellen profitieren bereits davon, wenn deine Beine nur dein Körpergewicht durch die Gegend tragen. Diese Zelleffekte sind nebenbei dafür da, Nährstoffe in deine Zellen zu transportieren. Gehen ist die älteste und einfachste Bewegungsform, die unser menschlicher Körper kennt und benötigt. Pro Tag mindestens 10.000 Schritte sind die absolute Minimumanforderung, um das tägliche Aktivitätsniveau aufrechtzuerhalten.

Weniger sitzen

Wenn du eine sitzende Tätigkeit ausübst, sitze nicht länger als 50 Minuten am Stück. Steh zwischendurch auf, streck dich und lauf ein paar

Schritte. Geh zum Kopierer, lauf zur Kollegin, mach einen kurzen Spaziergang an der frischen Luft. Telefoniere 10 Minuten im Stehen oder halte die nächste Besprechung mit Kollegen stehend ab. Meetings im Stehen sind gut für den Körper und außerdem meist kürzer und effektiver. Ein super effektiver und kostengünstiger Trick ist ein Stehtisch. Wenn dein Arbeitgeber dafür kein Budget hat, überlege, was dir deine Gesundheit wert ist, und schaff dir gegebenenfalls selbst einen an.

Spaß haben

Schon der Gedanke an eine halbe Stunde auf dem Stepper macht dir schlechte Laune? Such dir etwas, das dir Spaß macht. Egal, ob das Tanzen, Bowling, Tennis, Schwimmen, Fahrradfahren oder Yoga ist – solange es dir Spaß macht, wird es kein quälendes Training, sondern ein erfüllendes Hobby sein. Also – was macht dir Spaß? Fang an. Jetzt! Denn gestern hast du morgen gesagt.

Weniger trainieren

Weniger trainieren? Ja, richtig gelesen. Wenn du keine Lust hast, dich stundenlang im Fitnessstudio zu quälen, habe ich eine gute Nachricht für dich. Ein knackiges Workout mit kurzen Intervallen ist genauso effektiv. In maximal 20 Minuten kannst du deinen ganzen Körper trainieren. Wichtig dabei ist, dass diese Trainingseinheiten intensiv und mit wenig Pausen zwischen den Einheiten durchgezogen werden. Zu Beginn kannst du auch mit kürzeren Workouts starten. Der richtige Schlüssel funktioniert im Türschloss nur, wenn du ihn auch drehst! Ohne Bewegung kein Eintritt in die Welt der starken und geschmeidigen Körper.

Keine Ausreden

Das Wetter ist schlecht? Du hast viel mehr Lust, auf dem Sofa zu liegen und deine Lieblingsserie zu gucken? Dein Hund war den ganzen Tag alleine? Du hast nichts Vernünftiges gegessen und würdest sowieso lieber deine Freunde treffen? Weil du weißt, dass es diese Momente im Leben immer wieder gibt, mach dir eine Liste mit zehn guten Dingen, die dich definitiv motivieren werden, in diesen Momenten DOCH rauszugehen und Sport zu machen.

HILFREICHE TIPPS, DIE DICH MOTIVIEREN, DEIN TRAINING ZU STARTEN

Wenn du noch nicht in der richtigen Laune für ein Workout sein solltest, gibt es zumindest ein paar Dinge, die dir den Start leichtermachen könnten:

Pack deine Tasche

Am besten packst du deine Sportklamotten gleich nach dem letzten Training neu. Dann brauchst du die Tasche nur zu greifen und loszulaufen, statt lange nach Shirt und Hose zu suchen.

Leg deine Laufhose vors Bett

Wenn du jemand bist, der gerne morgens trainiert, aber nicht in Gang kommt, leg deine Sachen direkt vor dein Bett und zieh dich an, bevor du etwas anderes tust. Trink etwas und verlasse das Haus. Die Morgenluft ist der Hammer!

Abends 20 Minuten früher ins Bett

Wer abends früher schläft, kommt morgens früher raus. Schaust du abends oft fern? Mach den Fernseher früher aus: Gerade das helle Licht des Fernsehers verhindert die Ausschüttung des Hormons Melatonin, das uns müde macht. Schlaf ist wichtig zur Regeneration, und wer früher ins Bett geht, kann außerdem noch einfacher den folgenden Tipp umsetzen.

Stell deinen Wecker 20 Minuten früher

Morgens kannst du ein bisschen früher aufstehen und entweder ein leichtes Zehn-Minuten-Workout machen oder einfach eine lockere Runde laufen gehen. Ein intensives Krafttraining direkt nach dem Aufstehen empfehle ich nicht. Dein Stoffwechsel will erst einmal in Gang kommen und ist noch nicht bereit für den »Beast Mode«, also den Kampfmodus. Deshalb: Locker anfangen und danach superfrisch in den Tag starten.

Kauf dir neue Musik

Du hast schon ewig nicht mehr die CD deiner Lieblingsband gehört? Hör sie beim Training. Wenn es ein neues Album gibt, das du unbedingt haben willst, kauf es dir. Hör es aber erst beim Workout. Dann hast du noch etwas, worauf du dich freuen kannst.

Such dir einen Trainingsbuddy

Mit einer anderen Person Sport zu treiben ist super, denn du gehst eine Art Deal ein. Du willst doch den anderen nicht versetzen? Erst mal draußen, habt ihr zu zweit oder mit mehreren Leuten mehr Spaß, und das motiviert.

Notiere deine Erfolge

Im Sport ist es jeder noch so kleine Erfolg wert, beachtet zu werden. Schreib dir deine Erfolge auf und belohne dich!

Belohne dich

Setz dir Ziele. Vielleicht 4 mal 20 Liegestütze? Ziel erreicht? Dann belohne dich mit einer neuen Trinkflasche, ein paar kleinen Hanteln oder einem coolen Sportshirt. Du hast dann nicht nur dein Ziel erreicht, sondern motivierst dich durch die Belohnung gleich neu.

TRAININGSGRUNDLAGEN

Der moderne Mensch ist nach wie vor ein Bewegungswesen, er bewegt sich nur meist viel weniger, als es für seinen Organismus gut wäre. Jedem Haustier – meine Katze muss Auslauf haben! – gestehen wir natürliche Bewegung zu, vielleicht sogar mehr als uns selbst. Wir sind so fit wie das, was unser tägliches Leben von uns fordert. Musst du täglich körperlich arbeiten, kannst du das. Deine Muskulatur ist daran gewöhnt, und du bist entsprechend fit. Fit bedeutet angepasst. Angepasst an die Bedürfnisse deiner Umwelt. Das wäre gut und schön, wenn stundenlanges Sitzen und Tippen natürliche Tätigkeiten wären. Dann wären viele von uns prima angepasst – fit genug für einen Bürojob. Vielen Menschen reicht diese »Fitness« für den typischen Alltag aus. Das Problem daran ist allerdings, dass wir modernen Menschen immer noch Zellen mit uralten Informationen in uns tragen, die eine gewisse Bewegung und damit einhergehende Fitness unbedingt benötigen, um keinen Mangel oder keinen Überfluss zu erleiden. Mangel an Sauerstoff, Nährstoffen, Enzymen für Stoffwechselprozesse und vieles mehr. Überfluss an Energie, die sich in Fettzellen (Adipozyten) sammelt, die dann entzündungsfördernde Botenstoffe in die Blutbahn schicken. Wirkliche Fitness ist also ein Zustand, bei dem unser Körper gut versorgt mit Nährstoffen und Energie und damit in der Lage ist, stark und leistungsfähig zu sein. Das Resultat ist ein Körpergefühl, mit dem du dich wohl und gut fühlst.

Fitness bedeutet für mich, stark und leistungsfähig zu sein.

Um eine wirklich gute Fitness zu erreichen, die dich dazu befähigt, auch einen starken Oberkörper und einen stabilen Rumpf zu haben, reicht tägliches Spazierengehen nicht aus. Dafür ist ein gewisses Maß an Training notwendig.

Was bedeutet eigentlich Fitness, und was genau ist Training?

Dein Training richtet sich nach dem, was du erreichen möchtest. Wenn du im Gesamtbild einen trainierten Körper haben möchtest, reicht es nicht aus, nur laufen zu gehen oder nur Sit-ups zu machen. Genauso wenig reicht es aus, nur den Oberkörper aufzupumpen, aber nie die Beine zu trainieren. Es funktioniert nur, wenn du den gesamten Körper trainierst oder »lernen lässt«. Und das ist es, was beim Training passiert: Dein Körper lernt. Und zwar immer und extrem effektiv. Wenn du dich nicht bewegst, lernt er, dass er keine Bewegungsfähigkeit benötigt, und daran passt er sich an. Wenn du ihm aber beibringst, dass er bestimmte Fähigkeiten wie zum Beispiel starke Beinmuskeln braucht, wird er das schnell lernen. Du kannst jederzeit mit dem Training beginnen und du musst niemals damit aufhören. Training ist lebenslanges Lernen, und du bestimmst, was dein Körper lernen darf.

Training bedeutet, das zu lernen, was man können möchte.

Durch ein natürliches Eigengewichtstraining trainierst du deine Muskelkraft, deine muskuläre Ausdauer, dein Herz-Kreislauf-System, deine Sprungkraft, deine Schnelligkeit, deine Koordination und dein Gleichgewichtsgefühl sowie deine Beweglichkeit. Wenn du über diese körperlichen Eigenschaften verfügst, kannst du mit Fug und Recht behaupten, dass du fit bist. Und wenn du fit bist, beweglich, stark und ausdauernd, wird deine Gesundheit davon profitieren. Ein netter Nebeneffekt – man wird das auch sehen, du knackiges Teilchen.

Warum ist Eigengewichtstraining gut?

Das Training mit dem eigenen Körpergewicht bringt viele Vorteile mit sich. Der augenscheinlichste ist, dass du jederzeit und an jedem Ort trainieren kannst, da du kein Equipment benötigst. Dein Gewicht ist dein flexibelster Trainingspartner. Ich höre immer wieder die Frage, ob Training nur mit dem eigenen Gewicht überhaupt effektiv sei. Aber klar. Anders als beim Training in der Muckibude, wo häufig nur einzelne Muskelgruppen trainiert werden, sind an Eigengewichtsübungen immer mehrere Muskelgruppen bis hin zu fast allen Muskeln deines Körpers beteiligt. Die effektivsten Übungen wie Liegestütz, Planke, Burpees, Kniebeugen oder Klimmzüge sind deshalb auch alles andere als leicht. Dein Körpergewicht ist der Widerstand, den deine Muskeln benötigen, um einen Trainingsreiz zu erhalten. Je nachdem, wie viel du wiegst, kann dieser Widerstand recht ordentlich ausfallen. Denk mal an deine Beine, die dein Körpergewicht

Tag für Tag tragen. Auf längeren Strecken oder beim Treppensteigen macht sich das deutlich bemerkbar. Erst recht, wenn du einen schweren Rucksack oder eine Kinderkraxe (mit Kind!) auf dem Rücken trägst.

Ein weiterer Mythos ist, dass man beim Eigengewichtstraining immer das Gleiche macht. Natürlich kannst du alle Übungen auch variieren. Für Anfänger (bei uns STARTER genannt) gibt es Varianten, die erst einmal eine gute körperliche Basisfitness aufbauen, und auch Fortgeschrittene (bei uns PRO genannt) können es sich mit den Übungen und Variationen richtig besorgen. Auch wenn du bereits gut trainiert bist und bisher mit Gewichten arbeitest, ist es möglich, deinem Körper noch einiges an Potenzial zu entlocken.

Grundsätzlich kannst du die Intensität deines Trainings durch verschiedene Maßnahmen variieren:

1. Veränderung des Gelenkwinkels einer Übung.
2. Erhöhung des Widerstands durch Zusatzgewicht (entweder durch einen Trainingspartner, der aktiv gegen eine Bewegungsausführung arbeitet, oder durch z. B. einen Rucksack mit Steinen).
3. Veränderung der Bewegungsgeschwindigkeit. Je schneller du eine Bewegung ausführst, desto mehr Kraft muss der entsprechende Muskel in dieser Zeiteinheit aufwenden.
4. Belastung nur in einem kleinen Bewegungsradius des Muskels. Wenn du beispielsweise Klimmzüge machst, gibt es je nach Trainingsstand immer einen Bereich, in dem sich ein vernachlässigter Bereich oder auch toter Punkt befindet. Aus meiner Erfahrung weiß ich, dass die meisten Menschen bei Klimmzügen den Fehler begehen, sich nie vollständig auszuhängen, weil eben diese ersten Zentimeter von ganz unten in die Bewegung nach oben sehr anstrengend sind. Genau in diesem kleinen Bereich weniger Zentimeter kannst du dann kleine Bewegungen ausführen, um hier den Muskel lernen zu lassen. Wichtig ist aber immer: Zu Beginn und zum Schluss eines Übungsablaufs immer die gesamte Bewegung absolvieren, um dem Muskel zu zeigen: Hey! Das hier ist dein gesamter Bewegungsspielraum!

Vorteile von natürlichem Krafttraining / HIIT-Training

Im natürlichen Krafttraining, wie ich es mache, nutze ich auch das sogenannte »High Intensity Interval Training« oder »hochintensive Intervalltraining« (HIIT). Beim HIIT wechseln sich kurze, intensive Trainingseinheiten mit aktiven Pausen ab. Ich trainiere 20 Sekunden Belastung und 10 Sekunden Pause. Das Ganze viermal nacheinander, was pro Übung zwei Minuten intensives Training ergibt. Nach meinem Trainingskonzept werden immer sechs unterschiedliche Körperbereiche trainiert. Mit 12 Minuten knackigem Training (dazu kommen noch ein paar Minuten für Aufwärmen und Cool-down) bist du dabei.

Im Laufe der menschlichen Evolution war körperliche Fitness immer ein Überlebensvorteil. Immer wieder gab es Situationen, in denen wir Menschen Konzentration und unsere körperlichen Grundfertigkeiten benötigten, um Situationen wie die Jagd, Kampf oder Flucht, den Transport schwerer Gegenstände oder das Überwinden schwierigen Geländes erfolgreich und effizient zu bewältigen. Dadurch, dass wir Menschen diese Situationen vielleicht nicht täglich, aber dennoch in unserem Alltag immer wieder und in unterschiedlichster Form und Intensität bewältigen mussten, waren unsere Vorfahren »gut trainiert«. Die Kombination aus natürlichem Training und HIIT kommt dieser Art »Training« sehr nahe, denn es trainiert alle Grundfertigkeiten deines Körpers.

HIIT stärkt die Skelettmuskeln, die deinen Körper dazu befähigen, mehr zu leisten, und zudem deinen gesamten Stoffwechsel in die Lage versetzen, besser mit Stress umzugehen, weniger anfällig für Infekte zu sein und letztendlich mehr Energie zur Verfügung zu haben. Natürliches Krafttraining ist damit nicht nur die effektivste Art und Weise, Muskeln aufzubauen, sondern auch die beste Möglichkeit, Körperfett zu reduzieren. Dazu gibt es mittlerweile unzählige Studien, die belegen, dass kurze, intensive Trainingsreize den Stoffwechsel enorm aktivieren[15,16], die maximale Sauerstoffaufnahme erhöhen[17], das Kraftniveau steigern und damit hohe Lernprozesse bzw. Anpassungsprozesse ermöglichen.[18] Diese Form des Trainings ist sowohl für Fortgeschrittene als auch für Einsteiger geeignet. Entscheidend ist aber IMMER eine Sportfreigabe durch einen Arzt, da dieses Training hohe Belastungen für das gesamte Herz-Kreislauf- und Gefäßsystem beinhaltet.

Natürliches Krafttraining macht den Lebensalltag im wahrsten Sinne des Wortes nicht nur leichter, weil du durch eine höhere Muskelmasse mehr Kraft für jede Art von Bewegung hast, sondern sorgt ganz nebenbei auch dafür, dass du leichter wirst, da du einen höheren Grundumsatz bekommst, also rund um die Uhr mehr Energie verbrennst als jemand mit geringerer Muskelmasse. Der schöne Nebeneffekt ist, dass du mit höherer Muskelmasse also auch etwas mehr essen kannst als mit wenig Muskelmasse. Darüber hinaus macht natürliches Krafttraining stabiler. Gut trainierte Muskeln bringen dich nicht nur von A nach B, sie schützen dich auch vor Verletzungen. Im hohen Alter kommt es immer häufiger zu Stürzen, weil die Muskelmasse abnimmt (Sarkopenie) und dadurch Koordination, Belastbarkeit, Kraft und Beweglichkeit negativ beeinträchtigt werden. Wer bis ins hohe Alter Krafttraining betreibt, tut aktiv etwas gegen den Verfall seines Körpers und beugt damit aktiv Unfällen oder Stürzen vor.

Der häufigste Grund, warum Menschen, insbesondere junge Menschen, Krafttraining betreiben, ist der ästhetische Aspekt, der damit einhergehen kann. An dieser Stelle benutze ich bewusst das Wort kann, weil Krafttraining allein nicht zwingend schöner macht. Immer wieder sehe ich vor allem sehr junge Männer, die ganz offensichtlich falsches Krafttraining betreiben mit dem einzigen Ziel, möglichst wuchtige Arme, ein breites Kreuz und eine voluminöse Brust zu bekommen. Dieses auf einzelne Bereiche beschränkte Training führt häufig dazu, dass einerseits die wohl wichtigsten Muskeln unseres Körpers ausgelassen werden, nämlich jene Muskeln, die uns täglich von A nach B transportieren, die Beinmuskeln. Andererseits entstehen nicht selten eingefallene Schultern, die durch zu stark trainierte Brustmuskeln nach vorne unten gezogen werden, oder eine verkürzte Beweglichkeit im gesamten Oberkörper durch falsches, einseitiges Training. Insbesondere die Drehbewegungen, also alle möglichen Rotationsbewegungen, werden von den »Pumpern« allzu oft ausgelassen. Wer sich nur auf die »Discomuskeln« (Arme, Brust, Rücken) konzentriert, wird in der Disco spätestens auf der Tanzfläche keine gute Figur abgeben, weil die Beweglichkeit, Leichtigkeit und Koordination mit Sicherheit verloren gegangen sind. Natürliches Training hingegen bringt dir Beweglichkeit, Leichtigkeit und Koordination, da es deine Kraft, deine Ausdauer und deine Grundfertigkeiten trainiert.

Grundfertigkeiten erhalten

Kraft ist etwas, was der ganze Körper haben muss. Wenn ich überlege, in welchen Situationen ich wirklich alle meine Kräfte brauche, dann sind es diejenigen, in denen ich möglicherweise in Gefahr bin oder anderen Menschen, die in Gefahr sind, helfen möchte. Dazu brauche ich die Grundfertigkeiten Ziehen, Drücken und Drehen – im Idealfall im perfekten Zusammenspiel aller Muskeln meines Körpers. Wenn das funktioniert, kann ich mich irgendwo festhalten, damit ich nicht hinunterfalle, oder irgendwo entlanghangeln, hochziehen oder aus größerer Höhe landen und abrollen. Ich kann jemanden hochheben oder über eine längere Strecke tragen. In meinem beruflichen Alltag, der mittlerweile auch zu einem großen Teil im Büro stattfindet, wäre ich mit einem kleinen Anteil an körperlicher Fitness ausreichend ausgestattet. Aber das entspricht weder meinem Anspruch an mich selbst, noch ist diese Fitness ausreichend, um meinen Körper wirklich gesund und leistungsfähig zu halten. Da auch ich in meinem beruflichen und familiären Alltag nicht immer ausreichend Zeit habe, täglich mehrere Stunden Sport zu machen, nutze ich kurze Krafteinheiten, die ich in 20 bis 30 Minuten sehr effektiv absolvieren kann, oder baue mir täglich kurze Kräftigungsübungen ein, die ich in kleinen Bewegungsabläufen unter anderem im Büro trainiere. Zum Beispiel strecke ich im Stand die Arme und ziehe sie dann von oben nach hinten unten. Während der Bewegung balle ich die Fäuste mit aller Kraft und stelle mir vor, wie ich mich an einem Ast im Klimmzug nach oben ziehe. Dabei knacke ich in meiner Vorstellung zwischen meinen Schulterblättern eine Walnuss. Wenn ich die Arme wieder in die Streckung bewege, stelle ich mir vor, dass ich ein Gewicht nach oben über die Schultern von mir wegdrücke. Das trainiert insbesondere meine Rücken- und Schultermuskulatur. Diese Übung führe ich beispielsweise dreimal hintereinander für jeweils eine Minute durch. Dies mache ich mit vielen anderen Übungen auch, die in dem in diesem Buch enthaltenen Übungsrepertoire zu finden, abwandelbar und im Stehen umsetzbar sind. So bleiben meine Grundfertigkeiten erhalten.

HÄUFIG GESTELLTE FRAGEN ZU MUSKELKATER, SCHMERZEN UND CO.

Kann ich mit Muskelkater oder Erkältung trainieren? Was mache ich, wenn mir etwas weh tut? Und wie viel sollte ich trainieren? Diese und andere Fragen werden mir immer wieder gestellt, weshalb ich die am häufigsten gestellten an dieser Stelle beantworten möchte. Du sollst dich in deinem Training sicher fühlen, und da gehört Wissen für mich unbedingt dazu.

Was ist Muskelkater?

Ein bis zwei Tage nach deinem Workout schmerzt jeder Schritt, und du weißt nicht, wie du die Treppe runterkommen sollst? Dann wirst du mit Sicherheit deinen Körper mit überschwelligen Reizen konfrontiert haben, die deine Muskeln dazu anregen, sich dieser neu erfahrenen Belastung anzupassen. Muskeln bestehen aus Muskelfasern, und diese wiederum bestehen aus noch kleineren Strukturen bzw. Zellen, den Aktin- und Myosinfilamenten. Wenn sich Muskeln zusammenziehen (»kontrahieren«), greifen die Aktin- und Myosinfilamente wie verschränkte Finger ineinander und bewegen sich aufeinander zu. Wenn der Muskel gestreckt wird, findet eine Dehnung der Muskelfasern statt (die Extension bzw. exzentrische Last). Insbesondere bei der Extension des Muskels wirkt die Last intensiver auf den Muskel als in der Kontraktion. Hierbei kann es zu kleinen Verletzungen kommen. Dabei werden die feinsten Strukturen im Muskel geschädigt, die sogenannten Z-Scheiben. Dadurch entstehen mikroskopisch kleine Traumen in der Muskulatur. Gewebsflüssigkeit dringt in die Muskelfaser ein, die Muskelzellen dehnen sich aus, und es entsteht ein Druckschmerz – der Muskelkater. Dazu entsteht an der zu reparierenden Stelle eine Mini-Entzündungsreaktion. Wenn du denkst: »Entzündung? Das klingt ja schlimm!«, kann ich dich beruhigen. Dein Körper »macht« Entzündungen, um eine Schwachstelle zu heilen. Bei einer Entzündung schickt der Körper verschiedene Helferzellen zum Ort, der optimiert werden soll. Beim Muskelkater werden zerstörte Zellen des Muskels neu zusammengesetzt, wodurch neues, stärkeres Gewebe entsteht – der Muskel wächst und erreicht ein höheres Niveau. Das nächste Training nach Abklingen des Muskelkaters wird dir schon leichterfallen. Damit das funktionieren kann, benötigt der Körper die richtigen Bausteine – unterschiedliche Eiweiße –, und dann geht die »Reparatur« recht schnell. In wenigen Tagen ist selbst ein handfester Muskelkater »geheilt«.

Wenn du Muskelkater hast, mach eine Trainingspause. Dein Muskel ist minimal verletzt und braucht ein paar Tage, um zu heilen.

Dein Körper sorgt also selbst dafür, dass du den Muskelkater wieder loswirst. Am besten lässt du den schmerzenden Muskel jetzt in Ruhe. Massagen oder Dehnung bringen keine Verbesserung, sondern stressen die Muskelfasern, die sich jetzt im Reparaturmodus befinden, mehr, als dass es positive Effekte gäbe. Auch einfach auf gleichem Level weiterzutrainieren hilft deinem Muskel nicht. Ganz im Gegenteil, wenn du den gereizten Muskel überforderst, droht ein Muskelfaserriss. Solltest du starke Schmerzen haben, kann ein warmes Bad oder eine kalte Dusche die Symptome lindern. Schmerzmittel gegen einen schlimmen Muskelkater zu nehmen ist keine gute Idee, denn Schmerzmittel lindern nicht nur den Schmerz, häufig blockieren sie auch Entzündungsprozesse, was im Falle eines Muskelkaters aber den Heilungsprozess blockieren würde. Optimal für die Regeneration ist eine gesunde und natürliche Ernährung mit vielen Nährstoffen, die deine Entzündungen reduzieren und die Aufbauprozesse deines Körpers unterstützen. Denke immer daran: Wenn du Schmerzen hast, möchte dein Körper damit auf etwas aufmerksam machen. Beim Muskelkater ist das ziemlich einfach: Wenn deine Beine vom Workout so sehr schmerzen, dass dir jeder Schritt weh tut, sagt dein Körper sehr deutlich: »Mach mal Pause und beweg dich einfach im entspannten Tempo weiter. Noch so ein Workout muss jetzt nicht sein.« Wenn du dennoch Lust auf Bewegung hast, darfst du natürlich locker spazieren gehen, Rad fahren, schwimmen, eben all das tun, was keine starken

Schmerzen auslöst. Ein intensives Krafttraining und damit eine hohe Belastung für deine Muskeln macht jetzt überhaupt keinen Sinn, sondern erhöht nur das Verletzungsrisiko.

Mein Erfolgsrezept gegen Muskelkater ist, regelmäßig zu trainieren und die Leistung langsam zu steigern.

Was ist, wenn mir nach dem Training etwas weh tut?

Schmerz ist ein sehr breites und insbesondere subjektives Empfinden. Es gibt Menschen, die bei den schier unerträglichsten Schmerzen keine Miene verziehen, und andere, die wegen jedem noch so kleinen Wehwehchen und bei jeder Anstrengung jammern und über Schmerzen klagen. Zwischen Schmerzen und Anstrengung gibt es einen entscheidenden Unterschied: Schmerzen haben immer den Sinn, unseren Körper zu warnen: »Achtung. Hier ist etwas, worauf ich (der Körper) Aufmerksamkeit lenken möchte, um den aktuellen Zustand zu verbessern.« Meldet sich ein Körperbereich, ist es wichtig, auf die Art des Schmerzes zu achten. Es gibt Schmerzen, die plötzlich und unmittelbar auftreten. Diese Schmerzen sind meist dazu da, unmittelbar etwas zu verändern. Ein Beispiel wäre das Verbrennen an der Herdplatte oder wenn du heftig umknickst. Dann gibt es Schmerzen, die nach einem bestimmten Ereignis bzw. aufgrund eines bestimmten Verhaltens auftreten, wie z.B. Muskelkater. Diese Schmerzen weisen darauf hin, dass der Körper überschwellige Reize erfahren hat. Darüber hinaus gibt es andere Formen von Schmerzen, die nicht direkt etwas mit Bewegung zu tun haben, wie zum Beispiel chronische Rückenschmerzen.

Krafttraining ist immer anstrengend. Und bei eben dieser Anstrengung müssen deine Muskeln mehr leisten, als sie das gewöhnlich tun. Nur wenn du dich richtig anstrengst, ist der Belastungsreiz für deine Muskeln groß genug, dass dein Körper auch Anpassungsprozesse aktiviert. Du gibst alles, und die letzte Wiederholung eines Satzes lässt deine Muskeln ordentlich »brennen«. Das tut manchmal auch weh, denn wenn die Anstrengung größer wird, kann sich z.B. durch eine Übersäuerung in der Muskulatur Schmerz bemerkbar machen. Ich persönlich würde dieses

Gefühl nie als Schmerz bezeichnen, sondern als Anstrengung. Entscheidend an dieser Stelle ist, dass du ein Gefühl dafür bekommst, was ich damit meine, dass die letzte Wiederholung anstrengend sein soll. Je trainierter ein Muskel ist, desto später tritt die Übersäuerung ein. Der Schmerz, der bei Anstrengung auftritt, sollte erträglich bleiben, anstrengend eben, aber keine extremen Schmerzen verursachen. Sollten beim Training unmittelbar Schmerzen in Gelenken oder Knochen auftauchen, ist dies ein Alarmsignal, das auf Schädigungen in diesen Strukturen, aber auch in Muskeln, Sehnen oder Bändern hinweisen kann. Schmerzen, die sich nach einem Training in Gelenken oder Knochen bemerkbar machen, sind also ernst zu nehmen. Generell benötigen Knochen, Sehnen und Bänder mehr Zeit als Muskeln, um sich an neue Belastungen anzupassen. Wer sein Training zu schnell steigert und die Belastungsintensität zu hoch wählt, läuft Gefahr, Knochen und insbesondere Gelenke und Kapseln zu schädigen. Solltest du Schmerzen in diesen Strukturen bemerken, reduziere dein Trainingspensum und kontrolliere insbesondere die Qualität deiner Bewegungsausführung. Sollten die Schmerzen nach einer Woche nicht weniger sein, konsultiere einen Arzt. Chronische Schmerzen, egal, in welchem Körperbereich, sind grundsätzlich von einem Arzt zu kontrollieren.

Kann ich mit Erkältung trainieren?

Ja und nein. Mit einem kleinen Schnupfen kannst du durchaus Sport machen. Wenn du während des Trainings allerdings bemerkst, dass dich alles sehr oder mehr anstrengt als sonst, nimm einen Gang raus oder beende das Training. Auf die Signale deines Körpers zu hören ist entscheidend bei allem, was du tust. Wenn du müde, erschöpft oder angeschlagen bist, folge diesem Gefühl und gib deinem Körper eine Auszeit. Sei dir stets darüber bewusst, dass jede körperliche Belastung auch immer genau das für deinen Körper ist: eine körperliche Belastung! Vor allem Krafttraining ist viel intensiver als eine sanfte Ausdauerbelastung oder eine Wanderung. Entscheidend ist auch dein Fitnesslevel. Jemand, der oft angeschlagen, gestresst, unausgeschlafen, stark unter- oder übergewichtig ist oder eine Autoimmunerkrankung hat, besitzt weniger Energie, die er abrufen kann, als jemand, der über eine gute Grundfitness verfügt und der seinen Körper mit ausreichend Nährstoffen versorgt. Berücksichtige in allem, was du tust, dein Natural Network und deine natürliche Ernährung.

Kann ich trainieren, wenn ich schwanger bin?

Grundsätzlich kannst du dich während deiner Schwangerschaft wie gewohnt bewegen. Bewegung ist für deinen Stoffwechsel genauso wichtig wie für den deines heranwachsenden Kindes. Bewegungsverbot und übertriebenes »Schonen« sind weder für Mutter noch Kind sinnvoll, denn Bewegung fördert die Durchblutung, die Sauerstoffaufnahme und den Sauerstofftransport sowie wichtige Stoffwechselprozesse. In unserer Evolution haben sich werdende Mütter immer bewegt und dies wahrscheinlich auch bis kurz vor dem Einsetzen der ersten Wehen. Wichtig ist nur, dass du dabei immer auf die Veränderungen deines Körpers achtest. Während der Schwangerschaft verändern sich nicht nur deine hormonellen Prozesse, dein Energiehaushalt und die Aktivität deiner Gewebsflüssigkeiten, sondern auch die Strukturen deiner Muskeln, Sehnen, Bänder, Gelenke und Knochen. Damit das Baby auf natürlichem Wege über den Geburtskanal zur Welt kommen kann, ist es notwendig, dass das Becken der Mutter weicher und damit beweglicher wird. Durch die hormonellen Veränderungen werden aber nicht allein die Strukturen rund um den Geburtskanal und das Becken verändert, sondern auch andere Strukturen im Körper. Intensive Belastungen – insbesondere längere Läufe, Sprünge oder Sprints –, die vor allem auf die Strukturen im Becken einwirken, erhöhen die Verletzungsgefahr für die immer weicher werdenden Gelenke, Sehnen und Bänder deutlich. Auch intensive Belastungen, bei denen durch Pressatmung ein erhöhter Gefäß- und Blutdruck entstehen kann – wie bei intensivem Krafttraining –, sind mit möglichen Risiken für Mutter und Kind verbunden. Je weiter fortgeschritten die Schwangerschaft ist, desto weicher werden die Strukturen im mütterlichen Körper. Gleichzeitig ist der Körper mit mehr Gewicht und mehr Körperwasser belastet, was ihn besonders bei hohen Belastungen fortschreitend anfälliger für Verletzungen macht.

An dieser Stelle möchte ich keine Empfehlungen geben, bis wann eine werdende Mutter bestimmte Dinge tun sollte oder darf. Entscheidend ist, wie sensibel und gut das Körpergefühl der Mutter zu sich und dem Baby ist. Bei gutem Körpergefühl weiß die Schwangere sehr gut selbst, wie viel Belastung gut und richtig ist. Ein positiver, selbstbewusster und liebevoller Umgang mit sich selbst während einer Schwangerschaft ist die wohl wichtigste und beste Art und Weise, für sich und das heranwachsende Kind zu sorgen. Der menschliche Körper vollbringt in der Schwangerschaft ein wahres Wunder, vor allem dann, wenn wir ihm das geben, was er am meisten braucht: hochwertige Nahrung, natürliche Bewegung und Liebe.

Was mache ich, wenn ich verletzt bin?

Wer beim Sport umknickt oder stürzt, verletzt sich meist an Muskeln, Sehnen, Kapseln oder Bändern – und hat wirklich Pech gehabt. »Pech gehabt« ist eine gute Eselsbrücke für das, was dann zu tun ist:

Die PECH-Regel:
P – ause machen mit der Bewegung!
E – is oder kühlende Maßnahmen auf die verletzte Stelle
C – ompression, also ein leichter Druckverband um die verletzte Stelle
H – ochlagern, um eine größere Schwellung zu verhindern

Ich erinnere mich an eine Trainingseinheit, bei der ich im Wald unterwegs war. Beim Querfeldeinlaufen bin ich unglücklich umgeknickt, weil ich einen Moment unachtsam war. Der stechende Schmerz ließ mich zusammensacken, und ich wusste sofort, dass etwas in meinem Sprunggelenk kaputtgegangen war. Zum Kühlen hatte ich nichts dabei, ebenso wenig einen Verband. Also hatte ich in dem Moment nur eine Möglichkeit: zurück zum Parkplatz zu humpeln, wo ich mein Auto geparkt hatte. Das war nicht nur schmerzhaft, sondern in dieser Zeit konnte meine Zerrung (wie sich später herausstellte) nicht nach der PECH-Regel behandelt werden. Die Folge davon war, dass das gesamte verletzte Gewebe mit Blut voll lief und sich dadurch eine ordentliche Schwellung sowie ein Bluterguss bildeten. Im Idealfall sollte man die PECH-Regel unmittelbar nach der Verletzung anwenden. Je eher du diese Schritte umsetzen kannst, desto weniger Schwellung, weniger Schmerzen und desto besser der Heilungsverlauf. Wichtig beim Kühlen: Es reicht aus, wenn die verletzte Stelle mit einem nassen Tuch gekühlt wird. Kühlpads aus dem Gefrierfach sollten grundsätzlich mit einem nassen Handtuch umwickelt werden, um einen direkten Körperkontakt und Unterkühlungen / Erfrierungen zu vermeiden. Eis direkt auf die Haut zu geben ist nicht gut, denn eine zu starke Kälteeinwirkung kann Unterkühlungen bis hin zu Erfrierungen (je nach Temperatur und Dauer der Anwendung) verursachen. Beim Druckverband gilt die Handwerkerregel »Nach fest kommt ab«. Wer den Verband mit zu hohem Druck um den Arm oder das Bein oder sonstige Körperteile wickelt, drückt damit gegebenenfalls die Gefäße so stark ab, dass die Durchblutung abgeschnürt wird. Dadurch kann Gewebe geschädigt werden, weil es nicht mehr mit Blut und somit mit Nährstoffen und Sauerstoff versorgt werden kann. Ein leichter Druck reicht aus, um das verletzte Gewebe etwas zu komprimieren und eine Schwellung zu reduzieren.

Was ist, wenn ich ständige Rücken- oder Knieschmerzen habe?

Oft sind Rücken- oder Knieschmerzen ein Zeichen von Bewegungsmangel, denn sie entstehen meist nicht durch zu viel, sondern eher durch zu wenig Bewegung. Eine schwache Muskulatur bietet der Wirbelsäule oder den Gelenken nicht so viel Schutz und Halt wie eine trainierte Muskulatur. Wenn du keine akute Verletzung oder starke Schmerzen hast, sondern möglicherweise chronische Rückenschmerzen, gilt es genau zu analysieren, warum du in diesem chronischen Zustand bist. Dies kann viele Ursachen haben:

1. Bewegungsmangel und damit verbunden zu wenig Muskulatur
2. chronischer Stress, der oft Verspannungen und Reizungen in der Wirbelsäule verursacht
3. eine verschleppte Verletzung, die nicht ausheilen konnte
4. Nährstoffmangel, der Entzündungen im Körper produziert
5. Nahrungsunverträglichkeiten oder andere entzündungsfördernde Prozesse, die chronische Entzündungen im Körper produzieren

Je länger ein Mangel (Bewegung, Nährstoffe, Regeneration, Licht o.a.) im Körper vorhanden ist, desto weiter fortgeschritten sind die Mangelsymptome. Grundsätzlich gilt eine einfache Regel: Muskeln stärken, sichern und schützen Gelenke, Knochen und Kapseln. Deshalb ist es so wichtig, Muskeln lebenslang zu benutzen (trainieren), und das so allumfassend (ganzheitlich und funktionell) wie möglich. Wenn du chronische Schmerzen hast, mach einen Termin bei einem guten Physiotherapeuten oder einer -therapeutin, denn dort bist du in den besten Händen, um herauszufinden, was es mit deinen Schmerzen auf sich hat. Gegebenenfalls ist auch eine ärztliche Untersuchung notwendig. Ziel sollte es immer sein, den Körper durch funktionelles Ganzkörpertraining zu kräftigen, um Verletzungen und Schmerzen vorzubeugen bzw. loszuwerden. Wenn du die ärztliche Freigabe für Bewegung hast, kannst du mit deinem eigenen Körpergewicht großartige und effektive Übungen machen, um dich allumfassend stark zu machen (siehe auch Trainingsplan Rücken).

Wie oft (pro Woche) soll ich trainieren?

Wie bereits in Kapitel 1 beschrieben, haben wir Menschen uns schon immer täglich bewegt. Deshalb empfehle ich tägliche Bewegung, womit ich nicht tägliches hartes Workout meine, sondern natürliche Bewegung (mindestens 10.000 Schritte am Tag). Darüber hinaus ist zur Steigerung der positiven Auswirkungen auf die Gesundheit ein effektives Krafttraining wenigstens zwei- bis dreimal in der Woche sinnvoll. Abhängig vom individuellen Fitnesslevel starten Anfänger mit einer Einheit von mindestens 5 Minuten (ohne Pausen) und Profis von locker 15 Minuten (ohne Pausen).

Kann ich auch zu viel Muskelmasse aufbauen?

Besonders Frauen fragen mich immer wieder, ob sie durch Krafttraining nicht zu stark Muskeln aufbauen und zu »männlich« werden. Dazu gibt es eine sehr einfache und klare Antwort. Wer Angst hat, wie die ölig glänzenden, braun gebrannten Bodybuilderinnen mit männlichen Gesichtern (und auch Körpern) zu enden: MISSION IMPOSSIBLE. Unmöglich. All diejenigen, die durch abnormale Muskelberge glänzen, haben diese nicht durch Eigengewichtstraining und auch nicht allein durch Gerätetraining gewonnen. Um so auszusehen, muss man sich (illegale) Substanzen einwerfen. Das ist alles andere als natürlich. Auch wenn deine Muskeln anfangs durch ein straffes Krafttraining kräftiger werden, nimmt die Fettmasse nachfolgend ab. Wenn du die magere Muskelmasse am ganzen Körper erhöhst, also ein regelmäßiges Ganzkörper-Eigengewichtstraining absolvierst, führt das zu einer schlanken, festen und gut definierten Muskulatur.

Wann verbrenne ich mehr Fett, im aeroben oder im anaeroben Bereich?

Das ist eine meiner Lieblingsfragen, da sie mir von vielen Menschen gestellt wird. Dabei bin ich mit der Antwort sehr pingelig, denn so ist diese Frage nicht exakt genug gestellt. Ich kontere dann gerne mit einer Gegenfrage: Meinst du damit pro Zeiteinheit oder insgesamt?
Unser Körper hat einen bestimmten Bereich, in dem er pro Zeiteinheit prozentual am meisten Fett verbrennt – den sogenannten Bereich der »optimalen Fettverbrennung«. Typische Belastungen, in denen sich der Körper im Bereich der »optimalen Fettverbrennung« befindet, sind Wandern, zügiges Spazierengehen, lockeres Laufen oder Radfahren. Eine bekannte Faustregel, die vielen ein Begriff sein wird, ist das »Laufen ohne zu schnaufen«. Dies ist aber eine Pi-mal-Daumen-Formel. Wer wirklich den exakten Fettverbrennungspuls wissen will, sollte diesen durch Messmethoden wie die Laktatdiagnostik oder die Spiroergometrie ermitteln lassen. Die Herz-Kreislauf-Belastung und die Belastung für den Stoffwechsel ist bei diesen Arten der Bewegung gering bis mäßig, weshalb sie sich besonders für Menschen eignen, die körperlich nicht stark belastbar sind, da man dadurch vor allem kleine Gefäße (insbesondere am Herzen) schont bzw. schützt. Deshalb finden sie auch berechtigterweise im Reha-Bereich Anwendung.

Beim funktionellen Kraftausdauertraining und speziell bei den für dieses Buch entwickelten Übungsprogrammen ist der prozentuale Anteil der Fettverbrennung pro Zeiteinheit geringer als beim »optimalen Fettverbrennungspuls«. Pro Zeiteinheit werden zwar nicht insgesamt mehr Fette, jedoch in der Regel insgesamt mehr Kalorien verbraucht. Der entscheidende Aspekt dieses Trainings ist die Tatsache, dass der gesamte

Stoffwechsel hoch intensiv belastet wird. Dabei wird das gesamte Herz-Kreislauf-System viel stärker beansprucht (deshalb unbedingt Sportfreigabe durch den Arzt!), die enzymbereitstellenden Systeme werden trainiert, und die gesamte Muskulatur erfährt höhere Anpassungs- und damit Wachstumsreize als beim lockeren Ausdauertraining. Durch diese Art Training entwickelt der Körper mehr Muskeln als beim Ausdauertraining. Zudem werden mehr Mitochondrien gebildet, die für die Fettverbrennung verantwortlich sind. Je mehr Mitochondrien ein Körper besitzt, desto besser kann er Fette im Körper für die Energiebereitstellung benutzen. Wer also mehr Muskelmasse und mehr Mitochondrien besitzt, verbrennt mehr Energie. Und wer mehr Energie verbrennt, verbrennt demzufolge RUND UM DIE UHR mehr Energie und auch mehr Fett, denn Fett ist nun einmal ein wichtiger Energielieferant.

Bin ich nicht zu alt für Kraftsport?

Viele Menschen denken, dass es ganz normal ist, dass wir, wenn wir älter werden, automatisch auch weniger fit sind. Das ist ein Trugschluss. Weniger fit werden wir, wenn wir uns zu wenig bewegen. Mehr Bewegung (eine ausgewogene Ernährung nicht zu vergessen) erhöht die Chance immens, leistungsfähig und gesund – und vor allem mit wesentlich höherer Lebensqualität – alt zu werden. Das ist mittlerweile vielfach wissenschaftlich belegt. In einer schwedischen Studie ermittelte man bereits Anfang der 1970er Jahre den Zusammenhang zwischen Bewegung und dem Risiko für Knochenbrüche. Man befragte 2000 Männer im Alter von 50 Jahren nach ihrer sportlichen Aktivität und überprüfte über einen Zeitraum von 30 Jahren, wie viele Knochenbrüche sich die Probanden zwischenzeitlich zugezogen hatten. Bei den unsportlichen Männern war es jeder fünfte, bei denen, die sich mindestens drei Stunden pro Woche sportlich betätigten, nur jeder zwölfte. Bewegung hält die Knochen stabil. Und noch etwas: Solltest du unter Diabetes, Typ 2, leiden, die ja gerne auch als Altersdiabetes bezeichnet wird, profitiert von der Bewegung auch dein Stoffwechsel. Bewegung kann die Sensibilität deiner Insulinrezeptoren wieder erhöhen und deine Blutzuckerregulierung verbessern.

Das Einstiegsalter spielt bei Bewegung keine Rolle. Auch wenn du erst mit 65 Jahren beginnst, dich mehr zu bewegen, wirst du gesundheitlich von deiner gesteigerten Aktivität profitieren. Britische Wissenschaftler fanden heraus, dass Menschen, auch wenn sie erst in höherem Alter anfangen, sich sportlich zu betätigen, eine dreimal höhere Wahrscheinlichkeit aufweisen, gesund alt zu werden, als ihre Altersgenossen.[19] Bei denen, die bereits früher beginnen, sich neben natürlicher Bewegung im Alltag regelmäßig – maßvoll oder kraftvoll – sportlich zu betätigen, erhöhen sich die positiven Aussichten um das Siebenfache. Wenn das kein Grund ist, sofort den Lesesessel zu verlassen!

Dass es nicht stimmt, dass man im Alter automatisch unfit wird, sehen wir, wenn wir einen Blick auf die Naturvölker werfen. Interessanterweise lässt sich nämlich feststellen, dass die alten Menschen in diesen Kulturen meist gar nicht so alt und gebrechlich aussehen wie die meisten älteren Menschen in unserer westlichen Welt – und es auch nicht sind. Bei uns sind viele alte Menschen übergewichtig, unbeweglich und wenig belastbar. Gründe dafür sind vor allem Bewegungsmangel, unsere westliche Ernährungskultur und auch unsere Strukturen im Natural Network. Viele Senioren leben vereinsamt oder müssen in einem Umfeld mit vielen anderen alten und für sie fremden Menschen (in Senioren-Residenzen oder Altersheimen) leben. Nicht nur Bewegung und Ernährung nehmen Einfluss auf unsere Gesundheit, sondern eben auch unser Umfeld! Wenn wir umgeben sind von vielen glücklichen, gesund lebenden und aktiven Menschen, so beeinflusst uns dies in unserem Tun und Denken. Die Menschen der Naturvölker leben im Familienverbund, verrichten körperliche Tätigkeiten und essen natürlich. Das hält sie fit bis ins hohe Alter. Ich weiß, dass auch wir im hohen Alter noch stark, beweglich und belastbar sein können. Logischerweise ist man mit 80 nicht so stark und fit, wie man es mit 30 war oder sein konnte. Dabei muss der körperliche Leistungsabfall überhaupt nicht so zu Buche schlagen. Ein guter körperlicher Status erfordert gar nicht so viel. Tägliche Bewegung (wie in Kapitel 1 beschrieben) plus ein- bis zweimal die Woche ein knackiges, kurzes, aber abwechslungsreiches funktionelles Krafttraining sorgen dafür, dass deine Leistungsfähigkeit und deine Muskelmasse erhalten bleiben oder sogar wieder aufgebaut werden. So kannst du deine Fitness bis ins hohe Alter erhalten. Solltest du dich länger nicht sportlich betätigt oder noch nie ein funktionelles Krafttraining ausprobiert haben, ist es nur wichtig, dass du Maß hältst und langsam anfängst und dich bei neuen Bewegungen von einem Trainer unterstützen lässt. In unseren Gruppen gibt es Einsteiger in jeder Gewichts- und Altersgruppe, und wir achten sehr darauf, dass sich niemand überfordert – aber auch nicht unterfordert.

Benötige ich Equipment?

Im Prinzip brauchst du nur deinen eigenen Körper, das ist ja genau das, was diese Trainingsform so einfach und besonders macht. Als sportliche Grundausstattung solltest du dir wenigstens ein gutes Paar Laufschuhe und sportliche Funktionsbekleidung zulegen, die atmungsaktiv und je nach Wetterlage wind- und wasserdicht ist. Wenn du viel im Gelände und in der Natur unterwegs bist, sind Trailrunningschuhe mit gutem Profil empfehlenswert. Damit bist du flexibel bei Crossläufen und hast darüber hinaus beim Workout einen guten Halt am Boden. Lass dich in einem Sportgeschäft oder in einem Laufladen dazu beraten. Eine Laufanalyse zu deiner Laufanatomie ist durchaus eine gute Investition, um herauszufinden, welcher Schuh optimal zu dir passt.

Mit Hilfe eines stabilen Rucksacks kannst du auf einfache Art und Weise Zusatzgewichte in dein Training einbauen. Indem du den Rucksack mit Steinen belädst, kannst du die Trainingsintensität einfach und effektiv erhöhen. Mit einer Gewichtsweste liegen die Zusatzgewichte eng an deinem Körper an, wodurch viele Bewegungsabläufe noch besser durchzuführen sind als mit einem Rucksack. Bäume, Parkbänke, Steine, Baumstämme oder Äste sind kostenlose und ideale Trainingsgeräte, die du für dein Workout nutzen kannst. Alternativ gehen auch einfache Haushaltsgegenstände, die du als Trainingsgeräte umfunktionieren kannst. Getränkekisten, Wasserkanister, Trinkflaschen, Tische, Stühle, ein Besenstiel und vieles andere kostet dich keinen Cent, da du diese »Gewichte« schon besitzt. Es muss nicht immer alles exakt gerade sein (Äste oder Baumstämme), ebenso wenig muss die Gewichtsverteilung perfekt sein. Vor allem durch ungleiche Gewichtsverteilungen muss der Körper seine Beweglichkeit und Koordinationsfähigkeiten nutzen, um das Trainingsgerät (z. B. den Baumstamm) optimal zu bewegen. Neben diesen natürlichen Gegenständen gibt es unzählige andere Trainingsgeräte aus dem Sportbedarf: Bälle, Seile, Taue, Bänder, Gewichtsmanschetten und vieles mehr. In diesem Buch möchte ich dir jedoch zeigen, dass du auch ohne diese Geräte effektiv trainieren kannst.

Was mache ich, wenn ich immer wieder Muskelkater oder Muskelschmerzen habe, nach dem Training lange erschöpft bin oder keinen Antrieb habe?

Wenn du dich nach einem Training über mehrere Tage schlapp und abgeschlagen fühlst, könnte dies ein Zeichen für Übertraining sein. »Viel hilft viel« stimmt nicht. Dein Körper braucht Zeit, um sich den neuen Anforderungen anzupassen. Dass du zu viel getan hast, merkst du auch daran, dass du nicht gut regenerierst, deine Motivation stark abfällt, dein Körper jede Belastung meidet und du am liebsten nur schlafen oder einfach faul auf der Pelle liegen würdest. Wenn es dir so geht, muss das übrigens nicht ausschließlich trainingsbedingt sein. Erschöpfung kann auch mit deinem Natural Network zusammenhängen. Wenn du aktuell viel Stress in der Arbeit hast oder es Probleme im Freundes- oder Familienkreis gibt, die dich belasten, kostet dich das viel Kraft. Auch deine Ernährung ist enorm wichtig. Viele Menschen machen den Fehler, dass sie nur schauen, ob sie genügend Energie in Form von Kalorien zu sich nehmen, dabei aber den wichtigsten Garanten für Leistungsfähigkeit vergessen – die Mikronährstoffe. Wenn dir Vitamine, Mineralien oder Spurenelemente fehlen, kann das deine Leistung massiv beeinflussen. Solltest du häufig schlapp und abgeschlagen sein und dich nach dem Sport schlecht regenerieren, empfehle ich dir, einen Bluttest* machen zu lassen. So kannst du überprüfen, ob du ausreichend mit Nährstoffen versorgt bist. Achte auf eine natürliche Ernährung. Sie liefert dir alles, was dein Körper braucht, um fit und leistungsstark zu sein.

* Informationen zu einem Bluttest findest du auf meiner Website www.outdoorgym.de

> Wenn du erschöpft bist, höre auf deinen Körper und zwing dich nicht dazu, weiterzutrainieren, nur um dich an den Trainingsplan zu halten. Dein Körper ist schlauer als der beste Trainingsplan der Welt. Achte auf ihn und seine Signale.

Geh dein Training mit Bedacht an, um eine Überlastung zu vermeiden. Wenn du seit Jahren das erste Mal wieder (oder möglicherweise noch nie) funktionelles Krafttraining gemacht hast, ist dieser neue Reiz für deinen Körper so groß, dass zu Beginn zwei Trainings in der Woche vollkommen ausreichen. Jemand, der schon Trainingserfahrung hat, kann locker drei bis fünf Trainings absolvieren. Du kannst auch täglich trainieren, entscheidend ist immer deine körperliche Fitness. Wie es darum bestellt ist, kannst du im Fitness-Check testen, den du am Anfang des Übungskapitels findest.

REGENERATION

Wenn deine Erschöpfung zu einem Dauerzustand wird, ist meine wichtigste Frage an dich: Regenerierst du ausreichend? Um diese Frage beantworten zu können, ist es notwendig, den Bereich Regeneration genauer zu betrachten. Folgende Faktoren nehmen Einfluss auf die Regeneration:

1. Schlaf
2. Belastungsart
3. Nährstoffe
4. Belastungsumfang
5. Licht
6. Natur
7. Wasser

Schlaf

Ausreichender Schlaf ist absolut wichtig für deinen Körper und deine Regeneration, wobei es individuell große Unterschiede beim Schlafbedarf gibt. Es gibt Mönche, die fast gar nicht schlafen, allerdings täglich meditieren und damit ihre Energie wieder aufladen. Manche Menschen kommen mit sechs Stunden Schlaf vollkommen aus, andere brauchen mindestens acht oder mehr Stunden. Entscheidend ist aber nicht nur die Schlafdauer, sondern vor allem die Schlafqualität. Dein Schlafraum sollte möglichst ruhig, dunkel und kühl sein. Den Fernseher solltest du eine halbe Stunde vor dem Zubettgehen ausschalten, denn das helle Licht des Fernsehers verhindert die Ausschüttung des Hormons Melatonin, das dich müde macht. Auch Bewegung macht müde. Wenn du tagsüber Sport gemacht hast, schläfst du nicht nur leichter ein, du schläfst auch besser und tiefer.[20] Vermeide aber ein intensives Training in den späten Abendstunden, denn dabei schüttet dein Körper Hormone aus, die dich wach halten. Geh schlafen, wenn du müde bist, und teste aus, wie viel Schlaf du brauchst, um dich erholt zu fühlen.

Belastungsart

Wenn du eine sehr intensive Trainingseinheit absolviert hast, hat dein Körper eine hohe Belastung erfahren und benötigt entsprechend mehr Zeit zur Erholung als nach einer niedrigen Belastung. Nehmen wir Erholung des Körpers doch einmal wörtlich: Er (der Körper) holt sich, was er braucht, um sich an die erfahrene Belastung so anzupassen, dass er bei einer erneuten Belastung besser vorbereitet ist und die Herausforderung effektiver bewältigen kann.

Nährstoffe

Er holt sich Nährstoffe. Du hast beispielsweise einen Baumstamm hinter dir hergezogen und damit Muskelgruppen erreicht, die dein Körper sonst nur in geringerem Maße nutzt. Dein Körper produziert nun in der Erholungsphase neue Muskelzellen. Er produziert sie durch Eiweiße, die er selbst bilden kann, sowie durch essenzielle Aminosäuren, die er nicht selbst bilden kann. Die essenziellen Aminosäuren holt er aus der Nahrung. Außerdem kostet der Aufbau dieser Strukturen den Körper Energie. Bei allem, wofür der Körper Energie benötigt, braucht er auch Vitamine, Mineralien und Spurenelemente, ohne die die Eiweiße nicht aufgebaut und eingebaut werden können.

Wenn dein Alltag zu einem Großteil aus Stress besteht, du vor allem Dinge tust, die dir keine Freude machen, oder du ständig Erwartungen anderer erfüllen musst, kostet dich auch das viel Energie. Und genauso wie bei der Regeneration nach einer körperlichen Anstrengung verbraucht dein Körper auch bei Stress Energie und damit Nährstoffe. Das sind nicht nur die klassischen Energieträger Kohlenhydrate, Eiweiße und Fette, sondern vor allem auch Vitamine, Mineralien und Spurenelemente. Auch die holt sich dein Körper aus der Nahrung, weshalb eine ausgewogene, natürliche Ernährung so wichtig ist.

Belastungsumfang

Wie oft und mit welcher Intensität du dich belastest, nimmt einen maßgeblichen Einfluss darauf, wie viel deine Zellen zu tun haben, um neue Strukturen aufzubauen. Die Strukturen, die durch Krafttraining aufgebaut werden, sind übrigens nicht nur Muskelfasern, sondern auch Sehnen, Bänder, Knochen, Knorpel, Kapseln, Blutgefäße, Organe und alle anderen Zellen, die am Stoffwechsel- und Bewegungsprozess beteiligt sind. Um diese Aufbauleistung erbringen zu können, braucht der Körper nicht nur Reize, sondern auch Ruhe. Je intensiver die Belastung, oder anders gesagt, je größer die Herausforderung des Lernprozesses für den Körper, desto mehr Zeit braucht er, um an seinen Aufgaben – im wahrsten Sinne des Wortes – zu wachsen. Wachstum braucht Energie. Auch unser Alltag, der uns tagtäglich vor Herausforderungen, Aufgaben und Erwartungen stellt, kostet uns Energie. Je mehr Freude dir deine Arbeit macht, desto weniger Energie lässt du dort, und desto mehr Energie steht dir für andere Dinge zur Verfügung. Wenn du in deinem Alltag also viel Energie in deinem Natural Network lässt, benötigt dein Körper entsprechend mehr Zeit zur Erholung und mehr hochwertige Nährstoffe. Bekommt er die nicht, fehlt ihm möglicherweise die Energie für ein knackiges Workout. Wenn du dies nicht berücksichtigst, sondern trotz großen Stresses ständig intensiven Kraftsport machst, kann es passieren, dass du deinen Körper überlastest und im Übertraining landest. Die Folgen davon sind Müdigkeit, Abgeschlagenheit, lang anhaltender Muskelkater bis hin zu Muskelschmerzen. Auch Kopf- und Gliederschmerzen können auftreten, die Anfälligkeit für Infekte erhöht sich, es können sogar Knochen- oder Gelenkschmerzen entstehen.

Wenn superstressige Tage für dich nicht die Ausnahme, sondern die Regel sein sollten, ist dein Belastungsumfang im Alltag zu hoch. Dann gilt es in erster Linie, neue Lösungen für deinen Alltag zu finden. Jede Stunde, die du abends fernsiehst, könntest du besser zum Schlafen nutzen, um dich zu erholen und deine Batterien wieder aufzuladen. Jede Minute, die du fernsiehst, kannst du auch für ein Workout nutzen. Setze immer Prioritäten, die sich für dich, deine Regeneration, deine Zufriedenheit und deinen Selbstwert positiv auswirken.

Licht

Was dir auf die einfachste Art und Weise bessere Laune schenkt, ist Tageslicht. Licht ist ein wichtiger Energieträger für deine Stimmung und auch für dein gesamtes Immunsystem. Dein Körper produziert nur mit ausreichend Sonnenlicht das lebensnotwendige Vitamin D, das deine Regeneration unterstützt, für Stoffwechselprozesse wichtig ist und dein gesamtes Wohlbefinden verbessert.

Natur

Die einfachste Art und Weise, wie du deinem Körper alles geben kannst, was ihm guttut und ein Optimum an Nutzen mitbringt, ist ein Workout in der Natur, am besten im Wald. Hier bekommst du frische Luft mit Terpenen, die dein Immunsystem stärken; eine natürliche Umgebung, die dein Stresslevel senkt; Tageslicht, das deinen Vitamin-D-Haushalt positiv beeinflusst; physischen Kontakt mit der Natur (vgl. Mikrorisse) – und das alles, während du deinen Körper mit einem Ganzkörper-Workout kräftigst. Wenn du dein Belohnungssystem noch zusätzlich aktivieren willst, dann trainiere mit einem Trainingsbuddy und in einer Trainingsgruppe. Wenn du dann sogar noch Körperkontakt mit deinen Trainingspartnern hast, schüttet dein Körper das Kuschelhormon Oxytocin aus, das nicht nur das Stresshormon Kortisol senkt und dich zufrieden macht, sondern auch die Wundheilung verbessert und noch viele weitere positive Auswirkungen auf dich ausübt. Damit macht ein Gruppen-Workout in der Natur nicht nur Spaß, sondern ist ein wahrer Gesundheitscocktail, der auf allen Ebenen deines Körpers wirkt und dir ganz nebenbei auch immer wieder ein tolles Erlebnis in der Natur schenkt. Wann hast du das letzte Mal mit deinem Gesicht im Gras gelegen, einen Baumstamm angefasst oder deine Hände in die Erde gegraben? Das Abenteuer der Bewegung in der Natur erlebst du nicht im Fernsehen, in einem Computerspiel, auf dem Laufband oder in einem Fitnessstudio, sondern draußen vor deiner Haustür – in der Natur.

Wasser

Wasser ist für deinen Körper das wohl wichtigste Element, da es sich in allen Körperflüssigkeiten, Organen, Knochen und Geweben befindet. Es stellt das wichtigste Transportmittel von Sauerstoff und Nährstoffen dar und ist für den Abtransport von Stoffwechselprodukten wie z. B. Harnsäure verantwortlich, die du über Schweiß und Urin ausscheidest. Bei Wassermangel werden deine Organe nicht mehr optimal mit Nährstoffen versorgt, und dein gesamter Stoffwechsel wird dadurch beeinträchtigt. Du musst nicht dauernd trinken, solltest aber dennoch darauf achten, dass du ausreichend Wasser zu dir nimmst. Trinkst du generell und dauerhaft zu wenig, kannst du dehydrieren, und das ist unangenehm und gefährlich. Es muss nicht so weit kommen, dass du Kopfschmerzen, schwere Glieder oder Muskelzuckungen hast. Wenn du Durst hast, trinke. Am besten Wasser, denn das löscht ihn am besten. Limo oder Light-Getränke sind keine Alternative. Wenn du Ausdauersportler bist oder es sehr warm ist und du stark schwitzt, ist eine Fruchtschorle eine gute Möglichkeit, sowohl Flüssigkeit als auch den Mineralhaushalt aufzufüllen. Mische im Verhältnis zwei Teile Wasser mit einem Teil z. B. Apfelsaft.

ESSEN UND TRAINIEREN

Ich glaube, dass der Trainingserfolg nicht davon abhängig ist, wann genau du was und in welcher Menge vor oder nach deinem Training isst. Entscheidend ist vielmehr, ob dein Körper grundsätzlich mit allen Nährstoffen und ausreichend Energie versorgt ist. Wenn du täglich drei Mahlzeiten zu dir nimmst und diese reichhaltig und möglichst natürlich sind, dann erhält dein Körper alles, was er für ein Workout benötigt. Dafür, dass dein Körper die Nährstoffe auch aufnehmen und verwerten kann, ist ein funktionierender Darm notwendig. Ich erkläre im Kapitel »Abnehmen und zunehmen«, warum das so ist.

Ein Beispiel aus dem Alltag: Morgens (7:30 Uhr) vor der Arbeit nimmst du ein reichhaltiges Frühstück (z. B. Obstvarianten mit Nüssen) und einen Kaffee oder Tee zu dir. Mittags (13:00 Uhr) gibt es ein warmes Mittagessen, z. B. Gemüse mit Reis, und abends (20:00 Uhr) ein leckeres Linsencurry. Zwischen 7 Uhr (Aufstehen) und 18 Uhr (Feierabend) besteht deine körperliche Belastung vor allem aus Büroarbeit mit einigen Spaziergängen durch das Büro und in der Mittagspause. Der Energieverbrauch deines Körpers ist somit niedrig und die körperliche Belastung ebenso, und deshalb hat dein Körper nach Feierabend eine positive Energiebilanz. Das bedeutet, er hat weniger Kalorien verbrannt, als er aufgenommen hat. Für ein Workout am Abend hätte dein Körper also ausreichend Energie zur Verfügung. Abgesehen davon verbrennt der Körper nicht ausschließlich Energie, die er tagsüber zugeführt bekommen hat, sondern kann auch auf Fettreserven zurückgreifen (von denen mindestens jeder Zweite zu viele hat – über 50 Prozent der Deutschen sind übergewichtig).

Bis heute ist nicht zu hundert Prozent wissenschaftlich geklärt, wie viele Nährstoffe ein Erwachsener im Optimalfall zu sich nehmen sollte. So eine pauschale Aussage kann man meines Erachtens auch gar nicht treffen, denn jeder Mensch hat einen individuellen Stoffwechsel mit unterschiedlichen täglichen Reizen und Belastungen (Bewegung, Stress, Natural Network) und einer individuellen Verwertung der zugeführten Nahrung. Je nachdem, wie es um deine Darmgesundheit beschaffen ist, kann es sein, dass du Nährstoffe in ausreichendem Maß aufnimmst, sie aber nicht ausreichend verwerten kannst. Auch Nahrung selbst kann den Körper stressen, vor allem wenn sie nicht qualitativ hochwertig ist. Um die optimale Zufuhr für sich selbst herauszufinden, heißt es testen. Welche Nahrungsmittel verträgst du gut? Welche lassen dich nach dem Essen müde werden? Was gibt dir ausreichend Energie? Mit welchen Nahrungsmitteln regenerierst du optimal? Ich persönlich habe nach einem anstrengenden Workout oder einer langen Radtour deutlich mehr Hunger als nach einem Bürotag mit wenig Bewegung. Abgesehen davon habe ich nach einer sportlichen Belastung viel mehr Appetit auf eiweißreiche Kost. Das können Hülsenfrüchte, aber auch Fisch oder Fleisch sein. Je nachdem, wie intensiv die Einheit war, habe ich auch das Bedürfnis, meine Kohlenhydratspeicher wieder aufzufüllen. Nach einer sehr intensiven Einheit reicht mir Gemüse alleine nicht aus, dann brauche ich auch Reis oder Kartoffeln. »Den perfekten Plan« für dich gibt es nicht, in keinem Magazin, Buch oder sonst einem Medium. Den perfekten Plan für dich kennt nur dein Körper. Dafür musst du ihm aber Reize geben, aus denen er lernen kann. Aus diesen Erfahrungen heraus entwickelt er den optimalen Plan für dich. Dieser Plan ist abhängig von deinem Alltag, deinem Natural Network, deiner täglichen Bewegung und Ernährung. Lerne, auf deinen Körper zu hören. Sieh jedes Workout als Erlebnis an, das deinen Körper neue Erfahrungen lehrt. Wenn du sie dokumentierst, kannst du lernen, deine Erfahrungen besser zu verstehen und deinen Plan stetig zu verbessern.

Abnehmen und zunehmen

Zuzunehmen ist oft viel schwieriger, als abzunehmen. Vor allem Männer und Frauen, die sehr schlank oder dünn sind, wünschen sich häufig mehr Muskelmasse. Extremes Untergewicht kann ebenso gesundheitsgefährdend sein wie Übergewicht, zudem nimmt es Einfluss auf Körpergefühl und Wohlbefinden. Wer sich in seinem Körper nicht wohl fühlt und sich darüber ständig negative Gedanken macht, hat chronischen Stress. Durch diesen chronischen Stresszustand können sich Antriebslosigkeit, leichte Verstimmungen bis hin zu Depressionen entwickeln. Die Gründe für Untergewicht sind unterschiedlich. Falls es sich bei einem chronischen

Untergewicht um Folgen einer Magersucht oder einer Bulimie handelt, reicht eine Ernährungs- und Sportmaßnahme nicht aus, um sie zu beheben. Meist sind die Ursachen hierfür vor allem im Natural Network und den daraus resultierenden Emotionen zu suchen. Es bedarf einer genauen Analyse durch einen Therapeuten, um die Gründe herauszufinden und die betreffende Person zu unterstützen.

Um zuzunehmen, reicht es nicht aus, dem Körper einfach nur mehr Energie zuzuführen, als er verbraucht. Denn das würde bedeuten, dass man zur Lösung ausschließlich die Kalorienmenge als Bemessungsgrundlage nutzen würde. Kalorien allein sind nicht die Lösung. Es geht vielmehr darum, den Körper ausreichend UND mit den richtigen Nährstoffen zu versorgen, denn die Ursache für Untergewicht kann neben chronischem Stress auch ein Mangel an Nährstoffen sein. Der Darm benötigt zum Beispiel dringend B-Vitamine, um überhaupt in der Lage zu sein, Nährstoffe aus der Nahrung aufzunehmen. Fehlen dem Körper wichtige Nährstoffe, kann er nicht ausreichend Verdauungsenzyme bilden. Mit Hilfe einer Nährstoffanalyse durch ein entsprechendes Blutbild (mehr Infos dazu auf meiner Website www.felixklemme.de) kann man einen eventuellen Nährstoffmangel aufdecken und ihn nachfolgend durch eine reichhaltige, ausgewogene natürliche Ernährung ausgleichen. Meist reicht eine natürliche Ernährung aus, um dem Körper alle Nährstoffe zuzuführen, die er benötigt. Manchmal ist es jedoch – vor allem zu Beginn und je nach Stärke des Mangels im Körper – notwendig, Defizite über einen gewissen Zeitraum mit Nahrungsergänzungen auszugleichen. Ein Defizit ist aber immer individuell zu analysieren und eine Substitution mit Nährstoffen individuell zu dosieren.

Das wichtigste Organ für die Aufnahme von Nährstoffen ist der Darm. Ein gesunder Darm ist die Voraussetzung dafür, dass der Körper Nährstoffe und Energie aufnehmen kann. Die Darmgesundheit wird durch Antibiotika, chronischen Stress, einen zu hohen Zuckerkonsum, Alkohol und einen hohen Verzehr von Weizenmehl negativ beeinträchtigt. Die Darmflora wird geschädigt. Um sie wieder aufzubauen, benötigt der Körper neben B-Vitaminen, Zink und anderen Nährstoffen, auch Pre- und

Probiotika. Probiotika sind lebende Mikroorganismen, die unserem Darm bei der Verdauung helfen. Prebiotika sind die Nahrung für diese Mikroorganismen. Probiotika finden sich in fermentierten Lebensmitteln wie Sauerkraut, Miso, Kefir und anderen. Wie immer ist die Qualität der Nahrungsmittel entscheidend, wobei Bio-Nahrungsmittel in den allermeisten Fällen eine höhere Qualität haben als konventionelle Lebensmittel. Alternativ gibt es spezielle Probiotika-Produkte wie Darmbakterien in Kapseln, die man therapeutisch nutzen kann. Prebiotika finden sich vor allem in Gemüse, Obst und Wurzelgemüse. Dabei landen wir also wieder bei der natürlichen Ernährung, die deinem Körper das gibt, was er benötigt, um optimal zu funktionieren und versorgt zu sein.

Auch wenn ich eben gesagt habe, dass es nicht ausreicht, deinem Körper einfach nur mehr Energie zuzuführen, ist eine positive Energiebilanz notwendig, um Gewicht zuzulegen. Du musst deinem Körper also mehr Energie zuführen, als er verbraucht. Logisch, denn sonst geht dein Körper an seine Fettreserven. Wenn du deinem Körper mehr Energie zuführen willst, fülle ihn nicht mit Junkfood oder Süßigkeiten, die extrem nährstoffarm, also auch prebiotikaarm sind. Iss Nüsse und Samen, denn die enthalten hochwertige Fette und Eiweiße. Vor allem Eiweiß benötigst du zum Muskelaufbau, Fette für dein Immunsystem und als Zellschutz. Obst und Gemüse liefern dir Kohlenhydrate und die nötigen Nährstoffe. Kartoffeln, Reis, Süßkartoffeln, Quinoa, Couscous, Bulgur, Hirse und andere enthalten viele Kohlenhydrate, die dir somit eine große Menge an Energie zur Verfügung stellen. Achte insbesondere immer darauf, ausreichend Nährstoffe zu dir zu nehmen. Sie sind der entscheidende Faktor dafür, ob dein Darm funktioniert oder nicht.

Durch die Kombination aus natürlicher Ernährung und natürlichem Training kannst du sowohl deine Darmgesundheit verbessern als auch deine Muskulatur aufbauen und damit Gewicht zulegen.

TRAINING IN DER GRUPPE

Das Training in der Gruppe bietet etliche Vorteile. Du bist unter Gleichgesinnten, und die Übungen gemeinsam zu absolvieren macht eine Menge Spaß. Was glaubst du, wie viel wir in unseren Outdoor-Gym-Kursen lachen! Wenn jemand die Seile in eine Wellenbewegung versetzen will und total ins Schleudern kommt oder der Trainer zeigen möchte, wie die Schubkarren-Übung richtig geht, und mal kurz das Gras küsst. Zudem ist das Training in einer festen Gruppe wie eine Erinnerungsfunktion. Du weißt, Mittwochabend ist jemand da, mit dem du gemeinsam trainieren kannst. Allein das Bild in deinem Kopf, dass die anderen schon auf dich warten, macht es dir leichter, vom Sofa hochzukommen. Ein fester Termin im Kalender gibt dir immer wieder den nötigen Anstoß, und nach einer Weile wird ein fester Trainingstermin zu einem Moment, auf den du dich freuen kannst. Auch wenn du kein Gruppenmensch sein solltest, kannst du vom positiven Effekt einer Community profitieren. Das Angebot, rund um die Uhr in einem Studio trainieren zu können, klingt verlockend und bedient sofort unser Belohnungssystem, weil das Versprechen lautet: »Mach es, wann du willst. Du hast alle Freiheiten!« Meine Erfahrung zeigt mir aber deutlich, dass die meisten Menschen mit dieser Freiheit nicht richtig umgehen, sondern am Montag sagen: »Ach, ich gehe morgen, denn ich kann ja gehen, wann ich will.« Am Dienstag gibt es wieder neue Gründe, warum der Mittwoch besser geeignet wäre, um zum Training zu gehen, und so geht es immer weiter. Schließlich wartet auch niemand auf dich. Ein fester Termin, am besten in einer Gruppe, erzeugt eine andere Verbindlichkeit.

Training mit einer App

Manche Menschen trainieren mit einem Personal Trainer, andere mit einer App, die sie erinnert und motiviert, ihre Erfolge protokolliert oder einen Vergleich mit anderen Trainierenden zulässt. Ich finde Apps ganz gut, möchte aber auch vor ihren Gefahren warnen. In den letzten Jahren gab es immer mehr Fälle von Verletzungen und Überanstrengung gerade bei übermotivierten Menschen. Verletzungen passieren oft, wenn du versuchst, möglichst schnell möglichst ambitionierte Ziele zu erreichen. Gerade wenn du noch wenig Erfahrung hast, können sich leicht Haltungsfehler einschleichen, die dazu führen, dass deine Gelenke, Kapseln oder Bänder überstrapaziert werden. Gerade zu Beginn einer sportlichen »Karriere« macht es Sinn, sich Rückmeldung von einem versierten Trainer geben zu lassen, um die fehlerhafte Ausführung von Bewegungen zu vermeiden sowie dein Trainingspensum abzusichern.

Egal, ob du in einer Gruppe, mit einem Freund oder einer Nachbarin trainierst – du brauchst dich nicht ständig mit anderen zu vergleichen. Natürliche Bewegung ist kein Wettkampf. Es geht nicht darum, mehr Kniebeugen oder mehr Wiederholungen in einer Minute zu schaffen als eine andere Person. Wenn du derjenige bist, der nach der Aufwärmrunde als Letzter auf die Wiese geschnauft kommt, oder diejenige, die nur einen Klimmzug schafft, dann ist das so. Aber nur in diesem Moment. Bleib dran, denn du wirst besser werden. Schritt für Schritt. Wenn du regelmäßig weitermachst, geht es gar nicht anders. Und dann wirst irgendwann du derjenige sein, der dem Neuen in der Runde zulächelt und sagt: »Ging mir genauso!« Manch einer der einst trainierenden Teilnehmer ist heute Trainer bei uns im Team.

Wenn du noch niemanden gefunden hast, der dich auf deinem Weg in ein fitteres, gesünderes Leben begleitet, such dir jemanden, der dich unterstützt. Es ist gar nicht notwendig, dass diese Person mit dir trainiert. Es ist aber unglaublich hilfreich, jemanden zu haben, der dich an deine Ziele erinnert, interessiert nachfragt oder sich einfach nur erkundigt, wie es dir geht und wie dein Training läuft. Wie wichtig der Rückhalt aus deinem Natural Network ist, sehe ich immer wieder bei den Menschen, mit denen ich zusammenarbeite. Erfolgreich sind diejenigen, die Unterstützung und Verständnis erhalten.

LANGSAM ANFANGEN

Wenn du beginnst, mehr Bewegung in deinen Alltag zu integrieren, dann geh das Ganze langsam an. Das gilt für eine erhöhte Schrittzahl genauso wie für jedes andere Training. Im Sportstudium habe ich gelernt »Vom Leichten zum Schweren«, und diese Vorgehensweise ist wirklich sinnvoll. Wenn du dich fürs Laufen entscheidest, startest du ja auch nicht mit einem Marathon. Du versuchst dich auch nicht sofort an 50 Liegestützen, sondern beginnst mit einem oder zehn, je nachdem, was dein aktuelles Fitnessniveau hergibt. Vielleicht beginnst du sogar mit einem Liegestütz an der Wand statt auf dem Boden oder mit fünf sauber ausgeführten statt mit 20 geschluderten. Dein Körper muss sich erst einmal an die Belastung gewöhnen.

Gerade wenn du dich längere Zeit wenig bewegt hast, mit einer sportlichen Betätigung beginnst oder vielleicht noch nie in deinem Leben Sport gemacht hast – gib dir und deinem Körper Zeit!

Dein Herz-Kreislauf-System, deine enzymbereitstellenden Systeme und auch dein Stoffwechsel benötigen Zeit, um sich an die neue Situation zu gewöhnen. Bewegung ist wie für deine Muskeln auch ein Training für deine Organe. Du musst dafür sorgen, dass dein Körper nicht überfordert wird und in der Lage ist, eine Belastung ausreichend lange aufrechtzuerhalten. So wirst du eine immer bessere Ausdauer bekommen. Wesentlich länger als das Herz-Kreislauf-System und die Muskeln brauchen deine Knochen und Gelenke, um sich einer Belastung anzupassen, weil der Aufbau dieser festen Strukturen einfach viel mehr Zeit benötigt.

Nimmst du Schmerzen oder Bewegungseinschränkungen nicht ernst, kann das zu bösen Verletzungen oder chronisch werdenden Beschwerden führen. Du kannst dir eine Menge Frust ersparen, wenn du langsam anfängst und dir kleine, realistische Ziele setzt. Das gilt auch, wenn du schon ein gewisses Maß an Fitness vorzuweisen hast. Taste dich an neue Belastungen heran. Wer im Leben nur kämpft, lässt sehr viel Energie. Wer stattdessen erkennt, dass es im Leben vor allem um Kooperation geht, ist nicht nur beruflich erfolgreicher, sondern auch trainingstechnisch. Dein

Körper will vor allem eins: optimal mit dir zusammenarbeiten. Wenn du gut auf dich achtest, dich nicht über-, aber auch nicht zu sehr unterforderst, werden sich dein Körper und deine Zellen schnell an die neuen Reize gewöhnen. Deine Beweglichkeit und deine Kraft werden sich verbessern, und deine Ausdauer wird steigen.

Erfolge wahrnehmen

Beobachte dich. Wenn du mit dem Laufen beginnst, nimmst du dir fürs Erste vielleicht eine Strecke von zwei Kilometern vor. Du wirst optimalerweise zuerst einmal ein paar Meter langsam laufen, dann wieder gehen. Von Mal zu Mal werden die Abschnitte, die du läufst, länger werden. Vielleicht gibt es auch Tage, an denen du wieder mehr gehst. Egal, Hauptsache du bewegst dich. Gerade am Anfang ist es gut, immer wieder die gleiche Strecke zu laufen, weil du dann Anhaltspunkte hast, wie weit du kommst. Nach einer Weile wirst du merken, dass du erst am Ende des Feldwegs anfängst zu schnaufen, an dessen Anfang du zu Beginn deines Trainings schon gekeucht hast. Etappensieg! Nach zwei Monaten wirst du in der Lage sein, diese Strecke, die dir anfangs unüberwindlich erschien, locker zu laufen. Du merkst das daran, dass du am Ende deiner zwei Kilometer eigentlich Lust hättest, einfach weiterzulaufen. Mach doch mal! Dein Körper hat sich jetzt an diese Belastung gewöhnt und macht es dir möglich, deine Trainingsintensität zu erhöhen. Das Gleiche gilt fürs Krafttraining: Starte langsam, mute dir ruhig etwas zu, aber übertreibe es nicht.

Der Killer überhaupt ist der Irrglaube »Viel hilft viel«. Und auch der Leitsatz »No pain no gain«, der mich persönlich begleitet hat, als ich mit 16 Jahren mit dem Krafttraining begonnen habe, macht es nicht besser. Vor allem in Fitnessstudios und in der Bodybuilding-Szene ist dieser Slogan noch immer beliebt. Er steht für den »harten Kampf«, den man »gegen die Gewichte« und meist auch »gegen sich selbst« führt. Ich kann diese Kampfansage nicht unterstützen, sondern sage ganz klar aus meiner Sicht als Sportwissenschaftler: Der Muskel wächst auch ohne Schmerzen! Kraft oder Ausdauer aufzubauen muss nicht weh tun. Was nicht heißt, dass das Training ein Leben auf dem Ponyhof bedeutet und du mit einer

Minimalbelastung glorreiche Erfolge feiern wirst. Es gilt wie immer, die einfache Regel zu beachten, dass überschwellige Reize sinnvoll sind und sich dann auch Trainingsanpassungen ergeben. Und das ist toll, denn selbst wenn du seit Jahren kein bisschen Sport gemacht hast, setzt du für deinen Körper definitiv überschwellige Reize, wenn du ab sofort zweimal die Woche ein kurzes Ganzkörper-Workout von ca. 10 Minuten mit Starter-Übungen absolvierst. Das ist ein Quantensprung, und du wirst den Erfolg deiner Bemühungen schnell deutlich spüren.

Setze überschwellige Reize, die deine Kraft wachsen lassen, indem du darauf achtest, dass sich die letzten beiden Wiederholungen einer Übung wirklich anstrengend anfühlen.

Auch wenn du bereits sehr gute Grundlagen hast oder sogar schon über mehrere Jahre hinweg trainierst, kannst du deinen Körper mit überschwelligen Reizen herausfordern. Such dir Übungen für Profis/Fortgeschrittene heraus, bau dir deinen eigenen Trainingsplan und leg los. Achte – egal, auf welchem Level du trainierst – immer darauf, dass sich die letzten beiden Wiederholungen wirklich anstrengend anfühlen sollten. Das geht ohne Schmerzen und macht auf Dauer einfach mehr Spaß. Wenn du noch eine andere Sportart betreibst, wird dir das Eigengewichtstraining zu einer deutlichen Leistungsverbesserung verhelfen.

Wenn du dir beim ersten Training einen Jahrhundertmuskelkater oder – was viel schlimmer wäre – eine Verletzung zuziehst, könnte das neben den Schmerzen einen empfindlichen Motivationsknick geben und dir in deiner Entwicklung einen gehörigen Dämpfer verpassen. Ich habe die Erfahrung gemacht, dass die meisten Verletzungen aus einem zu krassen Einstieg mit zu hoher Trainingsintensität und zu hohem Trainingsvolumen resultieren. Wenn dann in der Kombination auch noch Übungen falsch und unsauber ausgeführt werden, kommt schnell die Quittung. Erst melden sich Anzeichen von Übertraining, und wer diese Signale seines Körpers ignoriert, erleidet nicht selten eine Verletzung. Bleib also cool, freu dich über die Veränderungen, die du wahrnimmst, und dokumentiere sie, wenn dich das motiviert. Das kannst du tun, indem du deine

Wiederholungen zählst und notierst, einmal im Monat ein Ganzkörperfoto machst oder in einem Entwicklungstagebuch aufschreibst, welche Veränderungen du körperlich und auch in deinem Befinden wahrnimmst.

Motivation

Warum hast du dir dieses Buch gekauft? Was möchtest du mit Hilfe meiner Tipps, Übungen und Workouts erreichen? Was ist deine Vision? Ich frage dich das, weil eine Vision immens wichtig ist, dich zu motivieren und dein Ziel zu erreichen. Um das begreifbarer zu machen, erzähle ich dir die Geschichte einer meiner Klientinnen, die ganz allein, ohne jegliche Unterstützung ihren Traumkörper erlangt hat. Jahrelang hatte sie vergeblich versucht, etwas zu verändern. Sie hatte sich ständig Ziele gesetzt: »Ich will 15 kg abnehmen«, »Bis zum 15. Mai habe ich eine Kleidergröße weniger«, »Mit dieser Diät werde ich es endlich schaffen« oder »Jetzt werde ich durch die Mitgliedschaft im Fitnessstudio erfolgreich sein«. Nichts davon hat funktioniert. Ich bin mir ziemlich sicher, dass kein Vorhaben auf diese Art und Weise jemals erfolgreich sein wird, denn mit solchen Informationen kann unser Gehirn (und damit unser gesamter Körper) überhaupt nichts anfangen! Wie sehr motivieren dich diese Formulierungen? Wie sind deine bisherigen Formulierungen gewesen, und wie erfolgreich warst du damit? Was ist der fatale Fehler an dieser Art und Weise, sich Ziele zu setzen? Es ist das Motiv, das fehlende Bild. Wir Menschen denken in Bildern. Wenn du an einen schönen Moment in deinem Leben denkst, woran denkst du dann? Na, kommen da Bilder? Na klar. Die Motive eines Traumurlaubs, des ersten Dates oder des ersten Blicks in die Augen deines Kindes. Ohne Motiv keine Motivation. Das Bild, das du dir vor Augen holst, bringt dich in Bewegung. Wie hat es meine Klientin also geschafft? Sie hat sich zum ersten Mal ein BILD gesetzt. In diesem Bild trug sie den knallgelben Bikini in Größe M, den sie sich im Sommer gekauft hatte und in dem sie sich im kommenden Sommer sah. Sie ging in diesem Bikini ins Freibad, in das sie seit Jahren gehen wollte, sich aber nicht getraut hatte, weil sie sich in ihrer Haut und in ihrem Körper nicht wohl fühlte. Sie stellte sich immer und immer wieder vor, wie sie am ersten heißen Sommertag in diesem knallgelben Bikini durch das Freibad von der Wiese zum Schwimmbecken geht und dabei von vielen Menschen angeschaut wird und für ihren Körper bewundernswerte Blicke bekommt, wie sie zum Beckenrand läuft, auf den Startblock steigt und von dort einen Kopfsprung ins Wasser macht, um dann ihre Bahnen zu schwimmen. Dieses Bild hatte sie täglich im Kopf, und es motivierte und unterstützte sie dabei, abzunehmen und ihren Körper in Form zu bringen. Der Bikini leistete auch seinen Teil. Er hing an ihrem Spiegelschrank im Schlafzimmer und erinnerte sie tagtäglich an ihre BILDER. Nach einem Jahr war es so weit. Sie hatte nicht nur Gewicht verloren, sondern ihren Körper richtig in Form gebracht. Viele Stunden Workout, viele gelaufene Kilometer (überwiegend gehend!) und eine ausgewogene Ernährung hatten sie dorthin gebracht, dass der knallgelbe Bikini am ersten heißen Sommertag wirklich passte. Dass sie nicht aufgegeben hatte, verdankte sie dem Bild, das ihr so gut gefiel: Sie in diesem knallgelben Bikini. Dieser Tag, an dem sie ihn anhatte und durch das Freibad zum Schwimmerbecken ging, wird ihr wahrscheinlich ein Leben lang in Erinnerung bleiben, weil es der Tag war, an dem sie sich bewiesen hat, dass alles, was sie erreichen will, möglich ist. Vorher hatte sie sich vorgestellt, wie sich dieser Moment anfühlen würde. Als ihre Vorstellung dann wahr wurde, war das Gefühl noch viel besser, und der Tag im Schwimmbad wurde eines der stärksten und schönsten Erlebnisse in ihrem Leben. Das ist es, was wir in unserem Leben wollen: Dinge erfahren, die wir uns vorstellen.

Alles, was du bauchst, um dich nachhaltig zu motivieren, ist das richtige Bild. Dieses Motiv bewegt dich dazu, alles zu tun, um das Bild in deinem Kopf erlebbar und erfahrbar zu machen.

Was willst du erfahren? Was ist dein Bild?

Ziele setzen

Ich weiß, dass es Menschen gibt, denen Zahlen wichtig sind, um sich selbst zu überprüfen und eine Kontrolle über ihre Entwicklung zu haben. Wenn dir Zahlen dabei helfen, deine Vision in die Tat umzusetzen, dann nutze diese Möglichkeit. Dokumentiere deine Trainings in Form eines Trainingstagebuchs oder miss und notiere die Veränderung deines Muskelumfangs, z. B. am Bauch, Oberarm, Oberschenkel oder an der Brust. Das Gewicht als Zielsetzung sehe ich kritisch, weil sich hier immer Fehler einschleichen können. Vor allem dann, wenn du nicht viel Gewicht reduzieren willst und dein Körperfettanteil nicht sehr hoch ist. Dann kann es nämlich sein, dass sich dein Gewicht durchs Training fast oder auch gar nicht verändert. Gerade dann empfehle ich dir eine Messung deines Körperfettanteils, um zu beobachten, wie sich dieser Anteil und vor allem auch dein Muskelanteil durch das Training verändern. Aber am Ende des Tages kannst du messen, was du willst. Ich bleibe dabei: Bei allem, was du tust, ist der wichtigste Aspekt, wie du dich dabei und damit fühlst. Achte auf die Signale deines Körpers. Wenn du sie bisher nicht beachtet hast, dann lerne dies wieder zu tun. Dein Körper lügt nie. Du hast höchstens irgendwann den Kontakt zu ihm verloren. Das ist ein entscheidender Unterschied.

Wie fühlst du dich, wenn du in den Spiegel schaust? Wie fühlst du dich, wenn du ein Kompliment bekommst? Wie fühlst du dich, wenn du mit weniger Schlaf auskommst und nun mehr Lebenszeit hast, um Dinge zu tun, die du gerne tust? Wie fühlst du dich, wenn du weniger Schmerzen hast oder sie sogar weg sind? Wie fühlt sich dein Körper nach einem Workout an? Was ist das Besondere an diesem Gefühl? Unterschätze niemals dein Gefühl, denn es beeinflusst immer dein Ziel! Ausschließlich rationale Ziele wie »Ich will abnehmen« reichen niemals. Was ist die damit verbundene Emotion? Wie wirst du dich fühlen, wenn du es geschafft hast? DAS ist das Ziel! Pack es an! Sei du. Sei natürlich. Sei, wer du sein willst.

TRAININGSPRINZIPIEN

In der Sportwissenschaft gibt es unzählige Regeln, wie ein Training aussehen sollte, um erfolgreich zu sein. Ich denke, einige wenige Grundregeln reichen aus, um effizient und natürlich zu trainieren: Trainiere regelmäßig und variabel mit überschwelligen Reizen nach deinem Bedarf.

Regelmäßig trainieren

Für einen kontinuierlichen Kraftaufbau nützt es nichts, alle drei Wochen einmal zu trainieren. Ein- bis zweimal die Woche trainieren ist das Minimum. Wenn du willst, kannst du auch jeden Tag trainieren. Achte aber immer auf ausreichende Regenerationszeit. Trainiere nicht, wenn du dich zu erschöpft fühlst.

Variabel trainieren

Wenn du mit neuen Bewegungsabläufen beginnst, die dein Körper noch nicht kennt, macht es durchaus Sinn, diese Übungen für einige Wochen durchzuführen, bis du den Bewegungsablauf korrekt und sauber durchführen kannst. Achte jedoch immer auf Abwechslung, gerade wenn du regelmäßig trainierst (und dir vielleicht eigene Trainingspläne zusammenstellst), nicht in Routine zu verfallen, also immer die gleichen Übungen im gleichen Schwierigkeitsgrad zu absolvieren, weil deine Leistung dann stagnieren könnte. Immer gleiche Übungen langweilen deinen Muskel. Du kannst sowohl deine Übungen als auch die Satzzahl, die Anzahl der Wiederholungen oder die Geschwindigkeit variieren oder mit Zusatzgewichten trainieren.

Überschwellige Reize setzen

Belastest du deine Muskulatur zu wenig, lernt sie nicht, sich neuen Anforderungen anzupassen, und sie wird nicht wachsen. Nur ausreichend hohe Trainingsreize führen zu einer Leistungssteigerung. Achte immer auf die Belastungsintensität (wie schnell führst du die Übungen aus und mit wie viel Zusatzgewicht?), den Belastungsumfang (wie viele verschiedene Übungen mit wie vielen Durchgängen und welchen Intervallen?), die Belastungsdauer (wie lange dauert eine Trainingseinheit?) und die Belastungsdichte (wie häufig trainierst du in der Woche, und wie viel Regeneration hat dein Körper?). Stark überschwellige Reize sind genauso schädlich wie stark unterschwellige. Bist du Anfänger, reichen bereits wenige leichte Übungen, um den nötigen Reiz zu setzen. Bist du schon gut trainiert, kannst du mit zusätzlichem Gewicht oder einer Veränderung der Intervalllänge oder Wiederholungsgeschwindigkeit die Belastung erhöhen.

Individuell trainieren

Jeder Mensch ist anders. Nicht nur sein Natural Network, die tägliche Bewegung und die Ernährung sind individuell unterschiedlich, sondern auch die körperlichen Eigenschaften und Fähigkeiten. Schon deshalb ist ein Training, das mit dem individuellen Körpergewicht arbeitet, von sich aus individuell. Die optimalen Übungen ergeben sich durch Testen und Ausführen. Du selbst kannst alle Übungen in diesem Buch optimal an dich anpassen, indem du die oben genannten Trainingsprinzipien berücksichtigst und anwendest. Grundsätzlich empfehle ich jedem Anfänger einen Termin bei einem erfahrenen Trainer, um optimal mit dem Training zu starten.

KURZ UND KNACKIG

Mein Prinzip, das auch das Prinzip bei Outdoor Gym ist: In einer Trainingseinheit immer alle großen Muskelgruppen trainieren. Das klingt nach viel, geht aber recht schnell und ist sehr effektiv. Ich mache ein Zirkeltraining, bei dem nacheinander in jeweils vier Sätzen jede Muskelgruppe gefordert wird. Du trainierst nach dem HIIT-Prinzip: 20 Sekunden Workout, 10 Sekunden Pause, dann wieder 20 Sekunden Workout, dann wieder Pause. Wenn du die reine Trainingszeit zusammenrechnest, kommst du pro Session auf eine Nettotrainingszeit von etwa 8 Minuten. Das ist zu schaffen, oder? Aber was noch besser ist, diese kurze Zeit ist supereffektiv und absolut ausreichend. Rechnest du Aufwärmzeit, Pausen und Cool-down dazu, bist du mit einer Bruttotrainingszeit von etwa 20 Minuten dabei. Im nächsten Kapitel findest du Trainingspläne, die dich durch dein kurzes, aber knackiges Workout hin zu einem starken Körper führen.

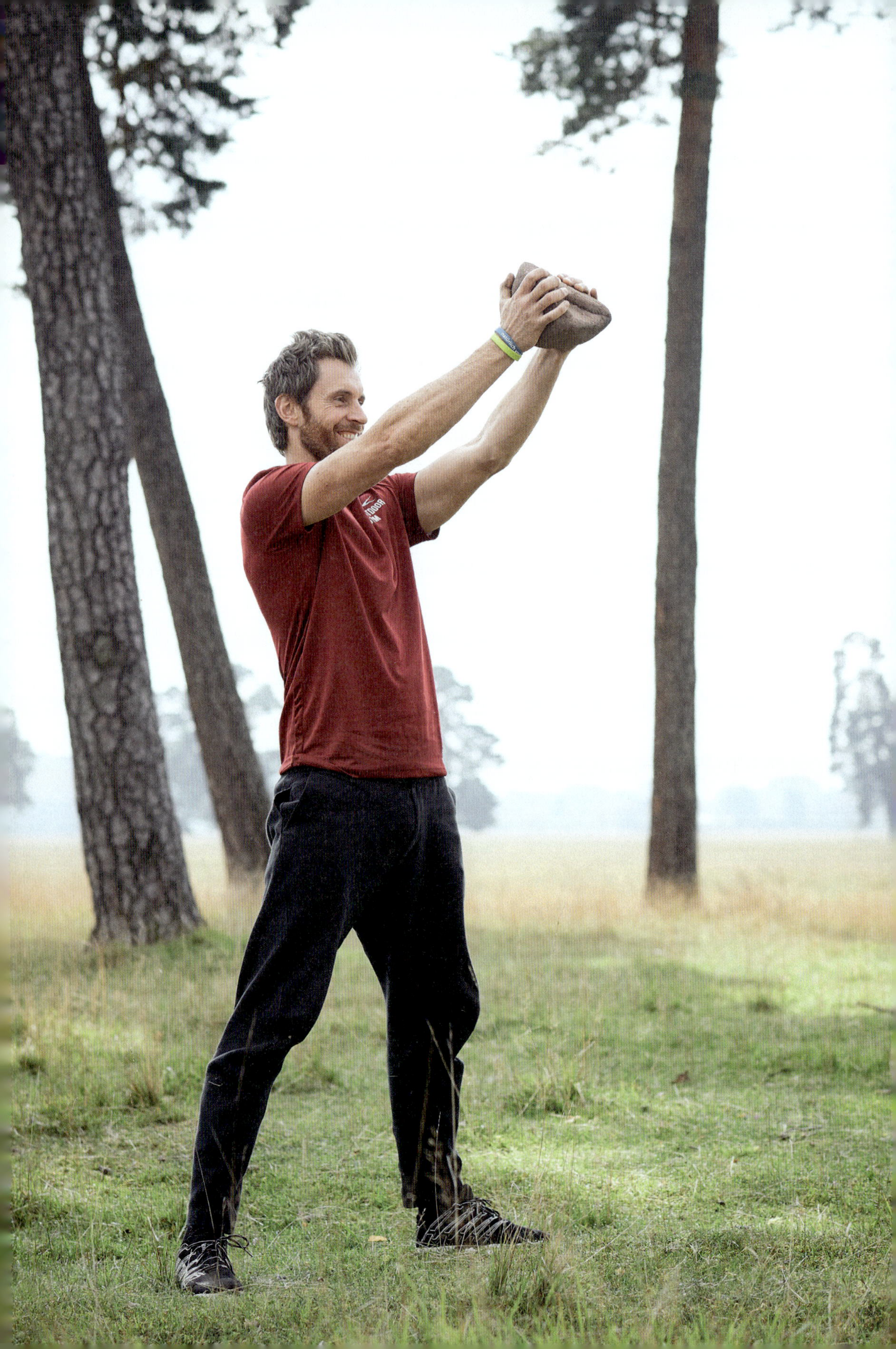

ÜBUNGEN

Die Kombination von
Natur und Bewegung ist
unschlagbar effektiv.

In diesem Buch findest du mehr als 60 Übungen und insgesamt zehn Trainingspläne, die aufeinander aufbauen und in zwei verschiedene Schwierigkeitsgrade eingeteilt sind – STARTER und PRO. Ob du STARTER oder PRO bist, weißt du nach dem kurzen Fitness-Check, den du am Ende dieses Kapitels findest. Jeder Trainingsplan ist so konzipiert, dass du die Übungen der Reihe nach durchführen kannst. Wenn du das tust, hast du Trainingspläne für ein komplettes Jahr. Als PRO kannst du die Übungen natürlich auch selbständig nach deinem Bedarf kombinieren und erweitern.

Grundsätzlich habe ich jede Trainingseinheit so aufgebaut, dass du alle Muskelgruppen trainierst, also deinen gesamten Körper. Du wirst keine Bauch-Beine-Po-Challenge, kein Brust-Special oder »Rücken-Fit«-Programm finden. Ich halte es nicht für sinnvoll, Programme anzubieten, die sich selbst beschränken. Viel wichtiger finde ich, immer darauf zu achten, dass du deinen Körper so trainieren kannst, dass er rundum fit wird. Ein starker Rücken braucht einen starken Bauch. Und was wäre ein starker Oberkörper ohne starke Beine? Trotzdem wirst du mit jedem meiner Workouts all diesen »Spezial-Wünschen« gerecht werden, denn jedes Programm trainiert auch deine »Problemzonen«, seien es nun deine Beine, dein Po, deine Brust, die Arme, der Bauch, der Rücken oder sonst eine Muskelpartie deines Körpers. Das Allerbeste an diesem Training ist, dass du dazu kein einziges Trainingsgerät kaufen musst. Dein Körpergewicht ist für jedes Leistungsniveau extrem vielseitig und effektiv einsetzbar. Alles, was du über dein Körpergewicht hinaus für dein Training benötigst, findest du in der Natur. Steine, Äste oder Baumstämme sind deine Zusatzgewichte. Falls du zu Hause trainieren möchtest, kannst du auch einen Besenstiel, Trinkflaschen oder andere Gegenstände benutzen.

AUFBAU DER TRAININGSEINHEITEN / PROGRAMME

Die Programme in diesem Buch sind nach einem einfachen Prinzip aufgebaut. Jede Trainingseinheit stellt sicher, dass du alle wichtigen Muskelgruppen deines Körpers trainierst:

1. Core (Rumpf)
2. Beine
3. Rücken
4. Brust
5. Rotatorenmanschette
6. Rotation

Die Übungen im Bereich Rotation trainieren keine spezifische Muskelgruppe, sondern haben vielmehr den Anspruch, der Grundbewegungsform »Drehen« gerecht zu werden. Gerade die Rotation wird in vielen Trainings vernachlässigt. Keine Übung in den einzelnen Bereichen gleicht der anderen. Jede Übung erfordert eine bestimmte Bewegung, die in den jeweiligen Muskelfaseranteilen unterschiedliche Schwerpunkte setzt. So trainierst du z. B. in einem Liegestütz immer die Brust-, Arm- und Schultermuskulatur. Doch auch innerhalb einer Übung können sich die Anteile der benötigten und aktivierten Muskelfasern enorm unterscheiden: Du kannst Liegestütze in einer schulterbreiten, einer sehr engen oder auch einer versetzten Handposition durchführen. Je nach Handposition sind die benötigten Muskelanteile zur Ausführung der jeweiligen Bewegung sehr unterschiedlich.

Die Rotatorenmanschette ist die aus meiner persönlichen Erfahrung am häufigsten vernachlässigte Muskelpartie. Diese Muskelgruppe befindet sich rund um das Schultergelenk und bewegt den Arm in alle ihm möglichen Richtungen. Vor allem Menschen, die viele Stunden täglich sitzen, haben in diesem Bereich häufig Verspannungen oder stark atrophierte (verringerte) Muskeln. Eine gut trainierte Rotatorenmanschette trägt nicht nur zu einer guten Oberkörperhaltung, sondern durch das funktionelle Muskelkorsett auch zum Schutz des sensiblen Schultergelenks bei.

TRAININGSPRINZIPIEN

Bei keinem der Trainingspläne musst du eine bestimmte Wiederholungszahl erreichen, sondern du trainierst, wie ich gleich noch erklären werde, in 20-Sekunden-Intervallen. In dieser Zeitvorgabe führst du so viele Wiederholungen wie möglich durch. Dabei gibt es eine goldene Regel, die dafür verantwortlich ist, wie effektiv und erfolgreich dein Training tatsächlich ist: Qualität geht vor Quantität.

Beachte immer die goldene Regel des Trainings – Qualität vor Quantität!

10 ordentlich ausgeführte Liegestütze sind viel mehr wert als 15 unsauber ausgeführte. Achte bei jeder Übung darauf, die Bewegung bewusst und sauber durchzuführen, denn wenn du eine Übung konzentriert durchführst, passiert etwas Wichtiges: Wenn du deine Gedanken fokussierst, werden die Muskeln, die an der Übung beteiligt sind, neuronal intensiver angesteuert. Du erreichst dadurch eine höhere Aktivierung deiner Muskulatur. Teste es aus: Strecke deine Arme über deinen Kopf. Beuge nun die Arme und ziehe deine Ellbogen nach unten, neben deinen Körper. Und? Anstrengend? Nicht wirklich, oder? Mach es noch mal mit einer kleinen Veränderung. Streck deine Arme über deinen Kopf. Strecke sie in dieser Position wirklich maximal nach oben durch – so weit nach oben, dass sich deine Wirbelsäule mit aufrichtet. Bevor du gleich deine Arme beugst, ballst du deine Fäuste so fest du kannst. Wenn du nun deine Arme beugst, um deine Ellbogen neben den Körper zu ziehen, stellst du dir vor, dass du ein schweres Gewicht von oben nach unten zu deinem Körper heranziehst. Merkst du einen Unterschied? Das ist die Qualität der Konzentration auf deine Muskulatur. Durch sie entsteht Körperspannung. Und genau diese Körperspannung ist es, die deinen Körper fit, leistungsfähig, stark und effektiv sein lässt. Also: Je sauberer deine Bewegungsausführung, desto effektiver die Übung, desto erfolgreicher dein Workout, desto größer die Fähigkeiten deines Körpers.

Das Intervallprinzip

Die Übungen in diesem Buch orientieren sich an einem Intervallprinzip, das ich seit Jahren erfolgreich in meinem speziell für Outdoor Gym entwickelten Trainingskonzept anwende. Neben diesem Trainingsprinzip gibt es natürlich unzählige andere Methoden und Intervalle, die ebenfalls sehr effektiv und erfolgreich sind. Bei den gängigen Trainingsmethoden gibt es nicht nur Unterschiede in der Anzahl der Sätze, sondern auch in der Belastungsdauer sowie den Pausenzeiten zwischen Übungen und Sätzen. Ich habe die Erfahrung gemacht, dass das hier gewählte Prinzip sowohl für Einsteiger als auch für Fortgeschrittene hervorragend geeignet ist. Absolviere alle Übungen in diesem Buch nach folgendem Intervallprinzip: 20 Sekunden Belastung und 10 Sekunden Pause – und führe pro Übung immer 4 Sätze durch. Das bedeutet, dass du in deiner ersten »Core«-Übung 4 Durchgänge von 20 Sekunden Belastung, unterbrochen von je 10 Sekunden Pause, absolvierst. Die Pausen zwischen den Sätzen, aber auch zwischen den unterschiedlichen Übungen (also beispielsweise der Wechsel von einer Core- zu einer Beinübung) solltest du so kurz wie möglich gestalten. Starte deinen Intervall-Timer (siehe Infokasten »Zeit messen«), der dir Signale gibt, wann ein Satz beginnt und endet, und los geht's:

1. Satz 1: 20 Sekunden Belastung – Signal –
2. Pause 1: 10 Sekunden – Signal –
3. Satz 2: 20 Sekunden Belastung – Signal –
4. Pause 2: 10 Sekunden –Signal –
5. Satz 3: 20 Sekunden Belastung – Signal –
6. Pause 3: 10 Sekunden – Signal –
7. Satz 4: 20 Sekunden Belastung – Signal –
8. Wechsel zur nächsten Übung

ZEIT MESSEN

Sowohl beim Workout als auch beim Aufwärmen (Warm-up) und beim Dehnen (Cool-down) orientierst du dich an der Zeit. Nutze dazu entweder die Stoppuhr oder die Countdown-Funktion deines Mobiltelefons. Ich persönlich habe eine Interval Timer App, mit der ich mir eigene Intervalle einstellen kann. Diese Apps sind meist kostenlos, und du kannst flexibel eingeben, wie lange eine Belastung dauert, wie lange die Pausenzeit sein soll und sogar wie viele Durchgänge du absolvieren willst. Es gibt unterschiedliche Apps. Probiere einfach aus, mit welcher du am besten klarkommst.

TIPPS FÜR PROS

Solltest du im Krafttraining bereits Erfahrungen haben und deine Kraftfähigkeiten noch weiter verbessern wollen, kannst du über zwei einfache Steuermechanismen dein Training jederzeit optimal an deine Bedürfnisse anpassen – indem du entweder Zusatzgewicht nutzt oder die Bewegungen schneller ausführst. In der Praxis sieht das folgendermaßen aus: Mache innerhalb von 20 Sekunden so viele (saubere!) Liegestütze wie möglich. Deine Bewegungsausführung wird entsprechend schnell sein. Möglicherweise bist du so fit, dass du das Gefühl hast, innerhalb der 20 Sekunden sogar noch weitere Liegestütze absolvieren zu können. Dann nimm dir ein Zusatzgewicht, das du beispielsweise in einem Rucksack auf deinem Rücken trägst. (Achte darauf, dass der Rucksack eng am Körper anliegt.) Dadurch wird sich deine Bewegungsgeschwindigkeit verlangsamen und demzufolge die Anzahl deiner Wiederholungen verringern. Über diese beiden Steuermechanismen kannst du dein Training an dein Leistungsniveau anpassen. Du kannst mit demselben Gewicht in 20 Sekunden sehr langsame oder zügige Bewegungen ausführen. Entscheidend ist dabei immer, dass du konzentriert bist und eine saubere Bewegung ausführst.

Werde kreativ

Wenn dir ein Level nicht gefällt, weil es vielleicht zu einfach ist, versuche dich am nächsthöheren. Die Übungen in den Trainingsplänen sind alle unterschiedlich. Du kannst dich also auf jedem Level auf neue Herausforderungen freuen. Falls es Übungen geben sollte, die dir einfach überhaupt keinen Spaß machen oder für dich (aufgrund beispielsweise körperlicher Einschränkungen o. a.) nicht durchführbar sind, dann such dir stattdessen eine Alternative aus den anderen Übungen aus. In der Titelzeile über jeder Übung siehst du immer, welchen Bereich sie trainiert. So kannst du jederzeit z. B. eine Core-Übung gegen eine andere Core-Übung austauschen. Schau, ob sie dir mehr Spaß macht und du sie sauber ausführen kannst, und weiter geht's. Wenn du es lieber ganz frei magst, kannst du dir aus den angebotenen Übungen auch eigene Trainingspläne zusammenstellen. Mein Tipp: Achte immer darauf, dass du Übungen für alle sechs Körperbereiche wählst, damit du ein Ganzkörper-Workout machst, und orientiere dich am Aufbau der Trainingseinheiten, wie sie hier dargestellt sind.

Und jetzt kannst du endlich aktiv werden! Auf zum Fitness-Check.

FITNESS-CHECK

Der Fitness-Check gibt dir einen Überblick darüber, wie es aktuell um deine körperliche Belastbarkeit bestellt ist. Dazu testest du deine motorischen Grundeigenschaften, also Kraft, Ausdauer, Flexibilität, Schnelligkeit und Koordination. Mach den Test vor deiner ersten Trainingseinheit und noch einmal nach sechs Wochen. Diese sechs Wochen braucht dein Körper, um sich an das Training anzupassen. Du wirst nach dieser Zeit – ganz besonders, wenn du STARTER bist – feststellen, wie schnell sich dein Körper an die Herausforderungen anpasst und wie lernwillig er ist. Mach dir bitte keine Gedanken, ob du eventuell »zu schlecht« abschneidest. Es gibt kein »zu schlecht«. Ganz im Gegenteil, wenn du die im Test erforderlichen Übungen nur mit Ach und Krach oder vielleicht sogar gar nicht schaffst, dann macht das nichts. Umso größer wird dein Fortschritt sein, wenn du von nun an regelmäßig trainierst.

So testest du deine Fitness

Um den Check durchzuführen, benötigst du eine Stoppuhr. Beachte, dass du während einer Übung keine Pause machen darfst. Wenn du pausierst oder eine Bewegung absetzt, ist die Übung beendet. Achte bei jeder Übung darauf, dass du gleichmäßig atmest! Vor allem bei statischen Übungen wie dem Unterarmstütz läuft man Gefahr, einfach die Luft anzuhalten. Atme bei der Bewegung aus, bei der sich der Muskel zusammenzieht – bei Liegestützen z. B. wenn du dich aus der tiefen Position nach oben drückst. Versuche bei den anderen Übungen einfach gleichmäßig zu atmen. Du wirst durch die Bewegung automatisch in die korrekte Atmung kommen. Der Test soll dich an deine Grenzen bringen, also gib wirklich alles.

Führe die folgenden Übungen durch, zähle die Anzahl der Wiederholungen, die du schaffst (bzw. stoppe beim Unterarmstütz die Zeit), und notiere dein Ergebnis. Heb dir deine Notizen auf, um in sechs Wochen, wenn du den Test wiederholst, einen Vergleich zu haben.

UNTERARMSTÜTZ

Beschreibung: Setze deine Füße eng nebeneinander. Deine Unterarme sind schulterbreit aufgestützt, so dass du im Ellbogen einen Winkel von 90 Grad hast. Spanne während der gesamten Übung deinen Po fest an und achte darauf, dass du mit deinem gesamten Körper in gestreckter Position bleibst. Sobald du mit dem Oberkörper oder dem Po die gestreckte Körperposition nach oben oder unten verlässt, ist die Übung beendet.

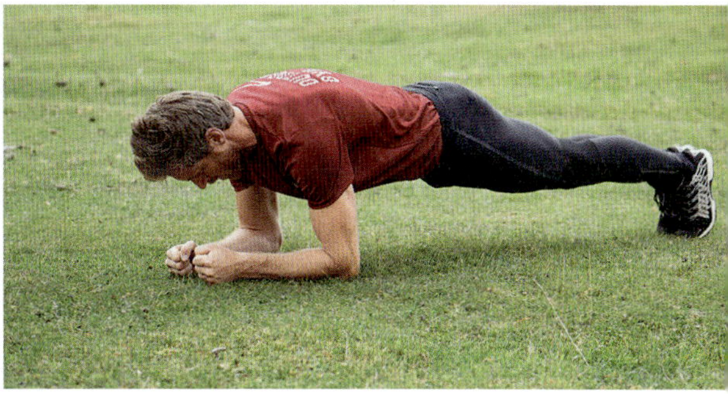

ERGEBNIS:

weniger als 1:30 Minuten = STARTER
mehr als 1:30 Minuten = PRO

LIEGESTÜTZE

Startposition im gestreckten Körper. Hände auf Höhe des Brustbeins etwa schulterbreit aufsetzen.

Aus dieser Position heraus den Körper absenken, bis das Brustbein den Boden fast berührt. Arme wieder strecken.

Spanne während der gesamten Übung den Po an und achte darauf, dass dein Körper während des Bewegungsablaufs komplett gestreckt bleibt. Eine Wiederholung zählt nur dann, wenn du mit der Brust den Boden berührt hast und die Arme in der obersten Position gestreckt sind.

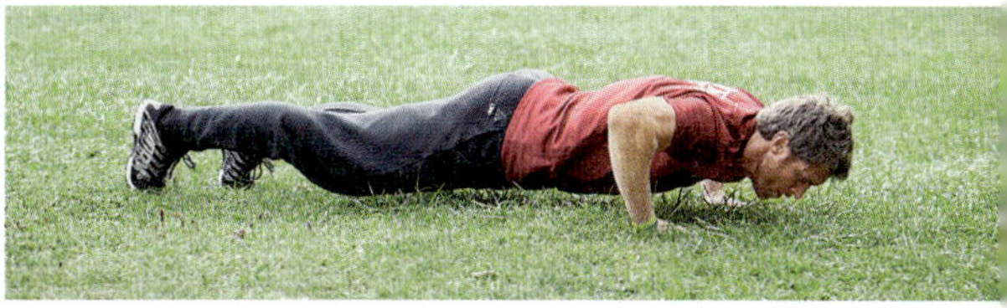

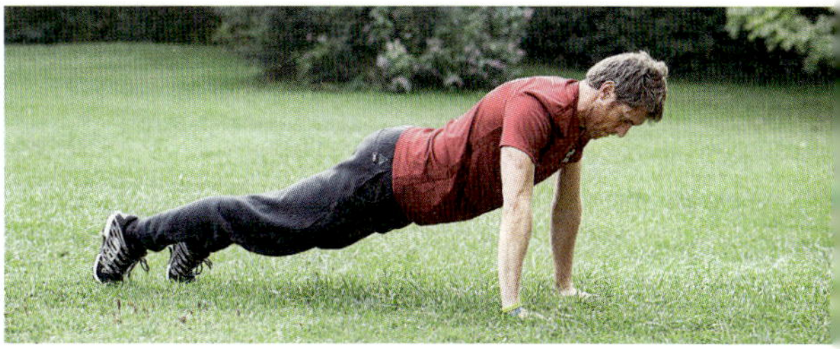

ERGEBNIS:

Männer:
weniger als 20 = STARTER
mehr als 20 = PRO

Frauen:
weniger als 15 = STARTER
mehr als 15 = PRO

HAMPELMÄNNER

Startposition im aufrechten Stand. Füße eng zusammen. Arme eng am Körper. Finger gestreckt.

Abspringen und dabei die Beine öffnen. Arme neben dem Körper bis über den Kopf führen. Hände berühren sich über dem Kopf. Von dort aus zurückspringen in die Startposition. Halte deine Arme während der gesamten Bewegungsausführung gestreckt.

Wenn du wieder in der Startposition gelandet bist, ist dies eine Wiederholung.

ERGEBNIS:

weniger als 50 = STARTER
mehr als 50 = PRO

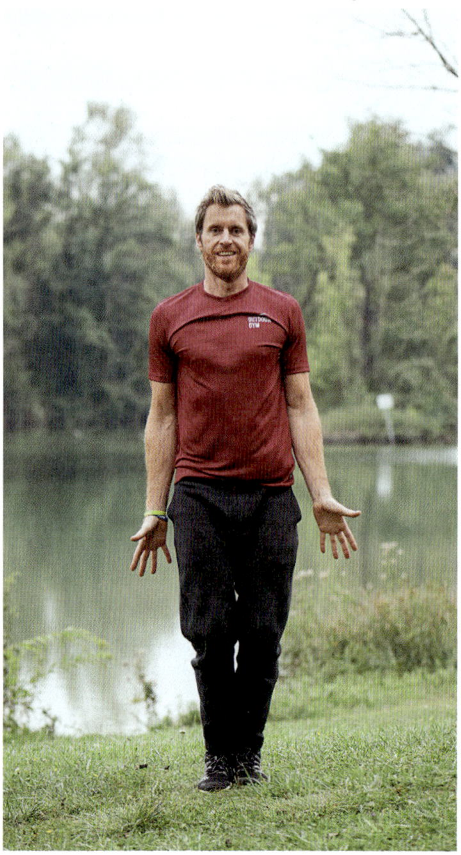

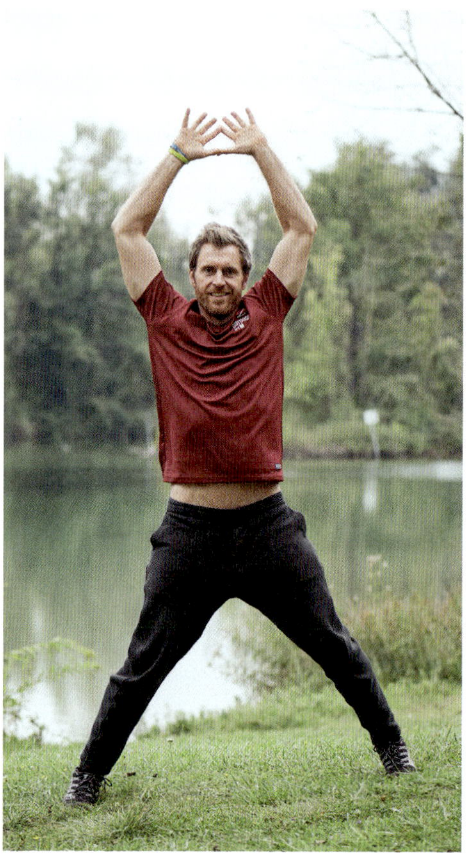

ARMKREUZEN IN BAUCHLAGE

Startposition in Bauchlage. Oberkörper und Beine leicht angehoben. Beine und Arme maximal gestreckt. Die Fingerspitzen berühren sich.

Arme in gestreckter Position neben dem Körper nach hinten führen. Dabei versuchen, den Oberkörper noch weiter anzuheben. Po während der gesamten Übung zusammenkneifen. Die Hände berühren sich hinter dem Rücken. Zurück in die Startposition.

HINWEIS: Die Arme sollten weder den Boden noch deinen Körper berühren.

Sobald die Hände vorne wieder zusammengekommen sind, zählt dies als eine Wiederholung.

ERGEBNIS:

weniger als 30 = STARTER
mehr als 30 = PRO

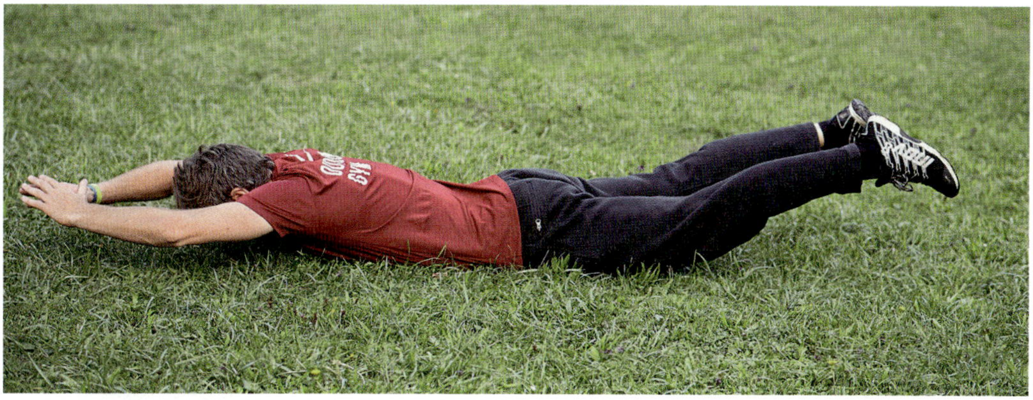

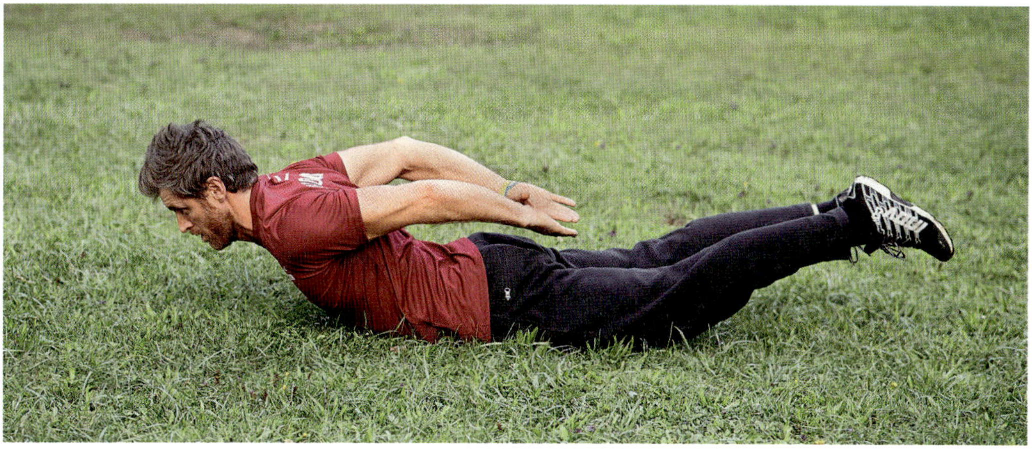

WIE FUNKTIONIEREN DIE TRAININGSPLÄNE?

Es ist ganz einfach: Wenn du eine Übungsseite aufschlägst, findest du oben in der Titelzeile die Angaben STARTER oder PRO, in welchem Level (1 bis 5) du dich befindest und welchen Bereich deines Körpers die jeweilige Übung trainiert. Lies dir die Beschreibung durch und leg los. Ich empfehle dir, egal, ob du STARTER oder PRO bist, mit dem jeweiligen Level 1 zu beginnen. Mach das Warm-up, danach alle Übungen deines Levels und anschließend das Cool-down. Schon bist du fertig. Als STARTER solltest du mindestens zweimal, wenn du Lust hast gerne dreimal pro Woche trainieren und dein Programm sechs Wochen lang durchführen. Diese Zeit solltest du deinem Körper geben, um sich an die neuen Herausforderungen anpassen zu können. Als PRO solltest du drei- bis fünfmal pro Woche trainieren, wobei du bei fünf Trainingseinheiten immer auf deine Regeneration achten solltest (siehe Regeneration im Kapitel *Training für jeden)*. Generell sollte jedes Level sechs Wochen lang durchgeführt werden, bevor du zum nächsten Level übergehst.

KURZ UND KNACKIG

Ein komplettes Training dauert 22 Minuten. Davon sind aber nur 12 Minuten wirklich anstrengend.

WARM-UP		5 Minuten
WORKOUT pro Übung:	4 Sätze à 20 Sekunden Workout + 4 x 10 Sekunden Pause =	
	Trainingszeit brutto pro Übung:	2 Minuten
	Trainingszeit netto (nur Workout) pro Übung:	80 Sekunden
WORKOUT gesamt:	Trainingszeit brutto gesamt:	12 Minuten
	Trainingszeit netto (nur Workout) gesamt:	8 Minuten
COOL-DOWN		5 Minuten

Das bedeutet, dass du zwei- bis dreimal die Woche für 8 Minuten richtig Gas gibst. Das ist zu schaffen, oder?

Auf der letzten Seite jedes Levels findest du unter der Titelzeile eine weitere Zeile mit Kästchen. Mach für jedes absolvierte Training ein Kreuzchen. So siehst du immer, was du geschafft hast. Für STARTER sind zwölf Trainings in sechs Wochen super, 18 Trainings sind der Hammer. PROs trainieren 18- bis 30-mal in sechs Wochen.

Jetzt geht es los!

Egal, ob du nun als STARTER oder PRO loslegst – schau dir in den Trainingsplänen an, was dich erwartet, und starte mit Level 1. Auch wenn du denkst, dass dieses Level vielleicht zu einfach für dich sein könnte, absolviere das erste Workout auf Level 1 und schau, wie anstrengend die Übungen tatsächlich sind. Falls du danach das Gefühl haben solltest, dass du in das nächste Level starten kannst, teste es aus. Pro Trainingsplan hast du sechs Wochen Zeit, zu trainieren und anschließend mit dem nächsten Level zu beginnen. Und auch hier gilt: Kein Plan ist »Pflicht«, sondern immer eine Anregung. Bevor Routine entsteht oder du dich langweilst, tausche die Übungen aus. Finde heraus, welche Übungen dir gefallen und welche dich gar nicht motivieren, eben was individuell zu dir passt. Und verliere nie den Spaß aus den Augen.

Bevor du nun in deine Schuhe springst und in den Park läufst, möchte ich mich ein letztes Mal wiederholen, weil ich weiß, was positiver Elan auch verursachen kann: Fehler durch Ungeduld.

ACHTE IMMER AUF DIE KORREKTE AUSFÜHRUNG DER ÜBUNGEN.

Vor allem jene Übungen, bei denen du beispielsweise einen Ast »auseinanderziehen« sollst, um Muskelspannung aufzubauen, erfordern deine ganze Konzentration auf diejenigen Muskeln, die du trainierst. Je mehr du dich fokussierst, desto effektiver und effizienter wirst du trainieren.

Ich wünsche dir viel Erfolg und vor allem: Viel Spaß!

WARM-UP

WARM-UP

Fährst du mit deinem Auto sofort Vollgas, nachdem du es gerade gestartet hast? Ich hoffe nicht, denn sonst sind Motor und Getriebe schnell kaputt. Das Gleiche gilt für deinen Körper. Wenn du ohne Warm-up direkt mit dem Training beginnst, ist die Gefahr, dich zu verletzen, enorm erhöht! Ganz besonders weil die Trainingsprogramme darauf ausgelegt sind, dass du sehr intensiv trainierst. Abgesehen davon ist es auch für deine Motivation viel besser, wenn du vor dem eigentlichen Workout deinem Körper die Chance gibst, sich auf das Training vorzubereiten. Beim Warm-up wird dein gesamter Stoffwechsel aktiviert. Die nach einem Bürotag möglicherweise trägen Muskeln freuen sich, dass sie sich wieder bewegen dürfen, ohne sich direkt intensiv anzustrengen. Sieh das Warm-up als entspannte Vorbereitung auf das folgende Workout. Ich halte es genauso. Bevor ich mit einem Workout starte, freue ich mich erst einmal auf ein entspanntes Warm-up, bei dem meine Muskeln und mein Kopf die Chance erhalten, sich auf das einzustimmen, was gleich folgt. Am positivsten wirkt sich ein Warm-up auf meine Motivation aus. Auch für mich sind die allerersten Bewegungen eines Workouts erst einmal so etwas wie eine »Überwindung«. Das Aufwärmprogramm ist die wohl beste und effektivste Art und Weise, die Motivation von Beginn an steigen zu lassen.

So funktioniert das Warm-up

Für das Aufwärmen habe ich mich auf fünf einfache Übungen konzentriert, mit denen du deinen gesamten Körper optimal auf jedes Training vorbereiten kannst. Insgesamt sollte dein Warm-up wenigstens fünf Minuten dauern. Absolviere jede Übung mindestens einmal. Dazu kannst du jede Übung genau eine Minute lang durchführen und dann zur nächsten wechseln. Falls du eine Übung nicht über eine Minute durchhältst, absolviere sie so lange du kannst und wechsle dann zur nächsten. Nach fünf Minuten hast du dein Warm-up beendet und kannst mit dem eigentlichen Workout starten. Wie du das am einfachsten machst, erkläre ich dir jetzt.

HAMPELMÄNNER

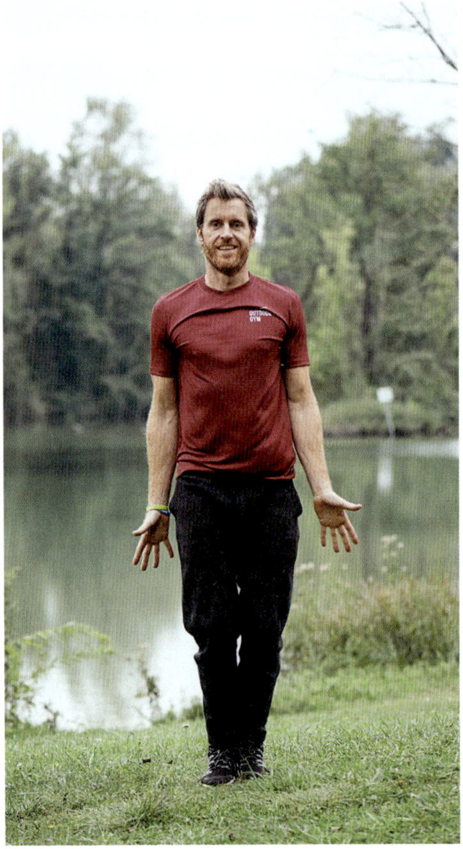

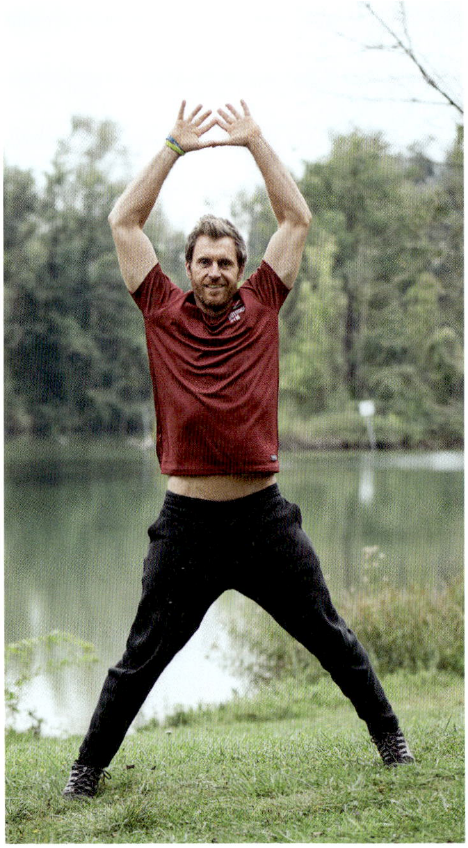

Startposition im aufrechten Stand. Füße eng zusammen. Arme eng am Körper. Finger gestreckt.

Abspringen und dabei die Beine öffnen. Arme neben dem Körper bis über den Kopf führen. Hände berühren sich über dem Kopf. Von dort aus in die Startposition zurückspringen.

HINWEIS: Die Finger während der gesamten Bewegung gestreckt lassen.

Du kannst den Bewegungsablauf variieren. Probier doch einmal, mit den Beinen nach vorne und hinten zu springen, während deine Arme eine Bewegung seitlich am Körper durchführen.

ELEFANTEN-LIEGESTÜTZE

Startposition im aufrechten Stand.

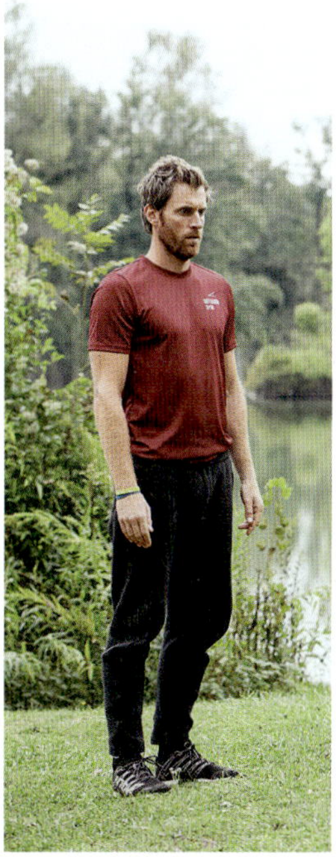

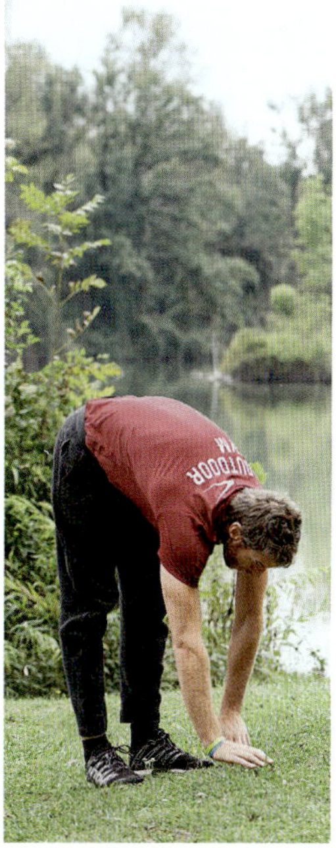

Hände zum Boden führen. Beine dabei (möglichst) gestreckt lassen. Mit den Händen nach vorn in die Liegestützposition wandern. Einen Liegestütz durchführen. Falls du noch keine Liegestütze kannst, darfst du die Übung auch ohne ausführen. Mit den Händen zurück in die Startposition wandern.

Du kannst auch mit den Füßen bis an die Hände heranlaufen. Ebenso kannst du die Liegestütze variieren, indem du unterschiedliche Griffbreiten wählst.

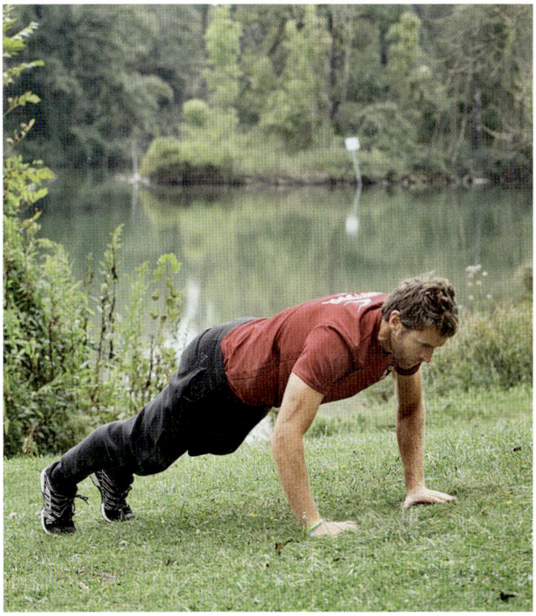

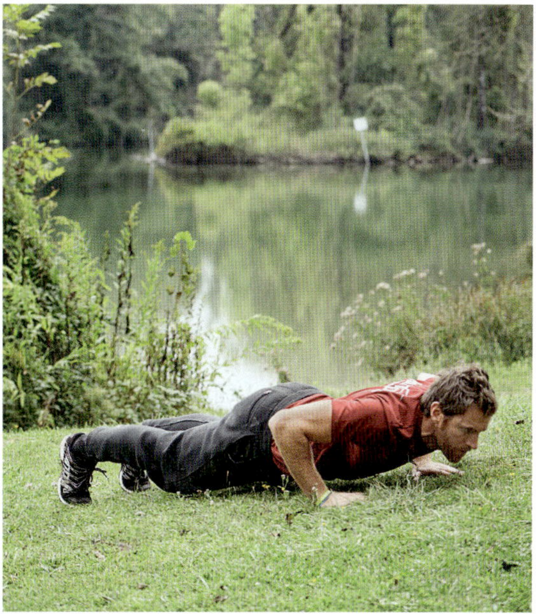

KLIMMZUG-LÄUFE

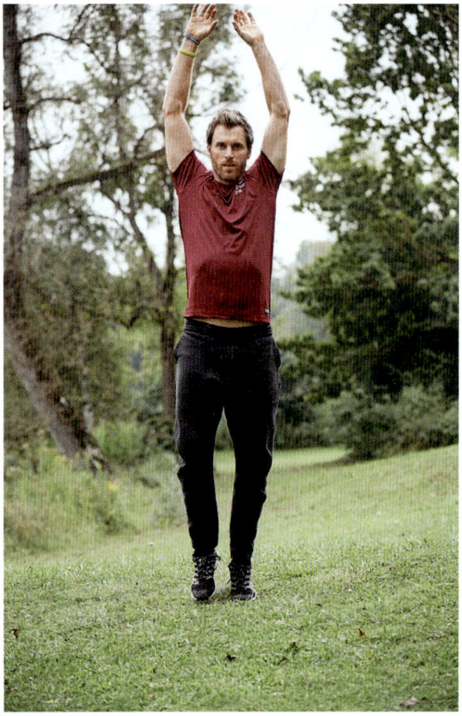

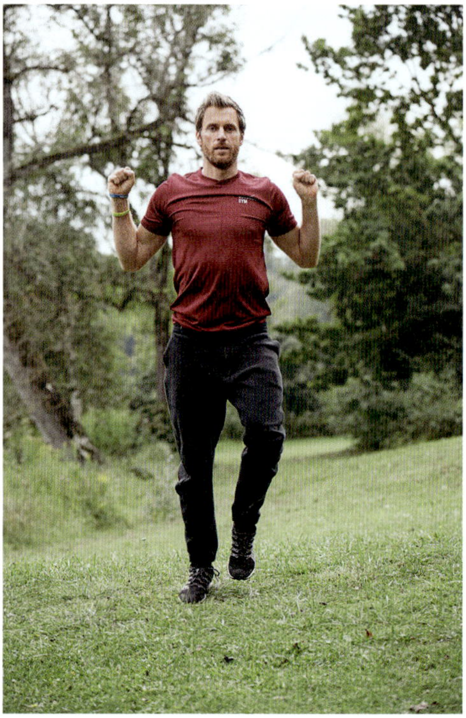

Startposition im aufrechten Stand. Arme gestreckt über dem Kopf.

Laufe während der gesamten Übung auf der Stelle. Zieh die Ellbogen nach hinten unten und stell dir vor, du würdest zwischen deinen Schulterblättern eine Nuss knacken. In der Abwärtsbewegung ballst du die Fäuste. Führe dann die Arme wieder zurück in die gestreckte Position.

HINWEIS: Durch das Ballen der Fäuste erhöhst du die Muskelspannung in Händen, Armen und Oberkörper.

Stell dir bei der Armbewegung nach oben vor, du würdest ein Gewicht hochdrücken. Damit aktivierst du deine Schultermuskulatur noch stärker.

RUMPFROTATIONSSPRÜNGE

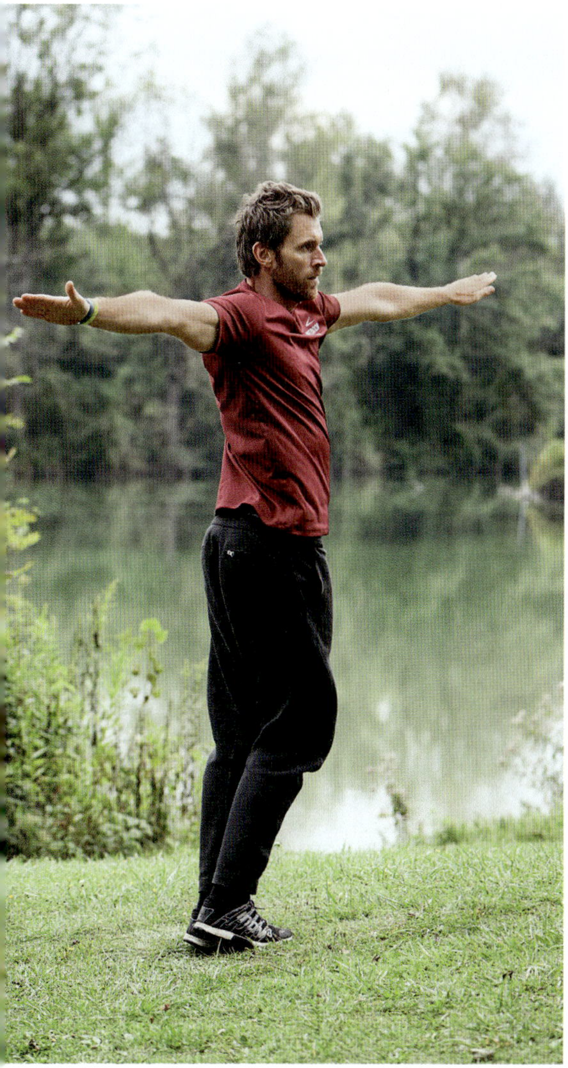

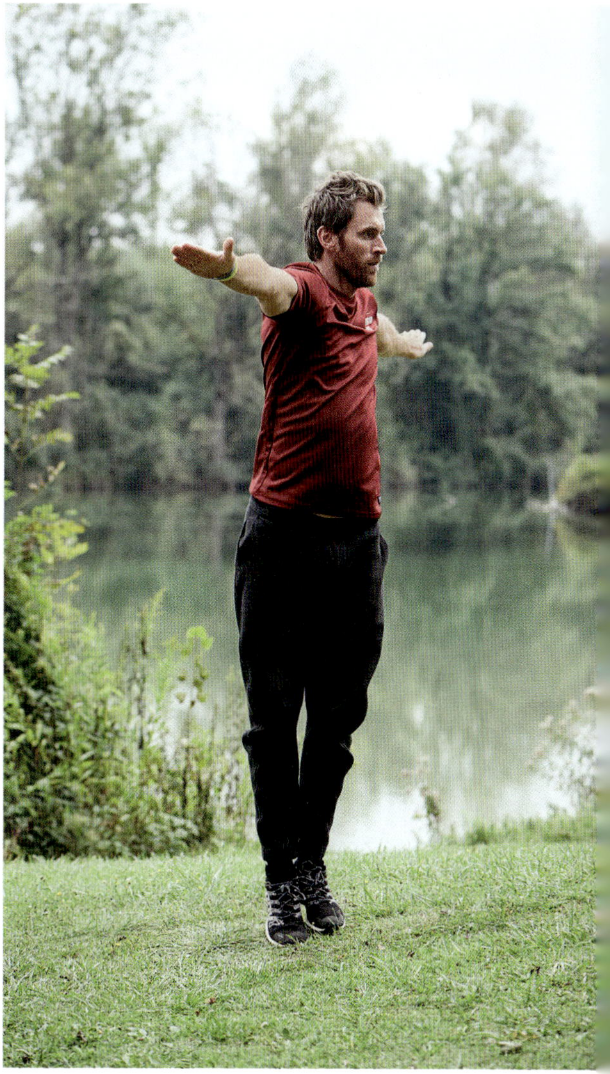

Startposition im aufrechten Stand. Füße eng zusammen. Arme waagerecht neben dem Körper.

Starte die Bewegung, indem du vom Boden abspringst und dabei dein Becken zur Seite eindrehst. Versuche nur das Becken und die Beine zu drehen, so dass der Oberkörper stabil bleibt. Die Arme bleiben ebenfalls in derselben Position. Rotiere bei jedem Sprung dein Becken und deine Beine.

BREITE ABFAHRTSHOCKE

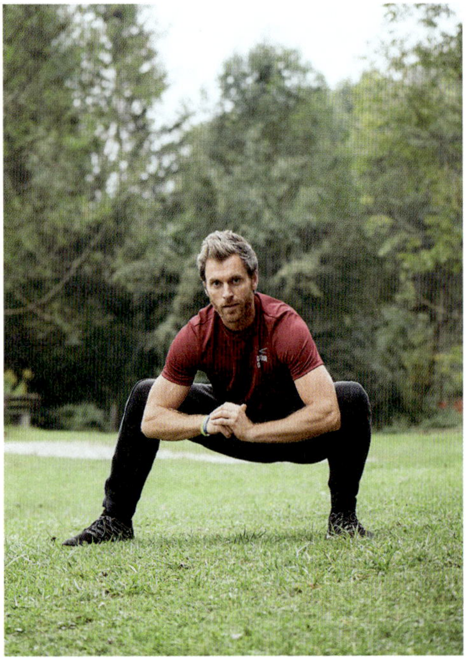

Startposition in tiefer Hocke. Fußspitzen zeigen nach außen. Oberkörper möglichst aufrecht (im natürlichen Hohlkreuz). Ellbogen drücken aktiv gegen die Knie.

Schiebe deinen Oberkörper von der einen zur anderen Seite. Verlagere dabei das Gewicht von dem einen auf das andere Bein. Halte währenddessen über die Ellbogen den Druck gegen die Knie konstant.

HINWEIS: Es ist nur eine kleine Bewegung, die beim Hin-und-her-Schieben stattfindet. Je tiefer du dabei stehst und je höher der Druck von Ellbogen auf Knie und umgekehrt, desto intensiver die Übung.

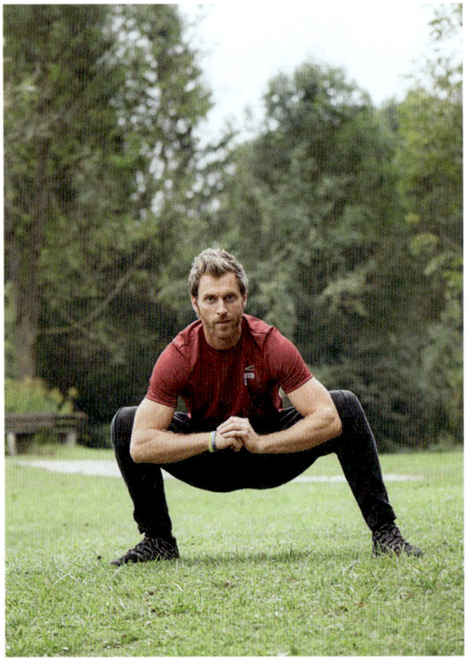

ÜBUNGEN STARTER

UNTERARMSTÜTZ MIT BECKENROTATION

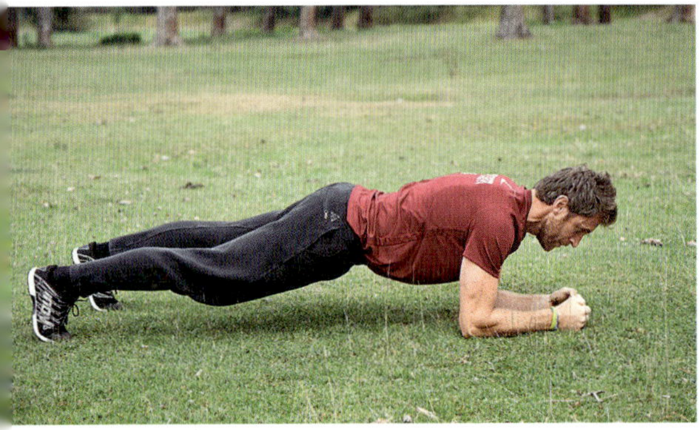

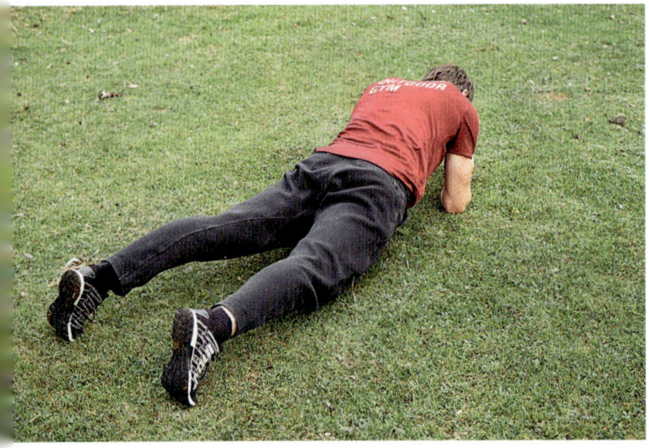

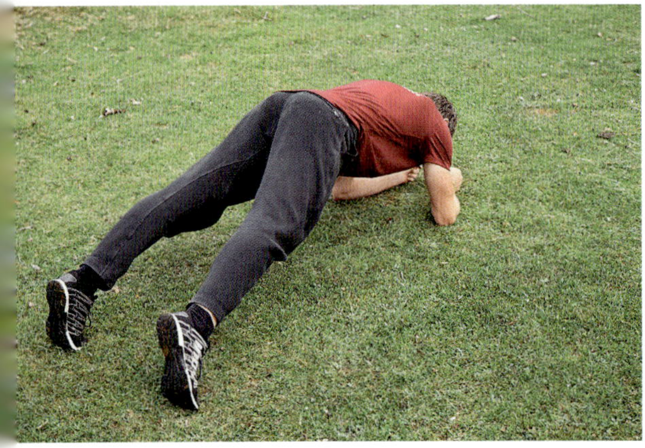

Startposition im Unterarmstütz. Knie gestreckt halten. Po fest anspannen. Dadurch erreichst du Körperspannung in Beinen, Oberkörper und Rumpf. Daumen auf Augenhöhe, Blick auf deine Daumen. Oberarm-Unterarm-Winkel 90 Grad.

Rotiere dein Becken in möglichst großen Kreisen. Dabei bewegt sich die Hüfte ganz knapp über dem Boden.

Wenn dir die Übung noch zu anstrengend ist, dann fang mit einem normalen Unterarmstütz an. Wenn dir der Start in der Ebene zu schwer sein sollte, beginne zum Beispiel auf einer Parkbank, auf die du die Unterarme aufsetzt.

KNIEBEUGE MIT GRIFF ZUM BODEN

Startposition im aufrechten Stand. Achte auf einen wirklich geraden Stand. Dabei ziehen die Schultern leicht nach unten. Strecke deine Brust raus.

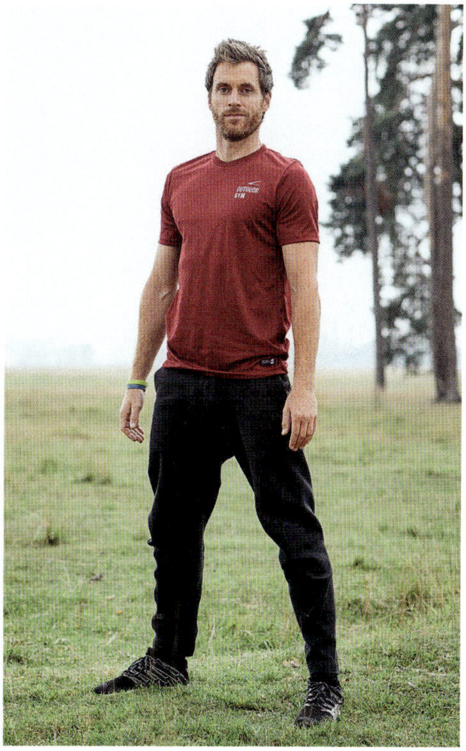

Schiebe deinen Po nach hinten, als würdest du dich auf einen Stuhl setzen. Der Oberkörper bewegt sich dabei nach vorn, annähernd parallel zum Boden. Während der Bewegung solltest du in deinem natürlichen Hohlkreuz bleiben. Beuge die Beine bis auf 90 Grad. Wenn du kannst, darfst du dich auch tiefer absetzen. Die Knie bleiben dabei immer hinter den Fußspitzen, und die Fersen bleiben auf dem Boden. Die Fußspitzen zeigen leicht nach außen. Im Idealfall berühren die Hände in der tiefsten Position den Boden.

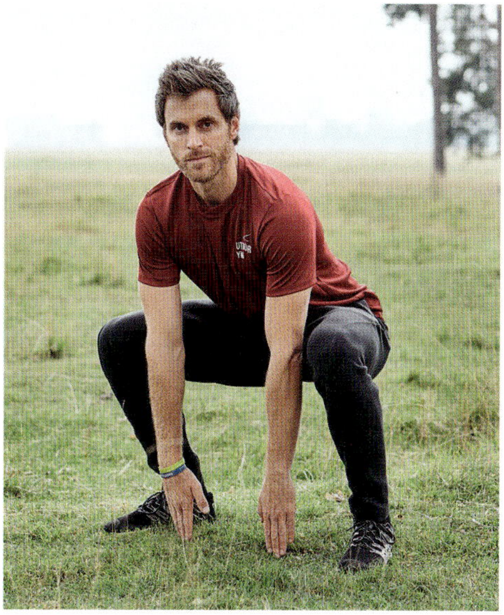

HINWEIS: Wenn dir noch die Beweglichkeit fehlt, um in eine tiefe Kniebeuge zu kommen, kannst du dir zu Beginn einen Stock unter deine Fersen legen. Durch den veränderten Stand vereinfacht sich deine Bewegungsausführung.

RUDERN IN KNIEBEUGEPOSITION MIT AST

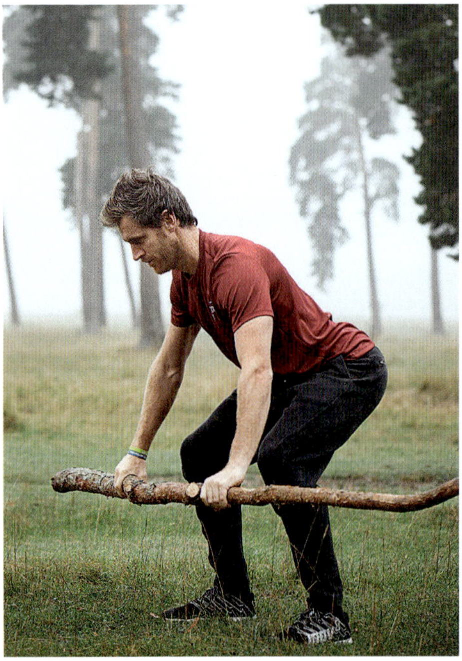

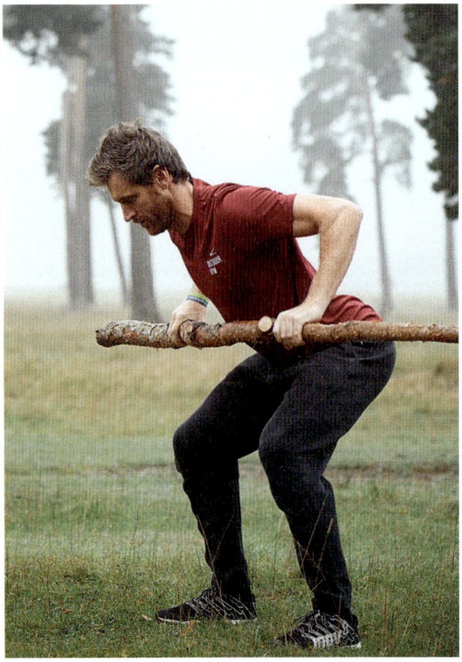

Vorab: Suche dir einen mindestens 1,5 Meter langen Ast, den du gut greifen kannst.

Startposition in der leichten Kniebeuge. Die Knie bleiben hinter den Fußspitzen. Oberkörper aufgerichtet im natürlichen Hohlkreuz. Ast in schulterbreitem Griff. Die Hände ziehen den Stock »auseinander«. (Stell dir vor, du könntest den Stock wirklich auseinanderziehen.) Dadurch baust du Spannung in der Rücken-, Arm- und Schultermuskulatur auf.

Aus dieser Position heraus hältst du diese auseinanderziehende Spannung in jedem Bewegungszentimeter und ziehst dabei den Ast zum Bauch. Wenn du von dort wieder in die Armstreckung gehst, hältst du auch dabei den Ast auf Spannung (auseinanderziehen!).

HINWEIS: Die Intensität der Übung variierst du dadurch, wie stark du den Ast »auseinanderziehst«. Durch das Verändern der Griffbreite setzt du deiner Muskulatur unterschiedliche Reize. Je länger oder dicker der Ast ist, desto intensiver wird dein Workout.

BRUSTPRESSE MIT AST

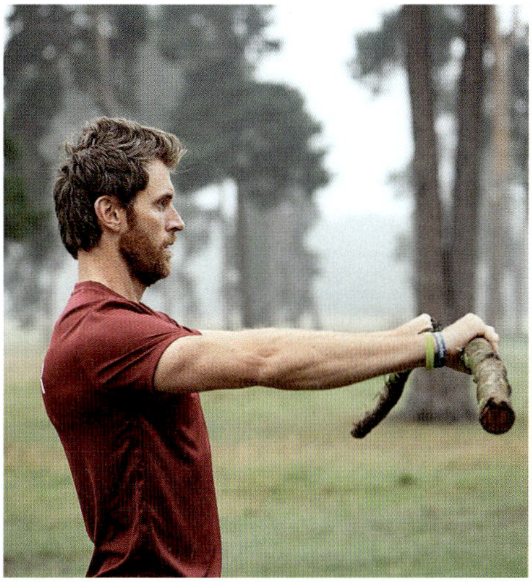
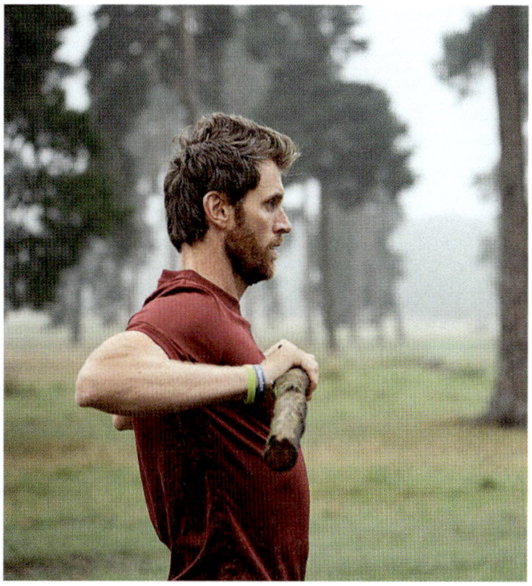

Vorab: Suche dir einen mindestens 1,5 Meter langen Ast, den du gut greifen kannst.

Startposition im aufrechten Stand. Ast in schulterbreitem Griff. Arme gestreckt vor der Brust und parallel zum Boden. Die Hände drücken den Stock »zusammen«. (Stell dir vor, du könntest den Stock wirklich zusammendrücken.) Dadurch baust du Spannung in der Brust-, Arm- und Schultermuskulatur auf.

Aus dieser Position heraus hältst du diese zusammendrückende Spannung in jedem Bewegungszentimeter und ziehst dabei den Ast zur Brust. Wenn du von dort wieder in die Armstreckung gehst, hältst du auch dabei den Ast auf Druck (zusammendrücken!).

HINWEIS: Die Intensität der Übung variierst du dadurch, wie stark du den Ast »zusammendrückst«. Durch das Verändern der Griffbreite setzt du deiner Muskulatur unterschiedliche Reize. Je länger oder dicker der Ast ist, desto intensiver wird dein Workout.

FAHNENSCHWENKER

Vorab: Suche dir einen Ast, der etwa so groß ist wie du und den du gut greifen kannst.

Startposition im aufrechten Stand. Rechter Arm gestreckt neben dem Körper und parallel zum Boden. Greife den Ast so, dass die Last gleichmäßig verteilt ist. Handrücken zeigt zu Beginn der Übung zum Boden. Fester Griff.

Rotiere den Arm maximal in die eine und dann in die andere Richtung. Achte darauf, dass der Arm gestreckt bleibt. Wechsle pro Satz den Arm.

HINWEIS: Alternativ kannst du in jede Hand einen Ast nehmen. Tausche dann die Äste auch mal von rechts nach links, da sie unterschiedlich schwer sein werden.

Dies ist eine super Übung für jeden Schreibtischtäter.

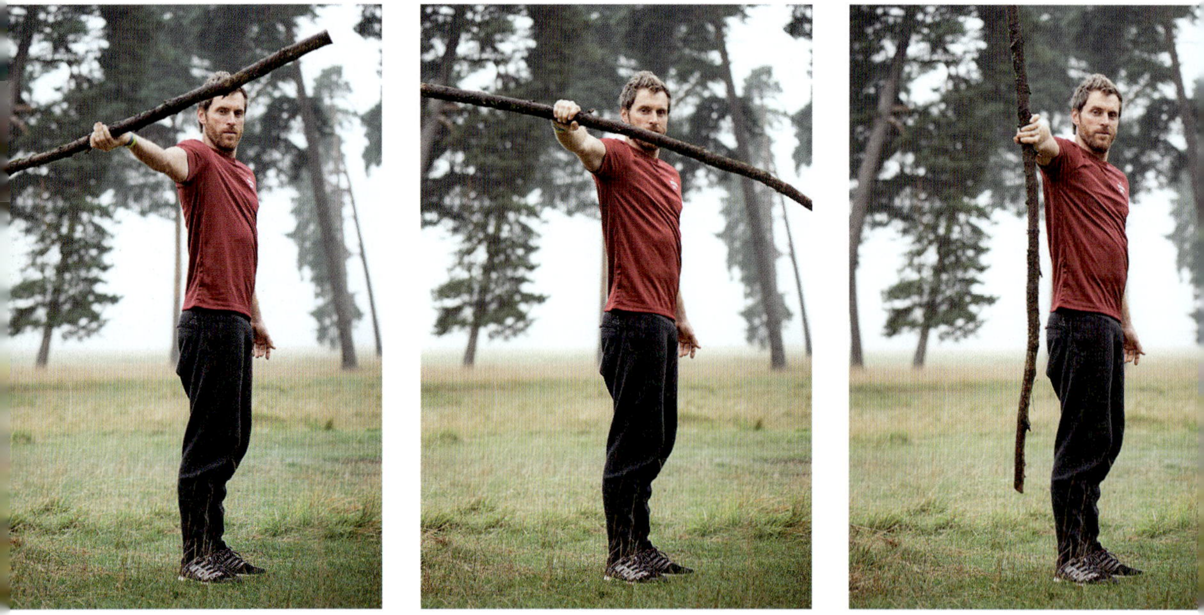

OBERKÖRPERROTATION IN BAUCHLAGE

Startposition in Bauchlage. Beine und Oberkörper vom Boden abgehoben. Hände im Nacken. Die Ellbogen ziehen möglichst weit nach hinten oben. Blick zum Boden.

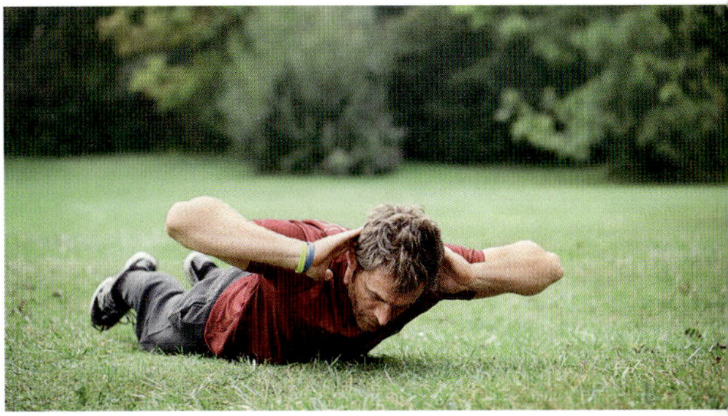

Rechten Ellbogen möglichst weit nach oben bewegen. Den Oberkörper mit ausdrehen. Oberarm und Schultern sollten eine Linie bilden. Blick auf den rechten Ellbogen. Zurück in die Startposition und nach links wiederholen.

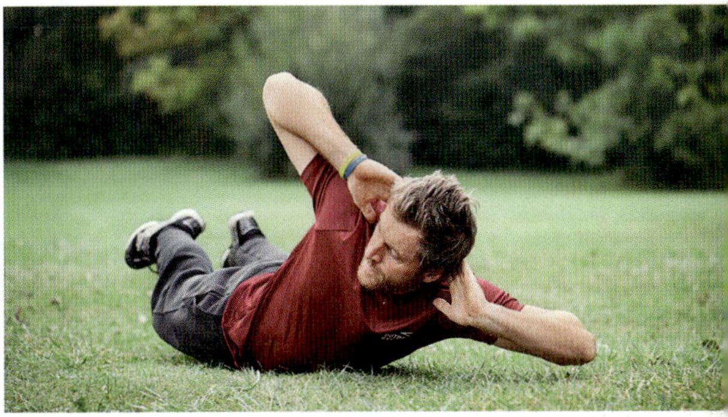

HINWEIS: Falls du die Beine nicht die ganze Zeit in der Luft halten kannst, leg sie ab.

Zwing dich nicht in eine zu starke Rotation. Je nach Beweglichkeit oder möglichen Verspannungen kann eine zu starke Rotation die Verspannungen noch verstärken. Achte auf dein Körpergefühl!

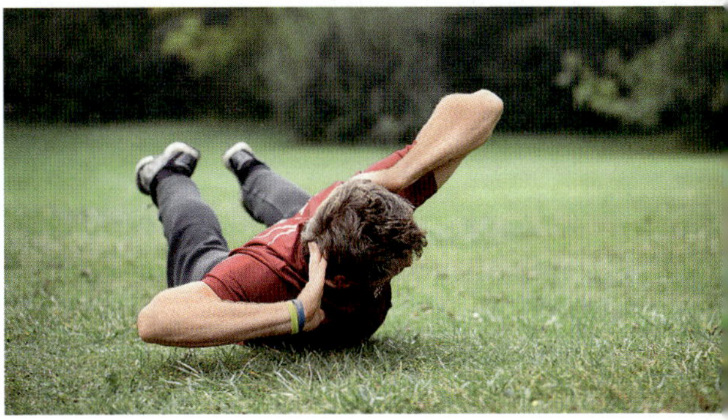

Als STARTER solltest du mindestens zweimal, wenn du Lust hast gerne dreimal pro Woche trainieren und das aktuelle Level sechs Wochen lang durchführen. Mach für jedes absolvierte Training ein Kreuzchen. So siehst du immer, was du geschafft hast. Für STARTER sind 12 Trainings in sechs Wochen super, 18 Trainings sind der Hammer.

UNTERARMSTÜTZ MIT EINSEITIGEM BEINHEBEN

Startposition im Unterarmstütz. Knie gestreckt halten. Po fest anspannen. Dadurch erreichst du Körperspannung in Beinen, Oberkörper und Rumpf. Daumen auf Augenhöhe, Blick auf deine Daumen. Oberarm-Unterarm-Winkel 90 Grad.

Ein Bein vom Boden heben und wieder absetzen. Dann das andere Bein abheben.

HINWEIS: Po immer schön anspannen.

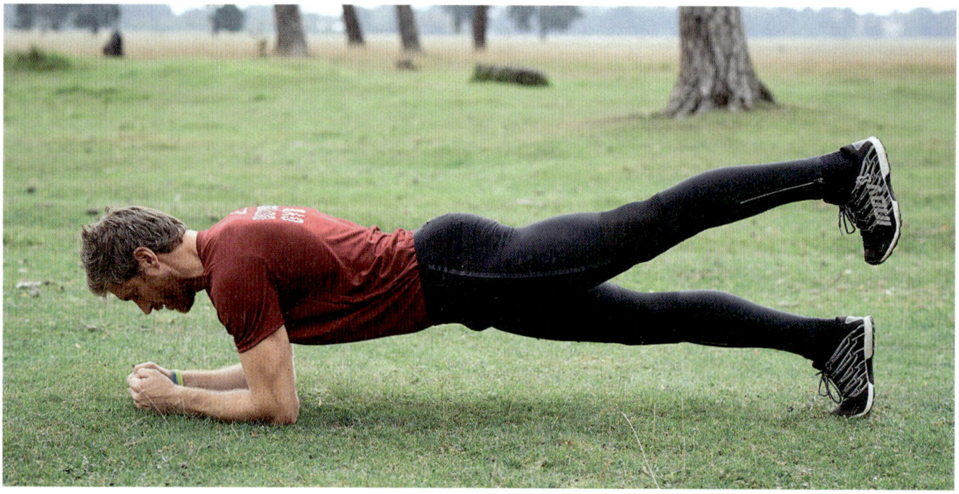

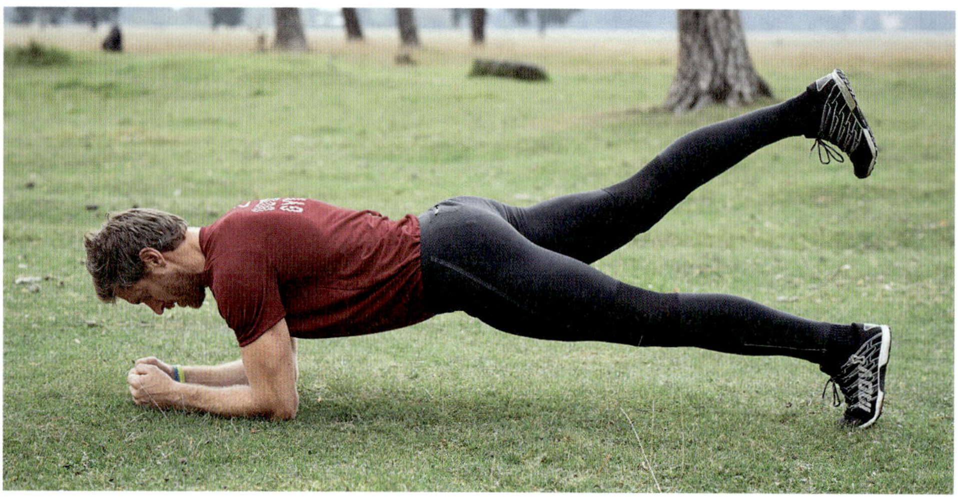

BECKENLIFT

Startposition in Rückenlage. Beine angewinkelt, etwa 45 Grad. Arme neben dem Körper.

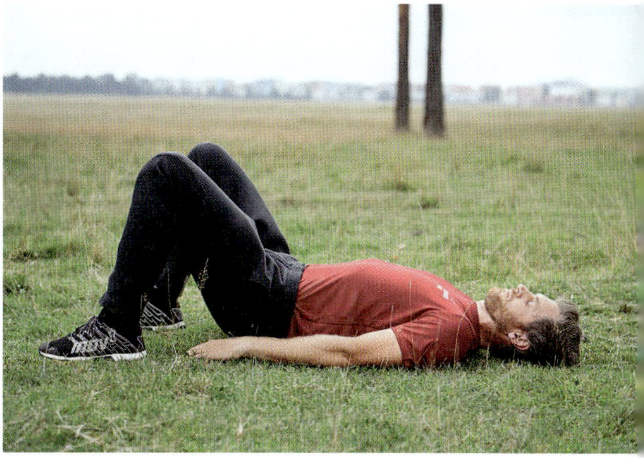

Fester Druck auf die Fersen. Po vom Boden abheben und das Becken möglichst weit nach oben heben. Wieder absenken.

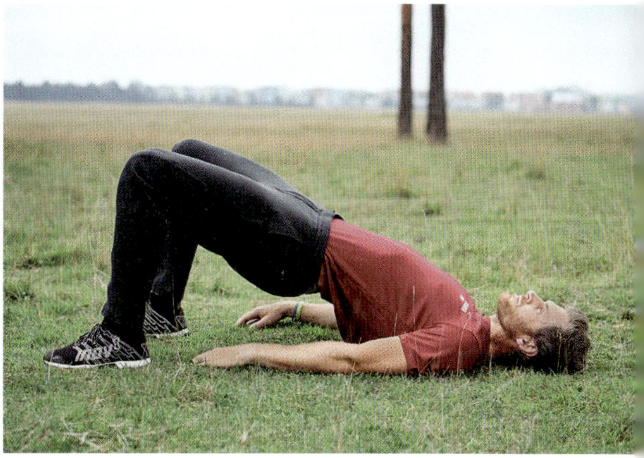

HINWEIS: Du kannst in der gestreckten Position versuchen, von den Fersen über die Beine bis zum Po möglichst große Spannung aufzubauen, wodurch du die Intensität erhöhst. Achte darauf, dass dein Körpergewicht auf den Schulterblättern liegt und nicht auf deinem Nacken.

RUDERN AM GELÄNDER

Startposition liegend unter dem Geländer, so dass sich das Geländer auf Brusthöhe befindet. Griffbreite etwas mehr als schulterbreit.

Zieh dich an das Geländer heran, bis dein Brustbein es berührt. Halte dabei den Oberkörper möglichst gestreckt.

Du kannst dich in der Bewegung zum Geländer hin mit den Beinen unterstützen.

HINWEIS: Durch das Verändern der Griffbreite setzt du deiner Muskulatur unterschiedliche Reize.

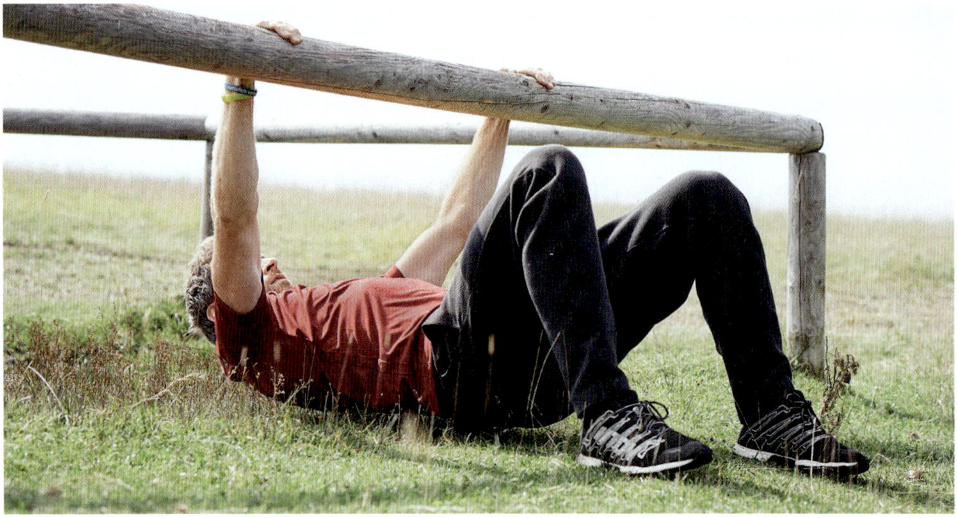

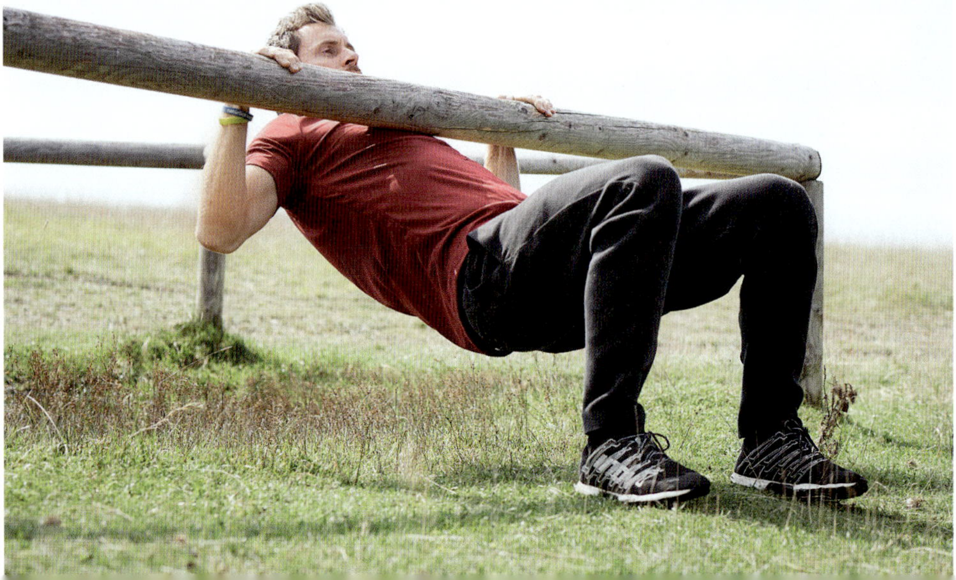

BUTTERFLY MIT BAUMSTAMM

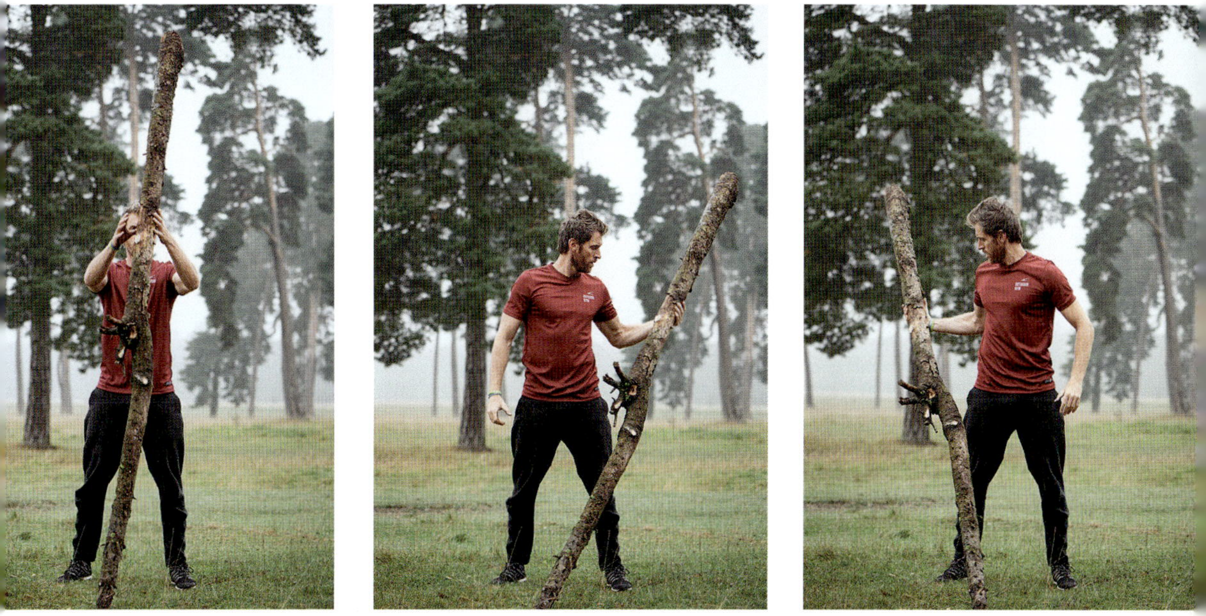

Vorab: Suche dir einen Ast oder Baumstamm, der größer ist als du.

Startposition im aufrechten Stand. Baumstamm aufrecht stehend vor dir.

Aus dieser Position heraus den Baumstamm mit einer Hand neben den Körper führen. Der Arm darf dabei gebeugt bleiben. Blick auf den Baumstamm. Wechsel zur anderen Seite.

HINWEIS: Je nachdem, wie schwer der Baumstamm ist, brauchst du eine gute Spannung in deiner gesamten Rumpfmuskulatur, wodurch du automatisch deinen Core mittrainierst.

ROTATION MIT AST VOR DEM KÖRPER

Vorab: Suche dir einen Ast, der ungefähr so groß ist wie du und den du gut greifen kannst.

Startposition im aufrechten Stand. Ast in etwa schulterbreitem Griff. Arme nach vorn ausgestreckt. Die Hände ziehen den Ast »auseinander«. (Stell dir vor, du könntest den Ast wirklich auseinanderziehen.) Dadurch baust du Spannung in der Rücken-, Arm- und Schultermuskulatur auf.

Aus dieser Position heraus hältst du diese auseinanderziehende Spannung in jedem Bewegungszentimeter und drehst den Ast möglichst weit in die eine und dann in die andere Richtung. Dabei bleiben die Arme die ganze Zeit gestreckt. Bleib während der Übung fest mit beiden Füßen auf dem Boden stehen.

Variante: Du kannst den Ast auch zusammendrücken, statt ihn auseinanderzuziehen. Die Intensität der Übung variierst du dadurch, wie stark du den Ast zusammendrückst oder auseinanderziehst. Durch das Verändern der Griffbreite setzt du deiner Muskulatur unterschiedliche Reize. Je länger oder dicker der Ast ist, desto intensiver wird dein Workout.

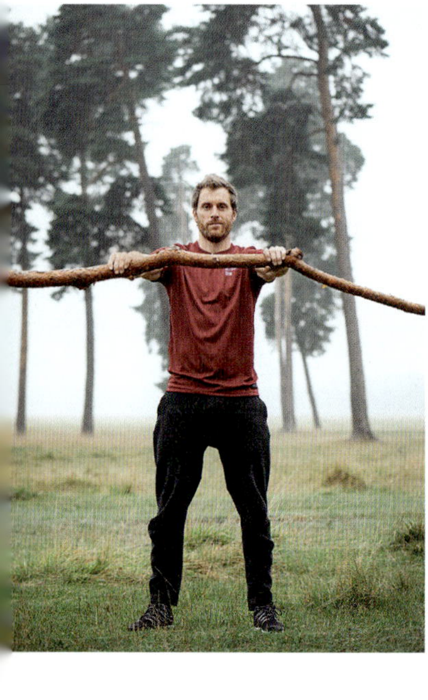
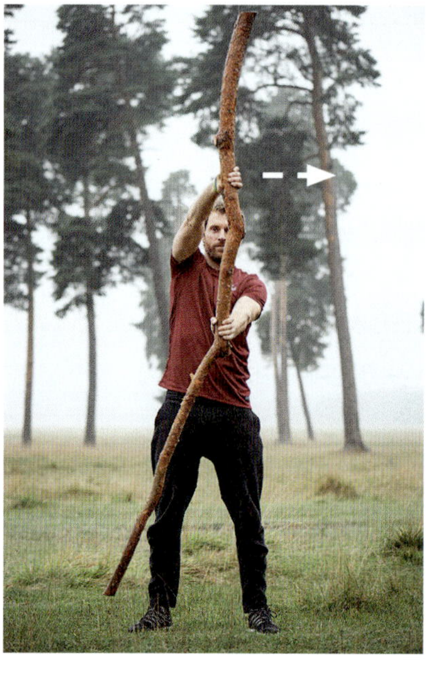
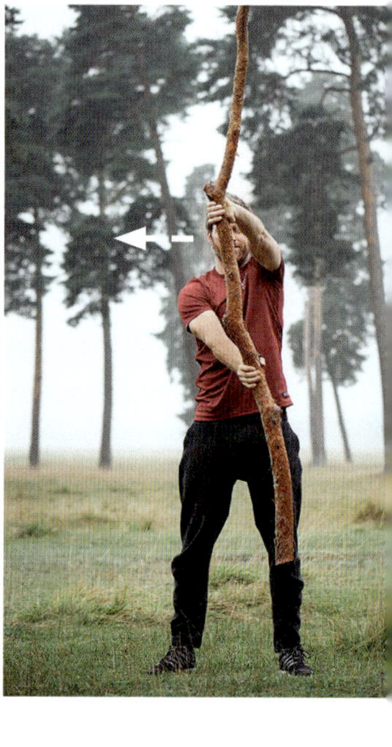

ROTATION IM ABGESETZTEN AUSFALLSCHRITT

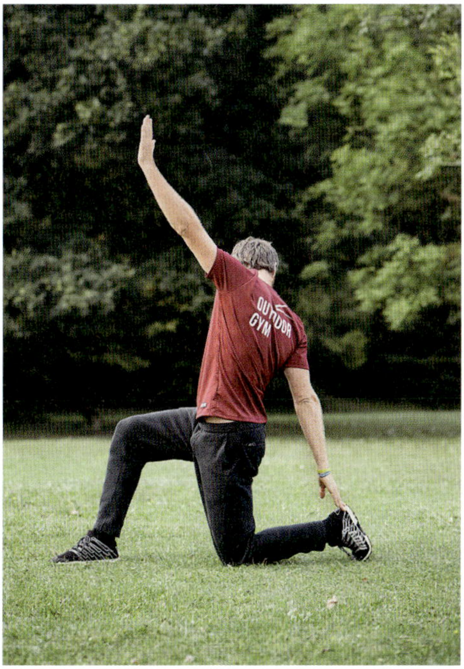

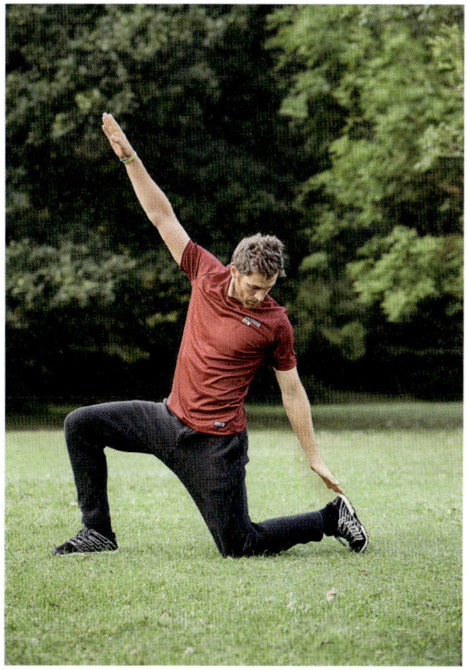

Startposition im abgesetzten Ausfallschritt. Rechtes Bein aufgestellt. Oberkörper aufrecht.

Linke Hand greift zur linken Ferse. Wechsel. Linke Hand greift zur rechten Ferse. Beide Arme bleiben während der gesamten Übung gestreckt. Der Blick folgt der Hand zur Ferse. Im nächsten Satz Beinwechsel.

Mach für jedes absolvierte Training ein Kreuzchen. So siehst du immer, was du geschafft hast.

SEITSTÜTZ AN DER BANK

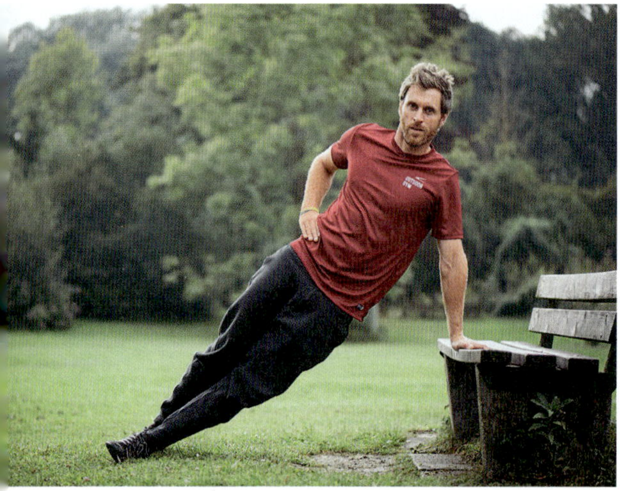

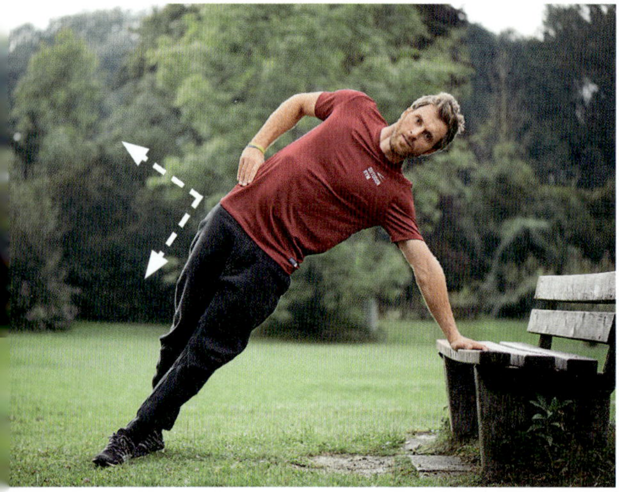

Startposition im schrägen Stand an der Bank. Linke Hand auf der Bank. Arm gestreckt. Die linke Schulter befindet sich in gerader Linie zur Hand. Füße versetzt hintereinander. Becken zur Bank hin abgekippt.

Becken und Rumpf seitlich nach oben bewegen. Der Arm bleibt gestreckt.

HINWEIS: Wichtig ist, dass das Becken während der gesamten Bewegung nach vorn geschoben wird. Kein Absetzen bzw. Abkippen des Beckens nach hinten.

AUSFALLSCHRITT RÜCKWÄRTS (VORWÄRTS)

Startposition im aufrechten Stand.

Rechtes Bein nach hinten führen. Rechtes Knie bis knapp über den Boden absenken. Die Ferse des vorderen Fußes bleibt auf dem Boden. Oberkörper aufrecht halten. Vorderes Knie im 90-Grad-Winkel und hinter den Fußspitzen stabilisieren. Zurück in Ausgangsposition. Wechsel zur anderen Seite.

HINWEIS: Du kannst diese Übung vorwärts wie rückwärts ausführen.

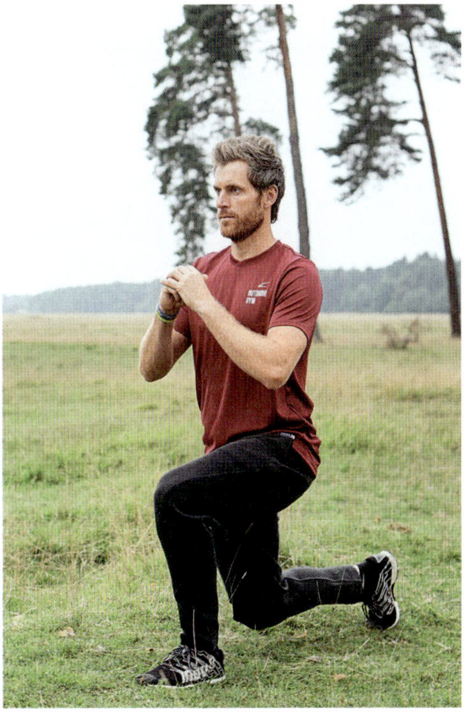

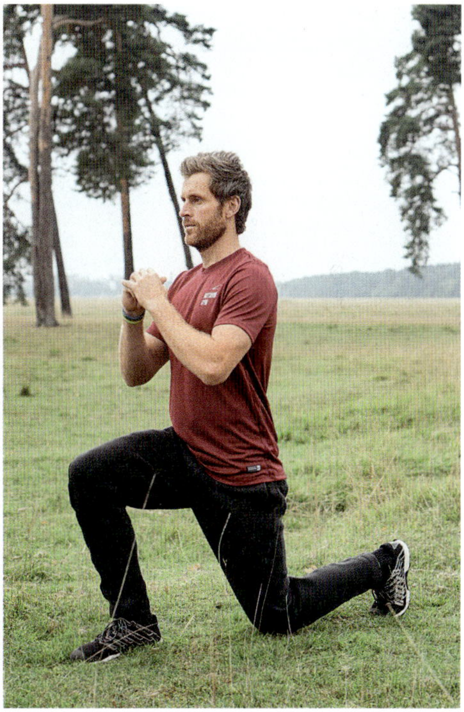

EINARMIGES RUDERN MIT BAUMSTAMM

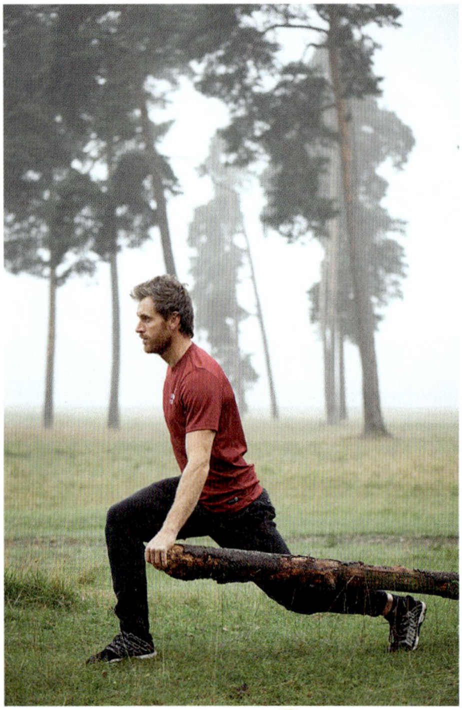

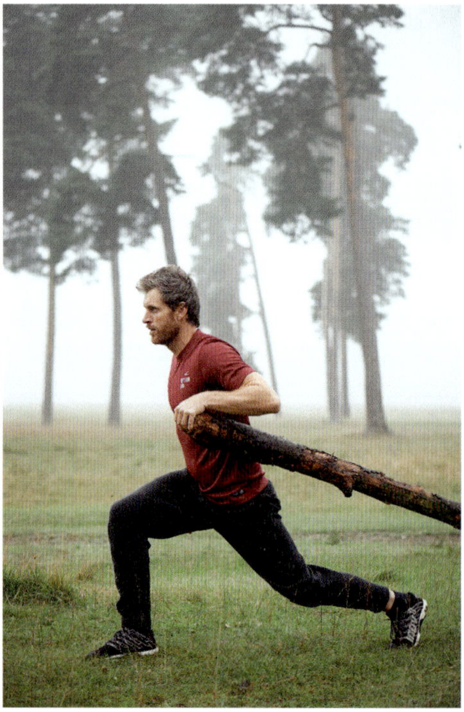

Startposition in gebeugtem Ausfallschritt. Baumstamm mit gestrecktem Arm halten. Oberkörper aufrecht. Blick nach vorne. Knie des vorderen Beins hinter den Fußspitzen.

Arm maximal beugen und den Baumstamm nach oben ziehen. Absenken. Mit anderem Arm wiederholen.

HINWEIS: Achte darauf, dass dein Oberkörper die ganze Zeit stabil bleibt und nicht zur Seite kippt. Dazu brauchst du deine Rumpfmuskulatur.

LIEGESTÜTZE AUF BAUMSTUMPF

Startposition mit gestrecktem Körper. Hände auf Höhe des Brustbeins etwa schulterbreit abgesetzt.

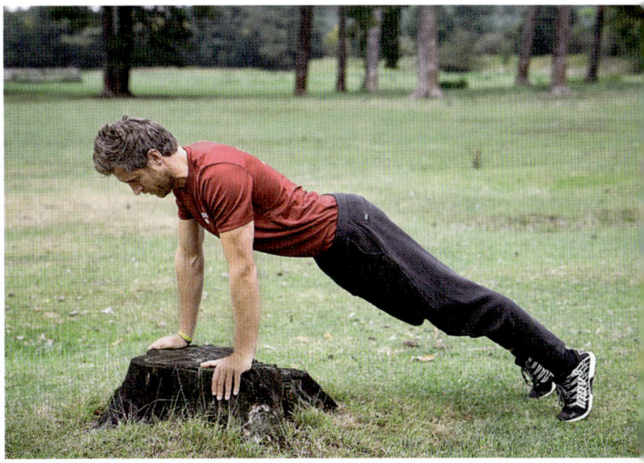

Aus dieser Position heraus den Körper absenken, bis das Brustbein den Baumstumpf fast berührt. Auch in dieser Position auf Körperspannung achten. Arme wieder strecken.

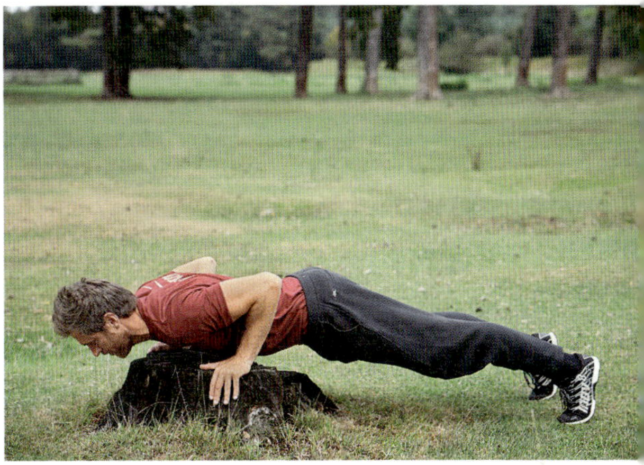

HINWEIS: Während der ganzen Übung den Po anspannen. Wenn du keinen Baumstumpf findest, such dir eine andere Erhöhung wie eine Bank oder einen großen Stein.

Wenn dir die Übung noch zu anstrengend ist, kannst du sie auch auf den Knien ausführen. Die Oberschenkel bleiben aber immer in Verlängerung des Oberkörpers.

ACHTERKREISE MIT STEIN

Ausgangsposition im aufrechten Stand. Arme leicht angewinkelt. Den Stein in Achterkreisen vor dem Körper hin und her bewegen. Während der Bewegungsausführung folgt der Blick dem Stein. Der Oberkörper bleibt während der gesamten Ausführung stabil und aufrecht.

HINWEIS: Wähle das Gewicht des Steins so, dass die Übungsausführung korrekt durchführbar ist.

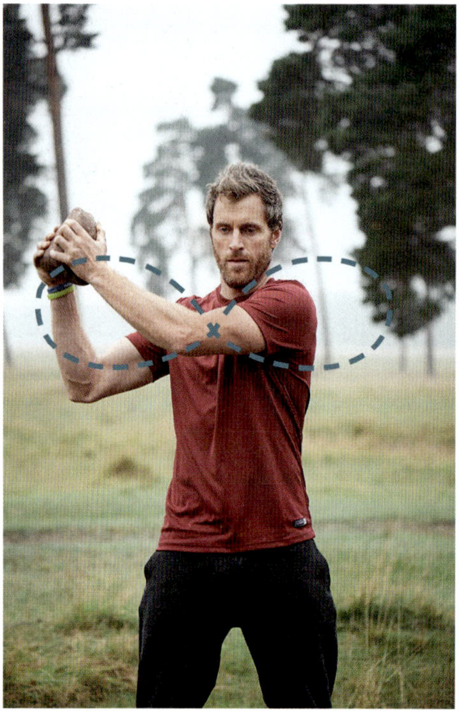

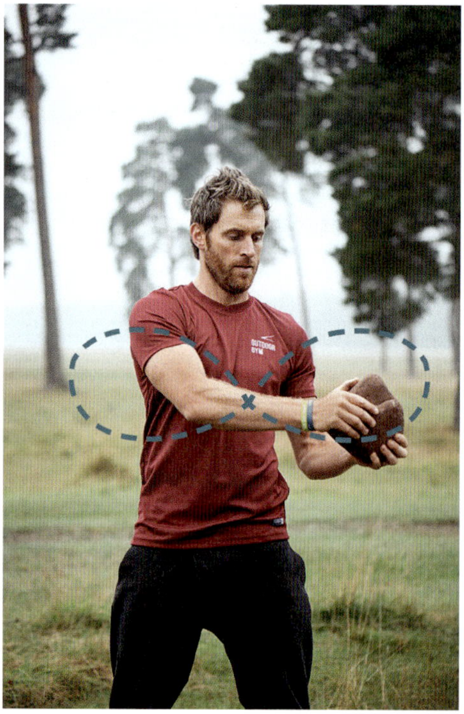

AUSFALLSCHRITTE MIT ROTATION

Startposition im Ausfallschritt. Arme waagerecht seitlich gestreckt. Handflächen zeigen nach oben. Die Arme ziehen während der gesamten Übung aktiv nach hinten.

Aus dieser Position heraus rotiert der Körper nach rechts. Dabei folgt der Blick der nach hinten gerichteten Hand. Zurück zur Startposition. Wechsel zur anderen Seite.

HINWEIS: Die Herausforderung der Übung ist der stabile Stand. Das erfordert vor allen Dingen die Koordination und Kraft deines Rumpfes und der Beine.

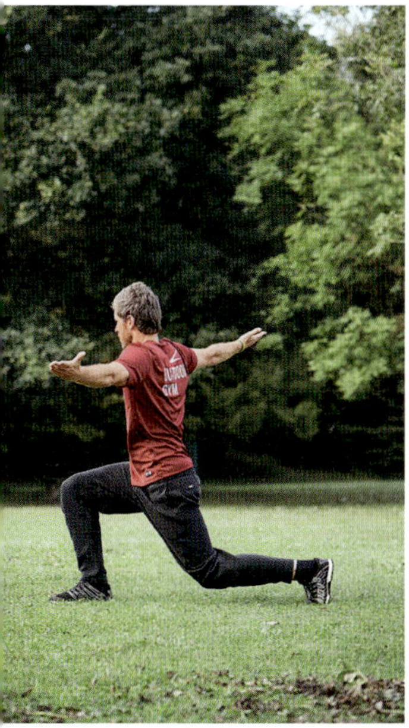

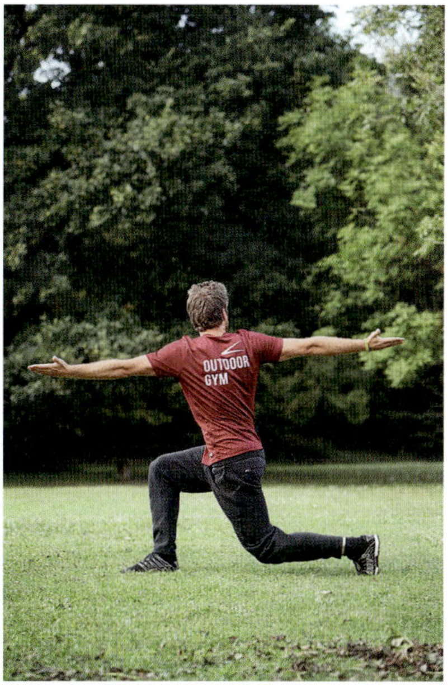

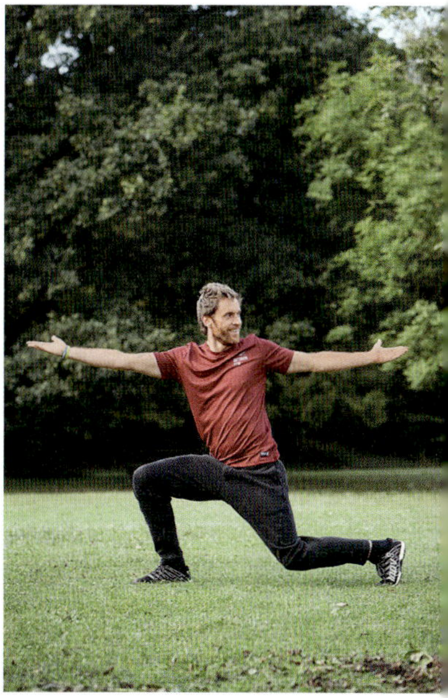

Mach für jedes absolvierte Training ein Kreuzchen. So siehst du immer, was du geschafft hast.

IM LIEGESTÜTZ SEITWÄRTS GEHEN

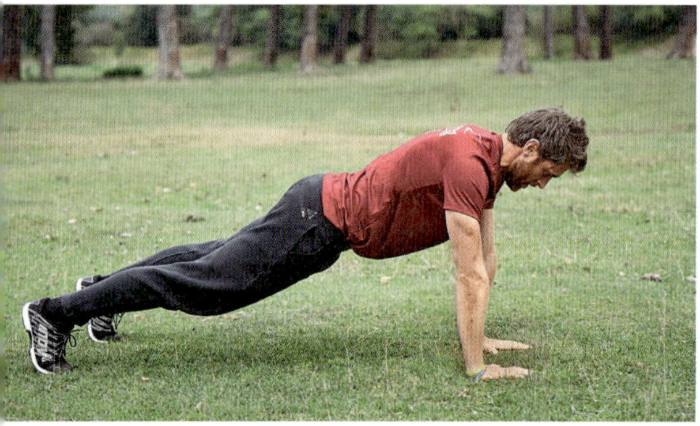

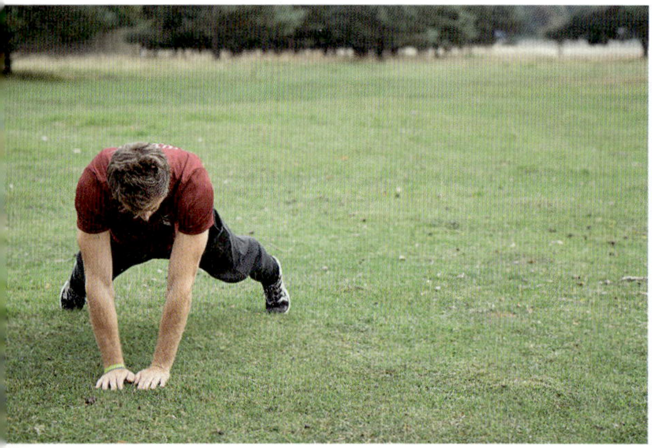

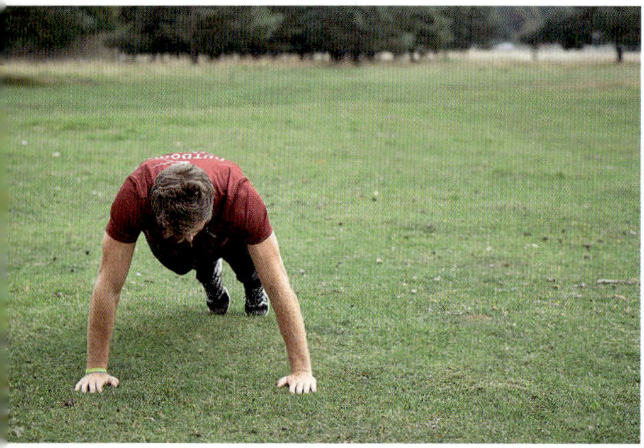

Startposition im Liegestütz. Hände auf Höhe des Brustbeins eng zusammen. Füße möglichst weit auseinander. Po während des gesamten Übungsablaufs anspannen.

Mach dir zwei Markierungen im Abstand von etwa drei bis fünf Metern, zwischen denen du dich hin und her bewegst.
Bewegung nach links: Den linken Arm nach links setzen. Rechten Fuß an den linken Fuß heransetzen. »Laufe« mit den Händen und Füßen immer so weiter nach links, indem du die linke Hand bzw. den linken Fuß nach links setzt und die rechte Hand bzw. den rechten Fuß nachsetzt. Dann das Ganze rückwärts, also nach rechts »zurücklaufen«.

AUSFALLSCHRITT ÜBER KREUZ

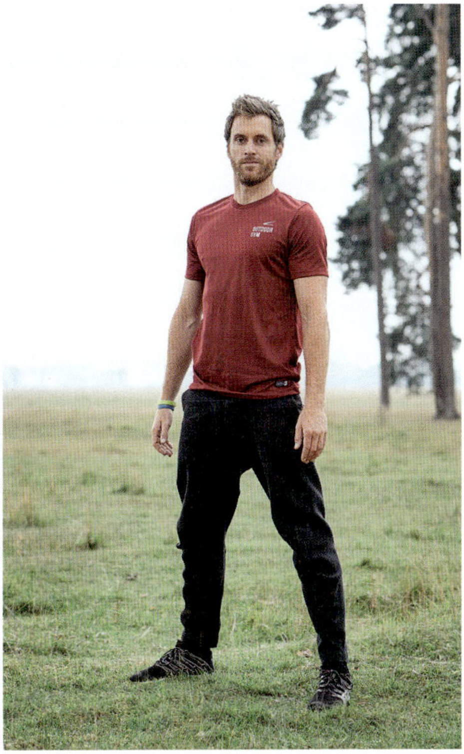

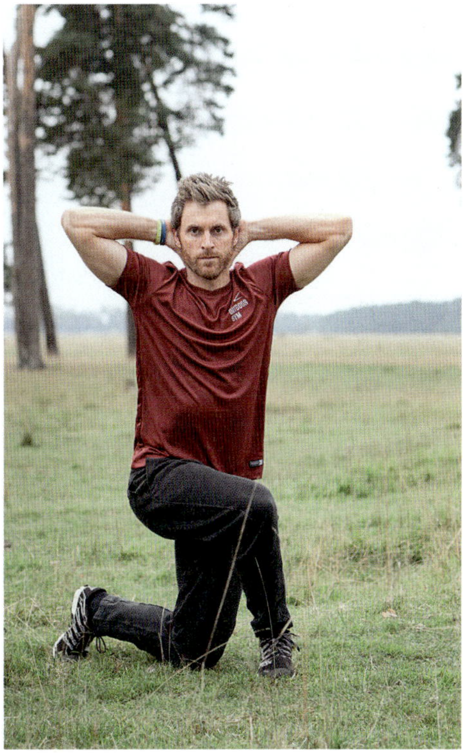

Startposition im aufrechten Stand. Hände in den Nacken.

Linken Fuß hinter dem rechten Fuß weit kreuzen. Das linke Knie neben der rechten Ferse absetzen. Oberkörper während der gesamten Übung aufrecht halten. Zurück in die Startposition. Wechsel zur anderen Seite.

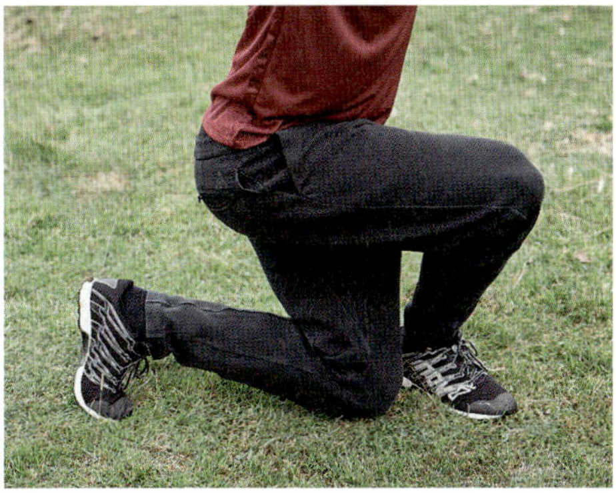

KLIMMZÜGE IN BAUCHLAGE MIT AST

Startposition in Bauchlage. Beine und Oberkörper leicht abgehoben. Arme maximal nach vorn gestreckt. Ast in etwa schulterbreitem Griff. Die Hände ziehen den Ast »auseinander«. (Stell dir vor, du könntest den Ast wirklich auseinanderziehen.) Dadurch baust du Spannung in der Rücken-, Arm- und Schultermuskulatur auf.

Aus dieser Position heraus hältst du diese auseinanderziehende Spannung in jedem Bewegungszentimeter und ziehst den Ast zu dir heran bis in deinen Nacken. Ast wieder nach vorne schieben.

HINWEIS: Die Ellbogen ziehen immer nach hinten oben.

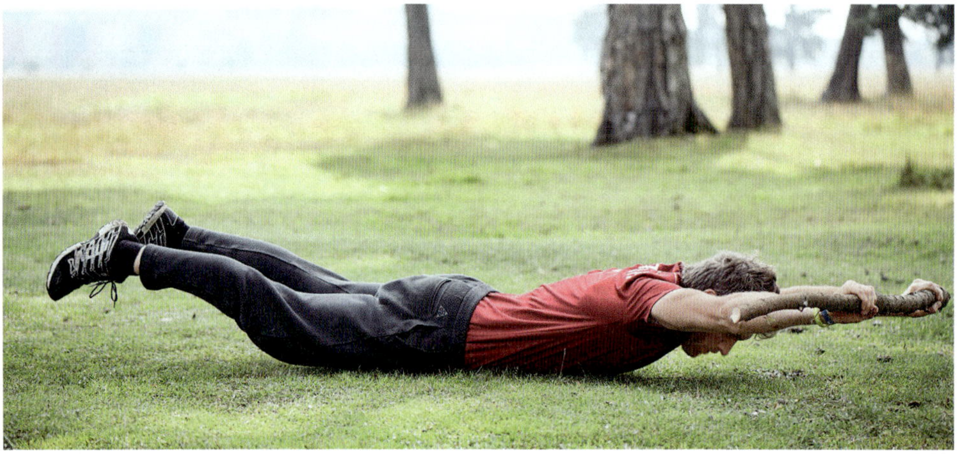

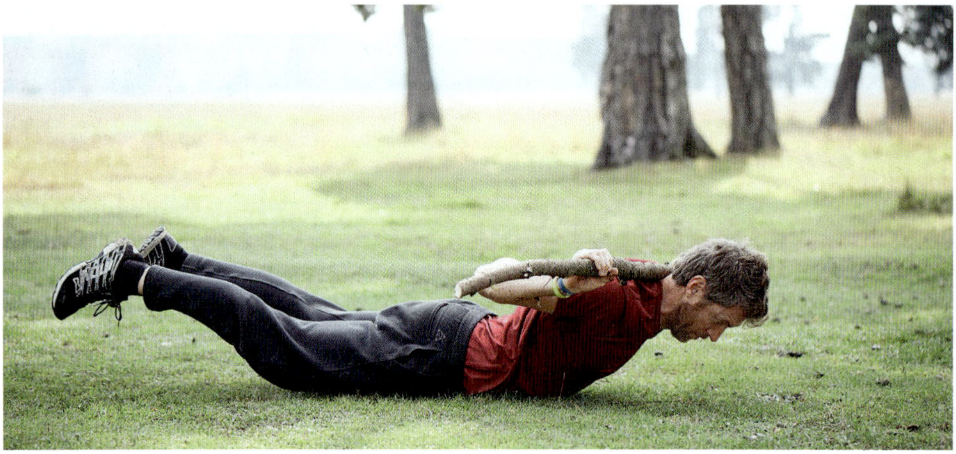

AUS UNTERARMSTÜTZ IN LIEGESTÜTZ

Startposition im Unterarmstütz. Knie gestreckt halten. Po fest anspannen. Dadurch erreichst du Körperspannung in Beinen, Oberkörper und Rumpf. Daumen auf Augenhöhe, Blick auf deine Daumen. Oberarm-Unterarm-Winkel 90 Grad.

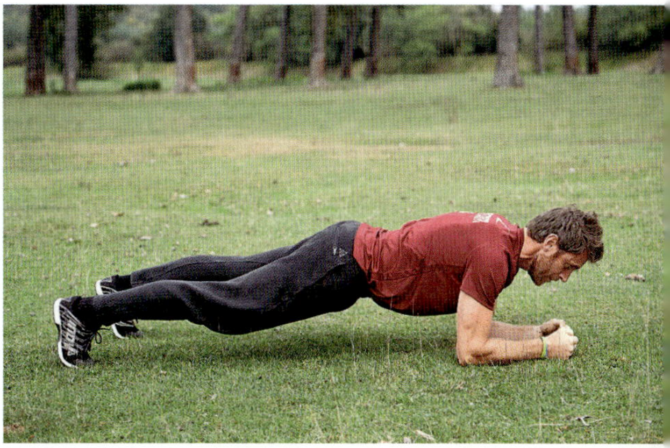

Rechte Hand aufsetzen. Rechten Arm strecken. Linken Arm strecken und in den Liegestütz gehen.

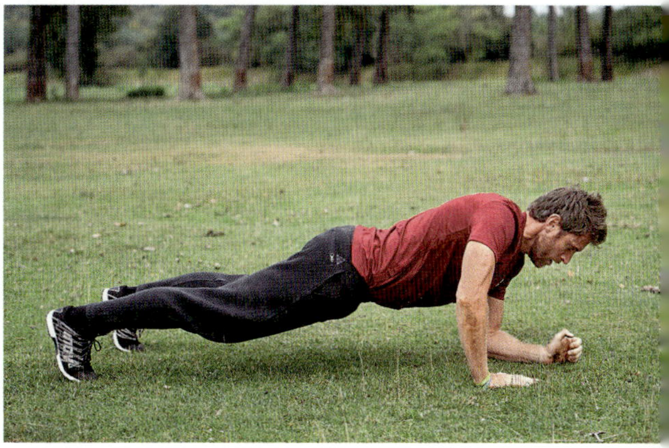

HINWEIS: Achte auf dein Becken. Es sollte während der Bewegungsausführung nicht kippen. Der Körper bleibt die ganze Zeit gestreckt.

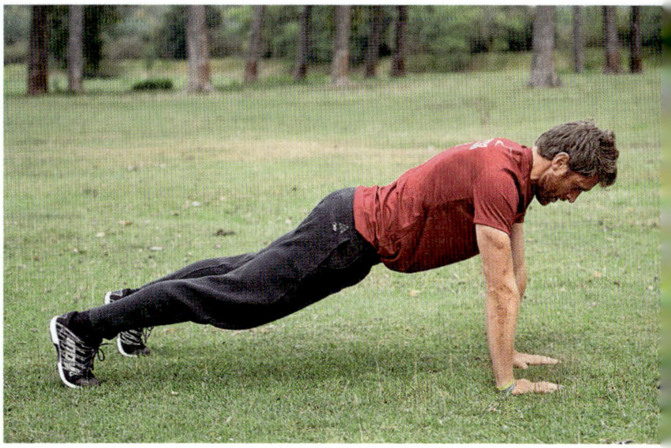

PADDELN MIT AST

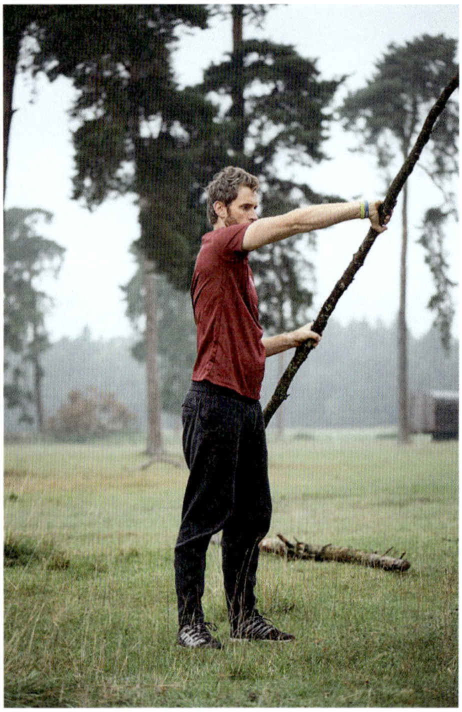

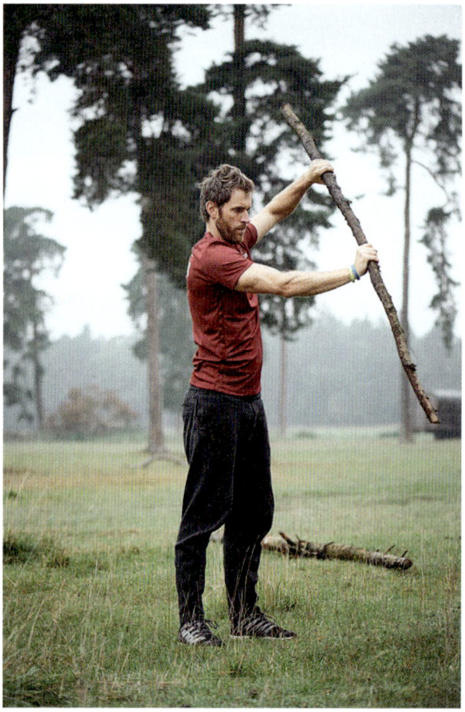

Startposition im aufrechten Stand. Ast in etwa schulterbreitem Griff. Arme maximal nach vorne gestreckt. Die Hände ziehen den Ast »auseinander«. (Stell dir vor, du könntest den Stock wirklich auseinanderziehen.) Dadurch baust du Spannung in der Rücken-, Arm- und Schultermuskulatur auf. Aus dieser Position heraus hältst du diese auseinanderziehende Spannung in jedem Bewegungszentimeter.

Paddele in möglichst großen Kreisen abwechselnd rechts und links. (Stell dir vor, du hast ein Paddel in der Hand, das du neben dir rechts und links vom Körper ins Wasser einstichst.)

OBERKÖRPERROTATION AUF BANK

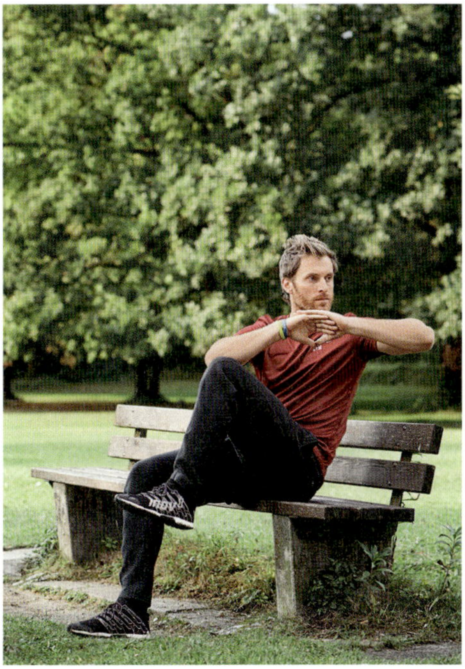

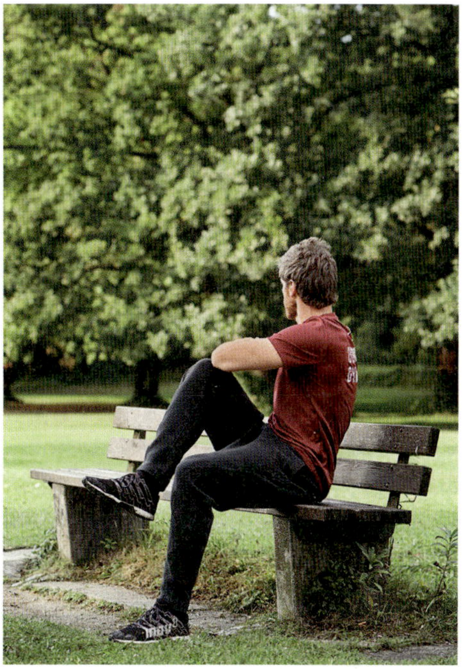

Startposition im aufrechten Sitz. Arme auf Schulterhöhe parallel zum Boden. Hände berühren sich leicht vor der Brust.

Rechter Ellbogen berührt das linke angehobene Knie. Dabei wird der Oberkörper zur linken Seite eingedreht. Linker Arm bleibt parallel zum Boden. Blick geht über den linken Ellbogen zur Seite nach hinten.

HINWEIS: Achte darauf, dass dein Oberkörper die ganze Zeit gestreckt bleibt.

Wenn du deinen Ellbogen gegen das Knie drückst und diesem Druck mit dem Knie standhältst, erhöhst du die Muskelspannung in deinem Rumpf.

Mach für jedes absolvierte Training ein Kreuzchen. So siehst du immer, was du geschafft hast.

ACHTERKREISE IN RÜCKENLAGE

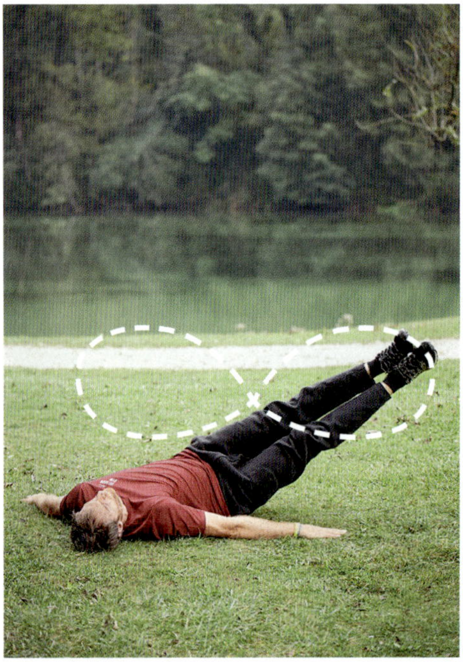

Startposition in Rückenlage. Arme seitlich gestreckt neben dem Körper. Bauch anspannen, so dass die Wirbelsäule Richtung Boden gedrückt wird.

Beine vom Boden abheben und liegende Achten in die Luft schreiben.

HINWEIS: Je nachdem, wie gut deine Rumpfmuskulatur trainiert ist, kannst du diese Übung mit gebeugten Beinen (einfach) oder gestreckten Beinen (schwierig) durchführen.

Du kannst auch Namen oder Wörter schreiben.

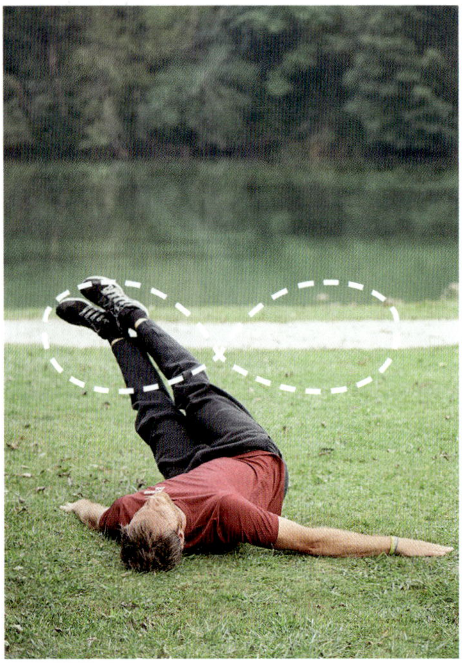

VIERECKLAUF

Markiere dir ein Viereck mit Seitenlängen von 5 bis 15 Metern.

Laufe so schnell du kannst vorwärts zum nächsten Punkt. Dann seitwärts. Dann rückwärts. Dann seitwärts. Und von vorn.

HINWEIS: Du kannst auch die ganze Zeit vorwärts, seitwärts, rückwärts oder in Varianten laufen.

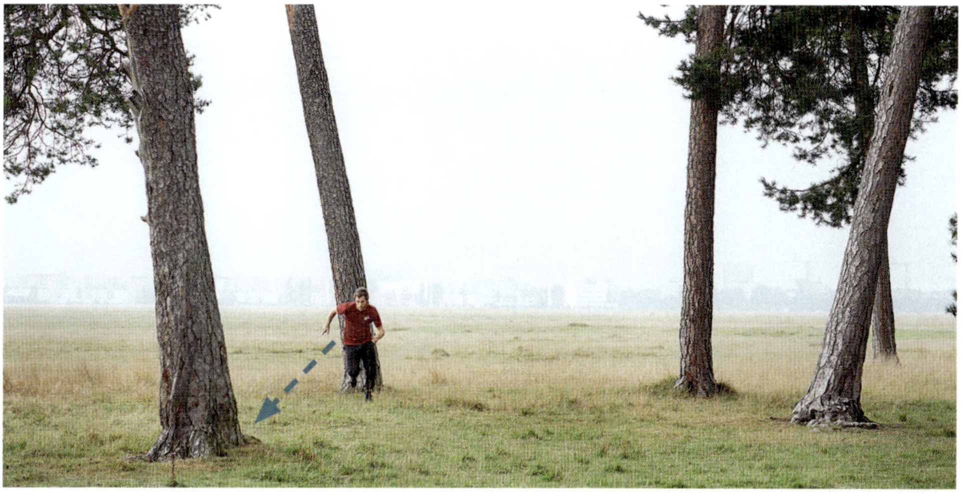

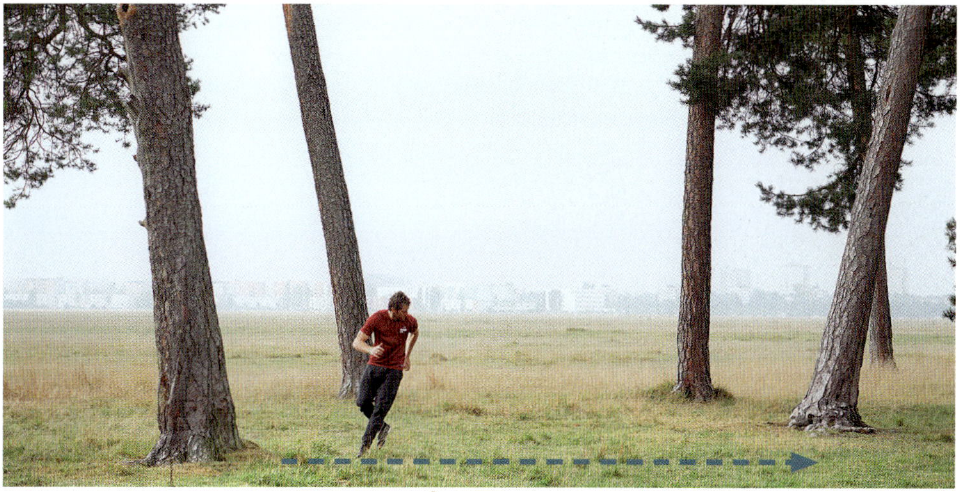

BAUMSTAMM ZIEHEN

Startposition im aufrechten Stand. Ein Ende des Baumstamms vor dem Körper auf Brusthöhe.

Einen Schritt nach hinten gehen und den Baumstamm seitlich neben dem Körper nach hinten ziehen. Die Bewegung endet neben dem Körper. Von dort aus einen Schritt nach hinten gehen, bis du wieder in der Startposition bist. Zur anderen Seite wiederholen.

HINWEIS: Versuche eine fließende und gleichmäßige Bewegung auszuführen.

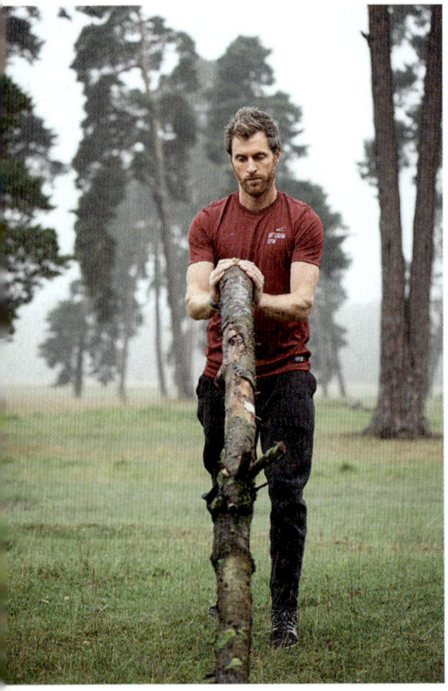
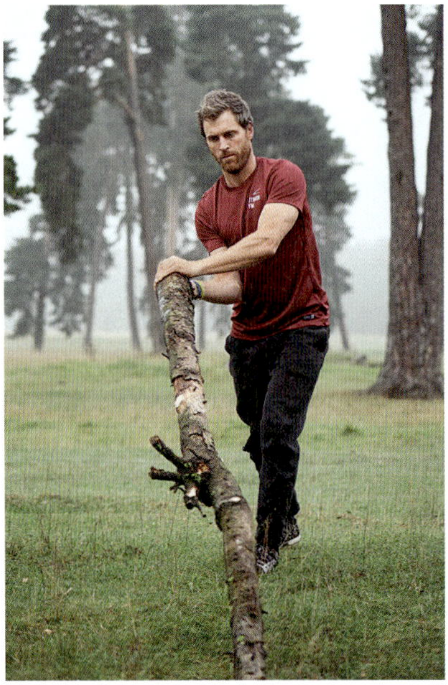
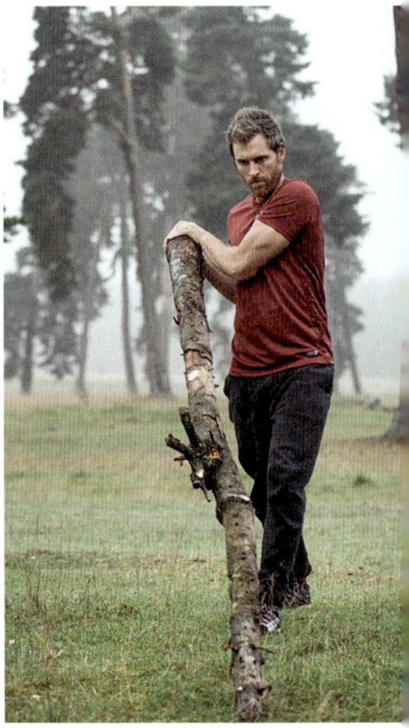

INDISCHE LIEGESTÜTZE AUF DEM BAUMSTUMPF

Startposition im gebeugten Körper. Hände etwa schulterbreit vor dem Körper absetzen. Arme und Beine gestreckt. Blick zwischen die Hände.

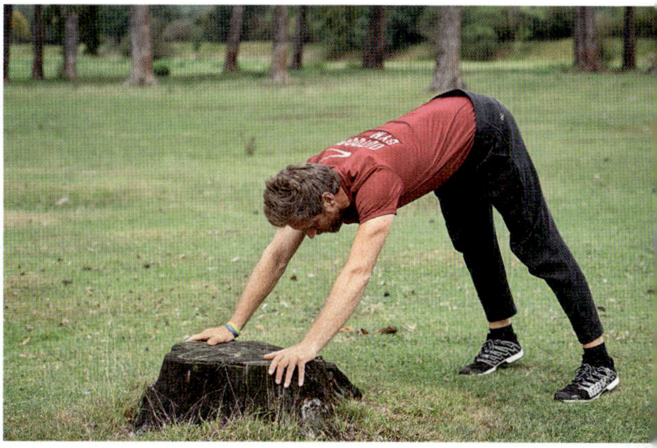

Aus dieser Position heraus mit der Nasenspitze voran zum Baumstumpf »abtauchen«, von dort aus den Blick nach oben richten und nach oben in den Stütz »auftauchen«. Diese Bewegung beschreibt einen Halbkreis. Von dort aus bringst du den Po zurück nach oben in die Startposition, um von dort aus erneut zu starten.

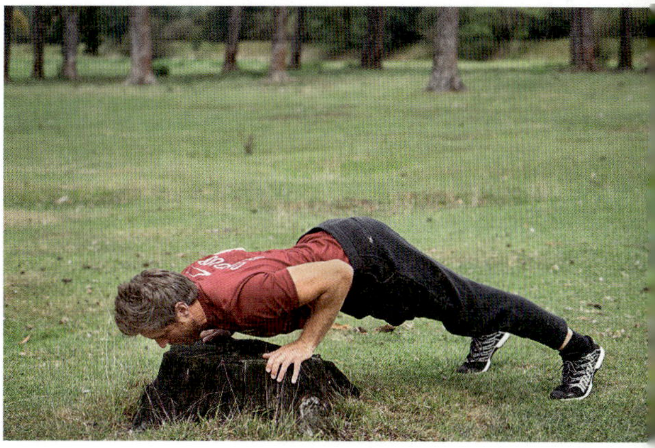

HINWEIS: Achte hierbei vor allem auf eine korrekte Atmung. Bei der Bewegung von unten nach oben atmest du aus. Wenn du keinen Baumstumpf findest, such dir eine andere Erhöhung wie eine Bank oder einen großen Stein.

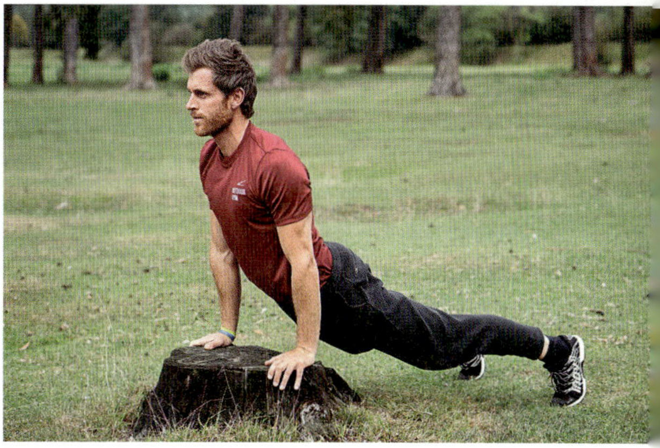

SAMURAI

Startposition im aufrechten Stand. Füße schulterbreit auseinander. Rechter Arm etwa 90 Grad angewinkelt. Ast am unteren Ende greifen und senkrecht vor den Körper halten.

Den Ast nach links neben den Körper führen und dabei den Arm so eindrehen, dass die obere Spitze hinter dem Rücken zum Boden zeigt. Der Ellbogen wandert nach oben über den Kopf und führt einen Bogen aus, bis du wieder vorn in der Startposition bist.

HINWEIS: Je länger und schwerer der Ast, desto intensiver die Übung.

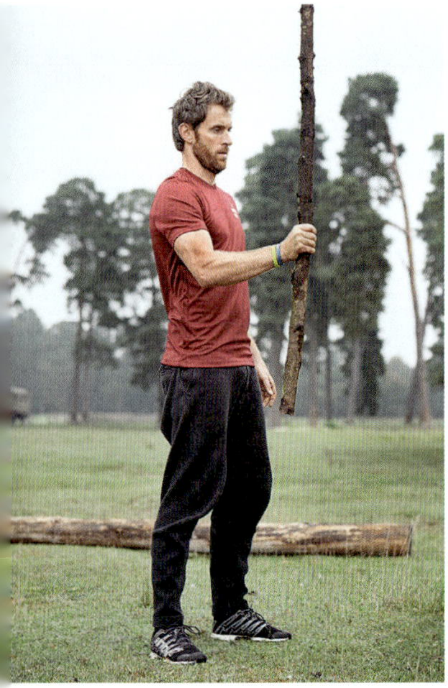

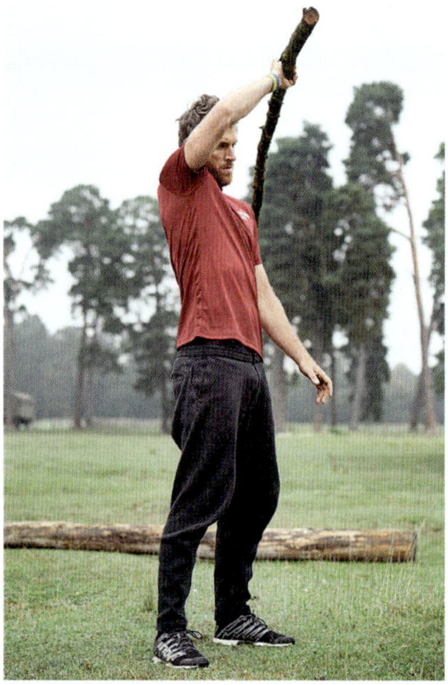

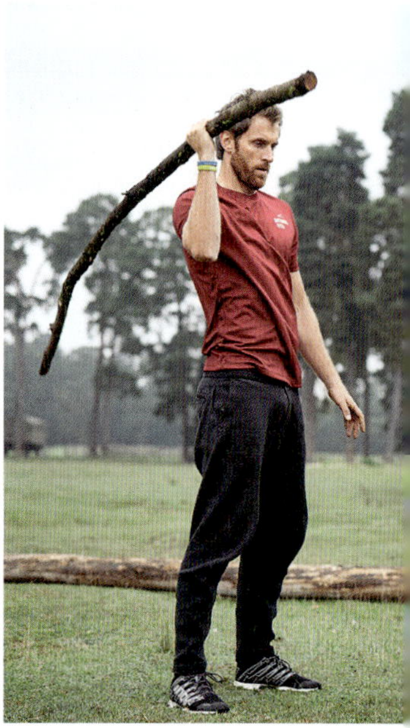

ACHTERKREISE AUF BANK

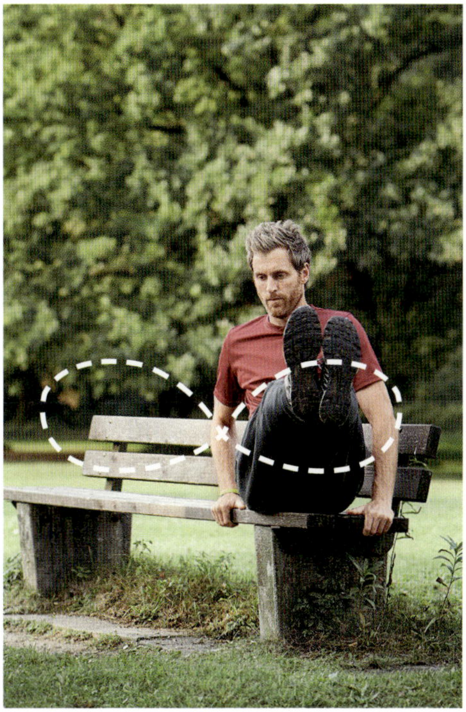

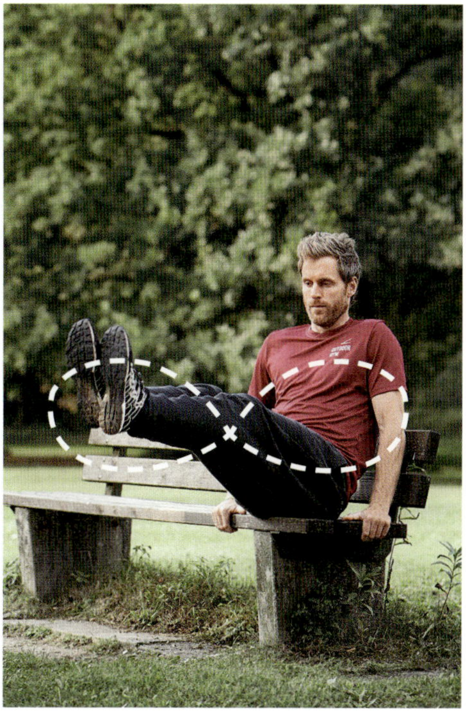

Startposition im aufrechten Sitz. Beine vor dem Körper gestreckt. Hände zur Stabilisation an der Sitzfläche.

Beine anheben und Achten in die Luft schreiben.

HINWEIS: Achte darauf, dass dein Oberkörper gerade und aufgerichtet ist.

Mach für jedes absolvierte Training ein Kreuzchen. So siehst du immer, was du geschafft hast.

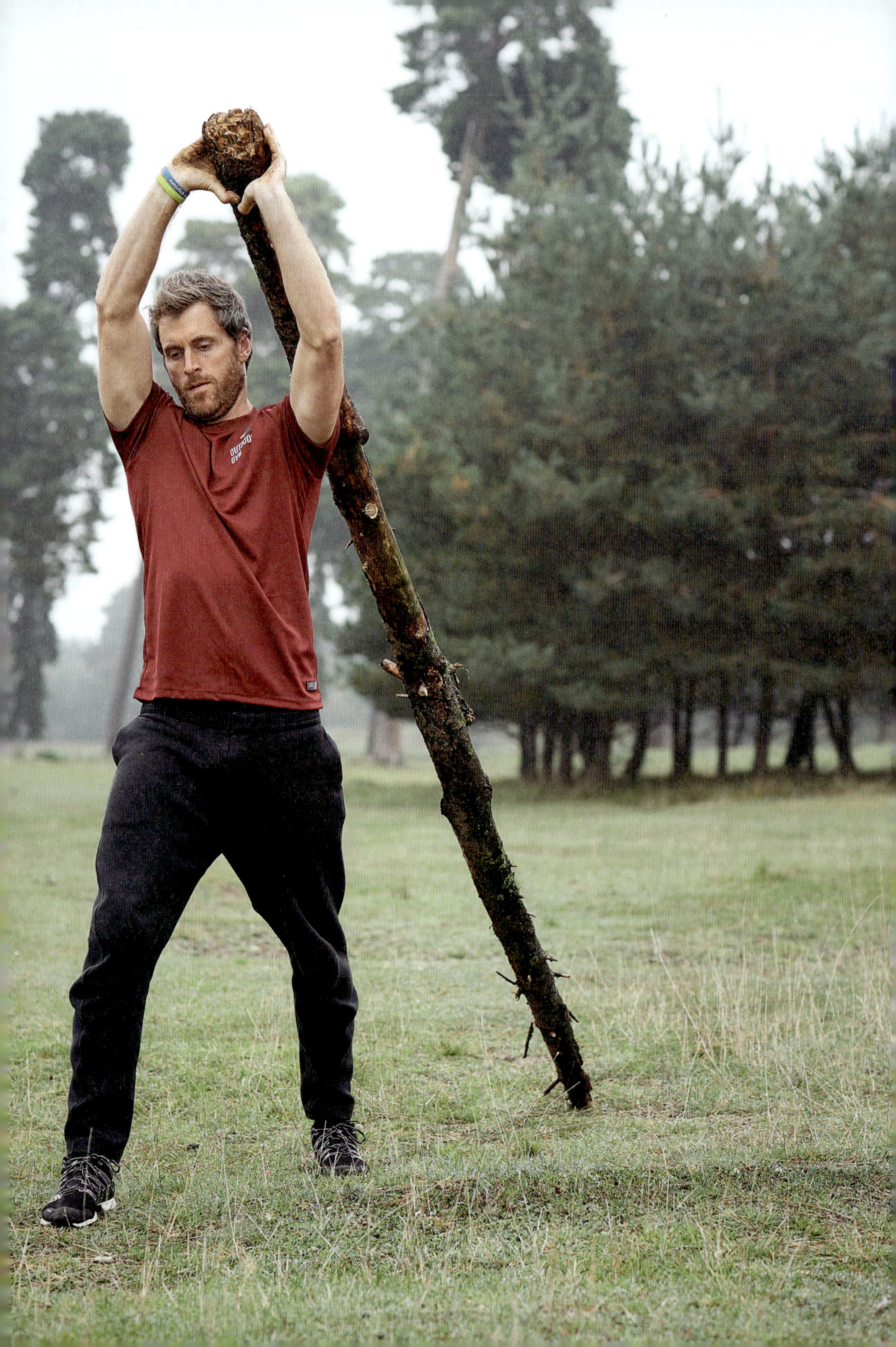

ÜBUNGEN PRO

DIAGONALES KLAPPMESSER

Startposition in Rückenlage. Arme seitlich leicht in Richtung Kopf gestreckt.

Linkes Bein möglichst gestreckt nach oben führen und die Fußspitze mit der rechten Hand greifen. Oberkörper dabei leicht mit anheben. Blick zur linken Körperseite. Das rechte Bein bleibt während der Bewegung liegen. Linkes Bein wieder ablegen. Wechsel zur anderen Seite.

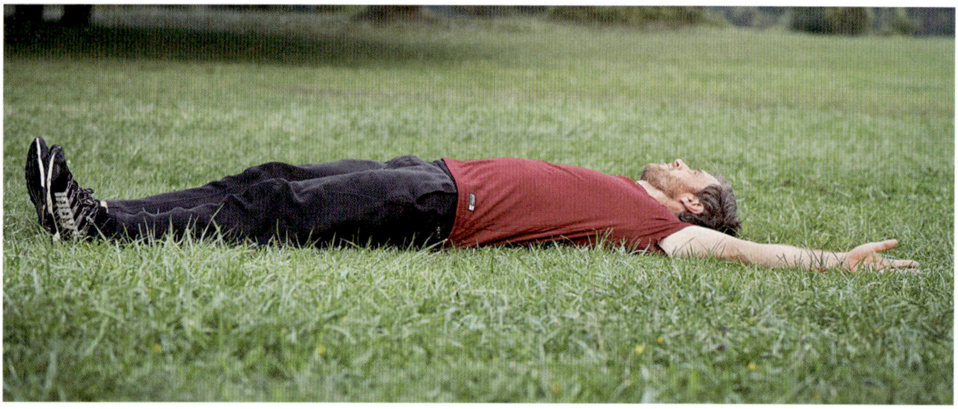

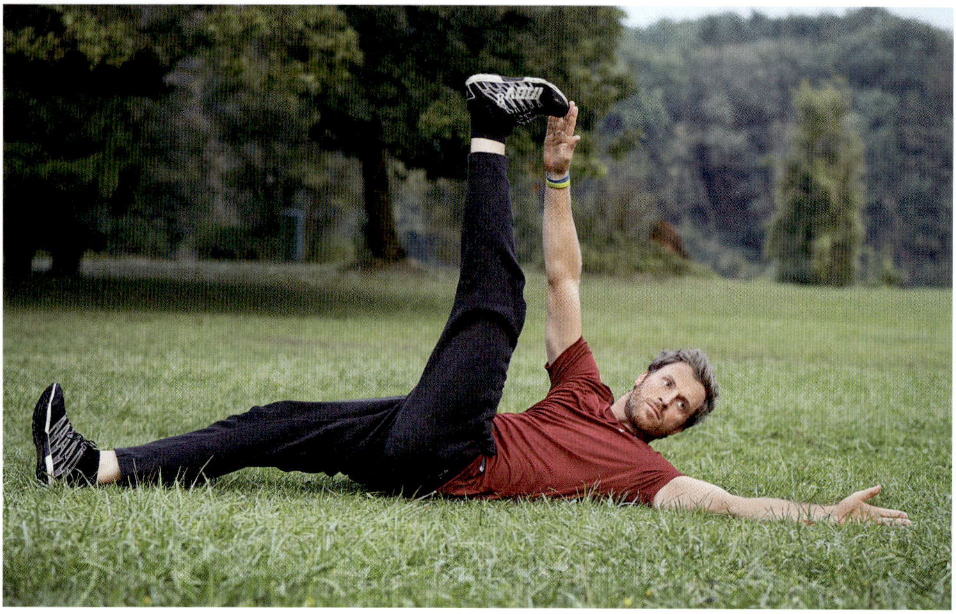

SWINGS MIT STEIN

Startposition: Kniebeuge mit Stein in beiden Händen. Arme gestreckt.

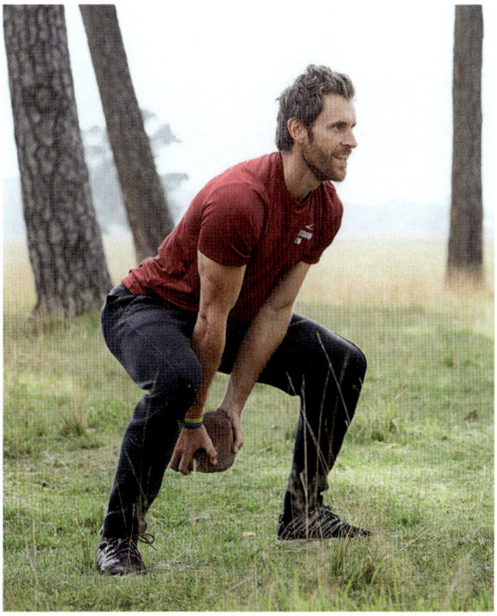

Strecke deine Beine und schiebe das Becken während der Aufrichtbewegung nach vorn. Dadurch kommt der Oberkörper in eine leichte Überstreckung. Der Stein wird nicht mit den Armen nach oben gehoben, sondern durch den Schwung von Beinen und Hüfte nach oben bewegt. Von dort aus gehst du zügig zurück in die Startposition und lässt den Stein bis etwa unter deinen Po zurückschwingen.

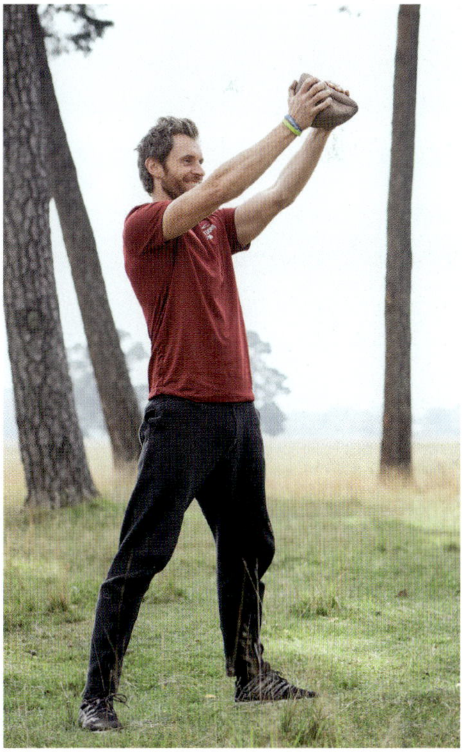

HINWEIS: Falls du diese Übung das erste Mal machst, dann übe die Bewegungsausführung erst einmal ohne Stein und mach dir den Impuls des Schwungholens über Beine und Hüfte bewusst. Stell dir vor, du würdest den Stein nach vorne wegwerfen wollen. Die Übung ist umso besser ausgeführt, je gleichmäßiger und runder dein Bewegungsablauf ist.

KLIMMZÜGE

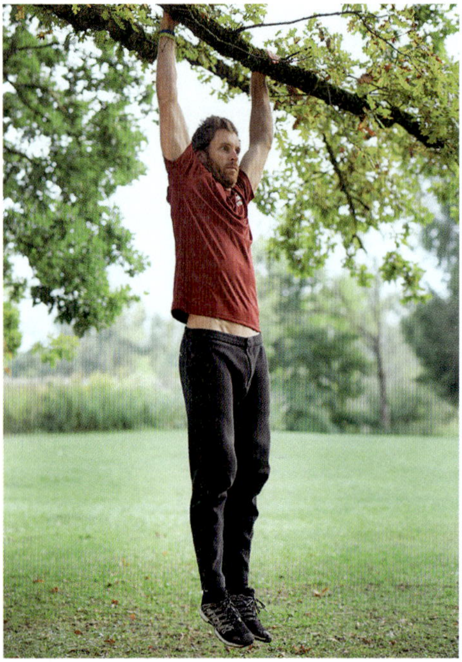

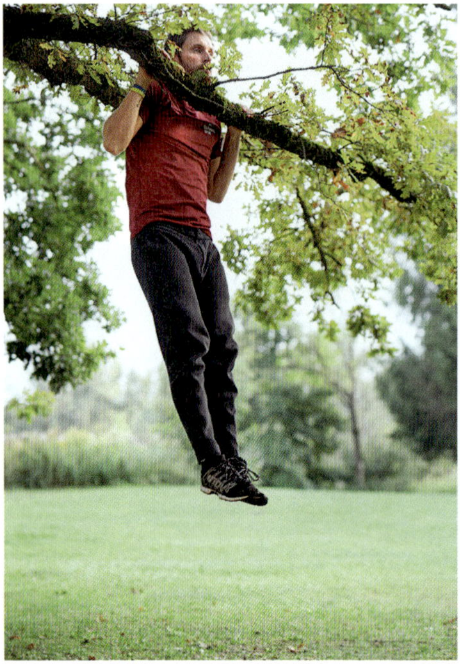

Startposition im schulterbreiten Ristgriff (Fingerspitzen zeigen nach vorne), komplett ausgehängt.

Zieh dich aus dieser Position in die maximale Armbeugung. Von dort aus lässt du dich wieder komplett aushängen.

HINWEIS: Wenn du enger greifst, ist die Bewegungsausführung etwas leichter. Wenn du die Hände umdrehst (Kammgriff – Fingerspitzen zeigen zu dir), ist die Übung ebenfalls leichter. Variiere deine Griffarten und deine Griffbreite. Die Intensität kannst du durch Zusatzgewichte (z. B. Steine im Rucksack) erhöhen oder indem du die Knie anwinkelst und die Oberschenkel parallel zum Boden hältst.

Für Klimmzugeinsteiger: Such dir einen Ast, der niedrig genug ist, so dass du dich in der Zugbewegung mit den Beinen unterstützen kannst. Alternativ kannst du auch in die gebeugte Position hochspringen und dich von dort aus möglichst langsam absenken.

INDISCHE LIEGESTÜTZE

Startposition mit im ca. 90-Grad-Winkel nach vorn gebeugtem Körper. Hände etwa schulterbreit vor dem Körper aufsetzen. Arme und Beine gestreckt. Blick zwischen die Hände.

Aus dieser Position heraus mit der Nasenspitze voran zum Boden »abtauchen«, von dort aus den Blick nach oben richten und nach oben in den Stütz »auftauchen«. Diese Bewegung beschreibt einen Halbkreis. Die gleiche Bewegung rückwärts ausführen, um wieder in die Startposition zu kommen.

HINWEIS: Achte hierbei vor allem auf eine korrekte Atmung. Atme bei der Bewegung von unten nach oben aus. In der Rückwärtsbewegung atmest du aus, wenn du dich nach hinten rausdrückst.

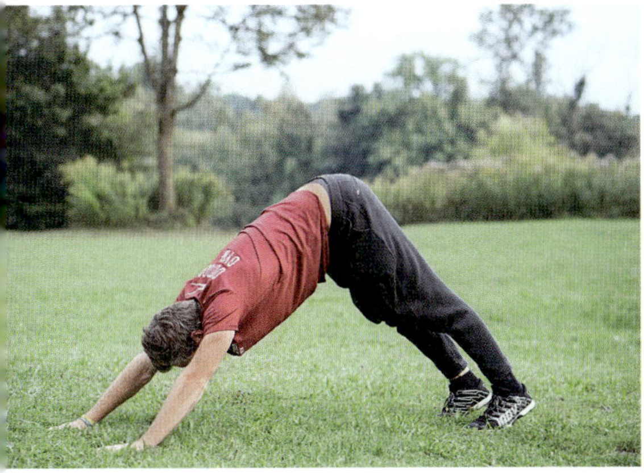

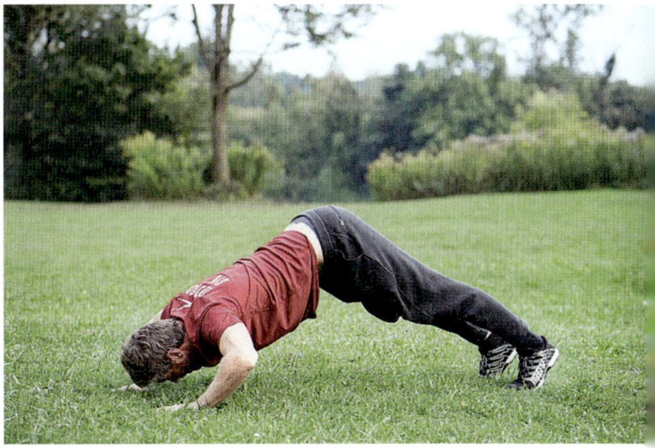

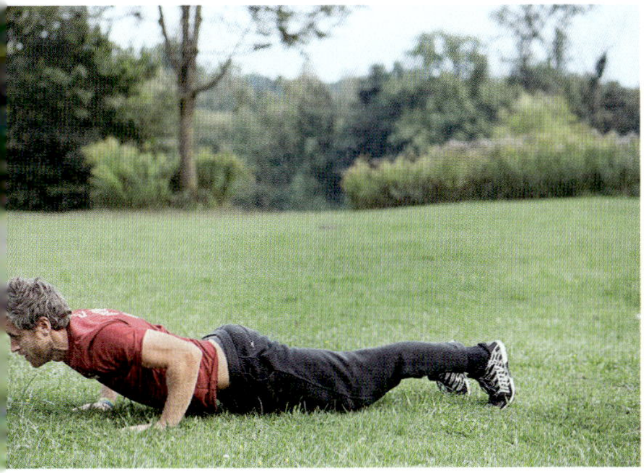

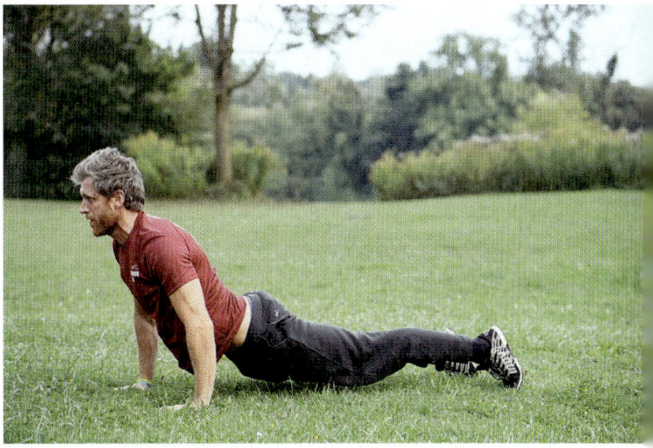

ARMKREUZEN IN BAUCHLAGE

Startposition in Bauchlage. Oberkörper und Beine leicht vom Boden abgehoben. Beine und Arme maximal gestreckt. Die Fingerspitzen berühren sich.

Arme in gestreckter Position neben dem Körper nach hinten führen. Versuche dabei, den Oberkörper noch weiter anzuheben. Po während der gesamten Übung zusammenkneifen. Die Hände berühren sich hinter dem Rücken. Zurück in die Startposition.

HINWEIS: Die Arme sollten weder den Boden noch deinen Körper berühren.

Erhöhe die Intensität, indem du Zusatzgewichte (z. B. Steine) in die Hände nimmst.

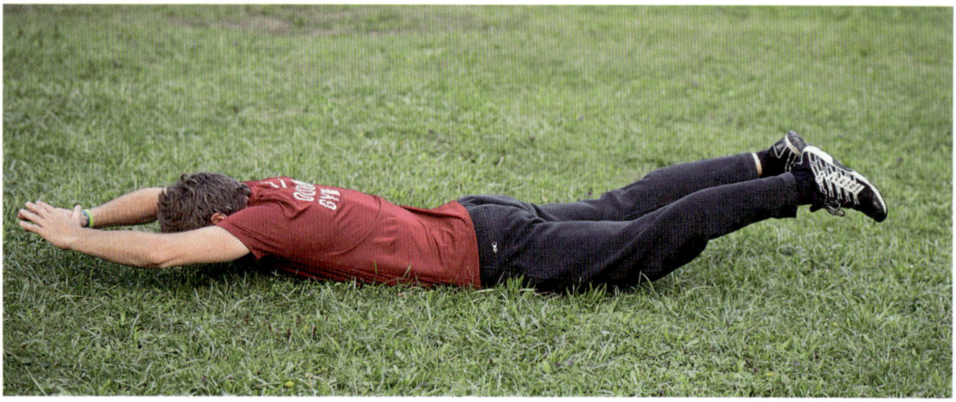

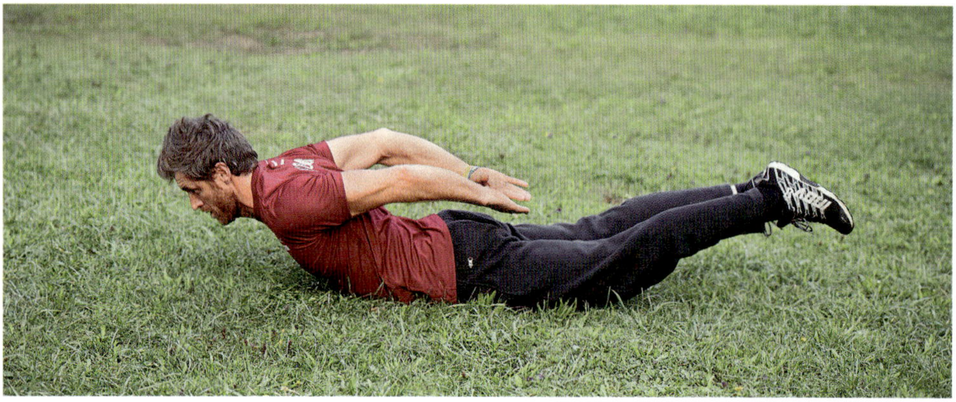

FALLSCHIRMSPRINGER-TWIST

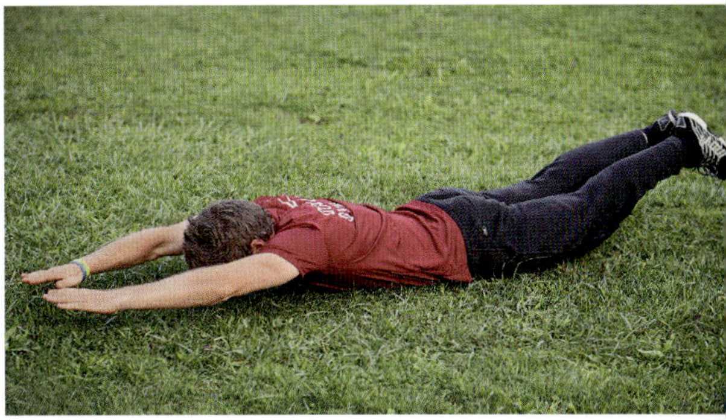

Startposition in Bauchlage. Oberkörper und Beine leicht vom Boden abgehoben. Beine und Arme maximal gestreckt. Die Fingerspitzen berühren sich.

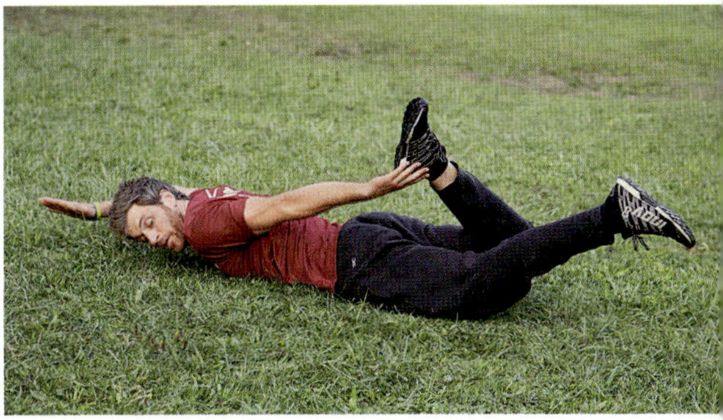

Rechtes Bein beugen und mit der linken Hand die reche Ferse greifen. Der rechte Arm und das linke Bein bleiben möglichst gestreckt. Der Blick folgt dem linken Arm. Wechsel zur anderen Seite.

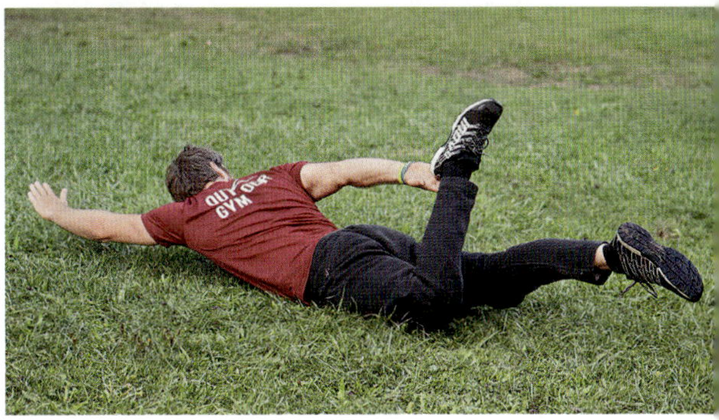

HINWEIS: Diese Übung ist besonders gut für die Beweglichkeit deiner Wirbelsäule sowie deines Iliosakralgelenks. Möglicherweise wirst du dich wundern, dass auch deine hintere Oberschenkelmuskulatur Arbeit leisten muss.

Als PRO solltest du drei- bis fünfmal pro Woche trainieren und das aktuelle Level sechs Wochen lang durchführen. Wenn du fünfmal pro Woche trainierst, achte unbedingt auf deine Regeneration! (Siehe Regeneration im Kapitel *Training für jeden*). Mach für jedes absolvierte Training ein Kreuzchen. So siehst du immer, was du geschafft hast.

EINARMIGER UNTERARMSTÜTZ

Startposition im Unterarmstütz. Oberkörper und Beine gestreckt. Arme im 90-Grad-Winkel gebeugt.

Rechten Arm maximal nach vorne strecken und linkes Bein gestreckt vom Boden abheben. Blick zum Boden. Becken parallel zum Boden halten. Po dabei anspannen, um besser zu stabilisieren. Wechsel zur anderen Seite.

HINWEIS: Wenn du die gestreckte Position für ein paar Sekunden hältst, ist die Intensität höher.

Mit geschlossenen Augen wird die Übung zu einer neuen Herausforderung. Probier es aus!

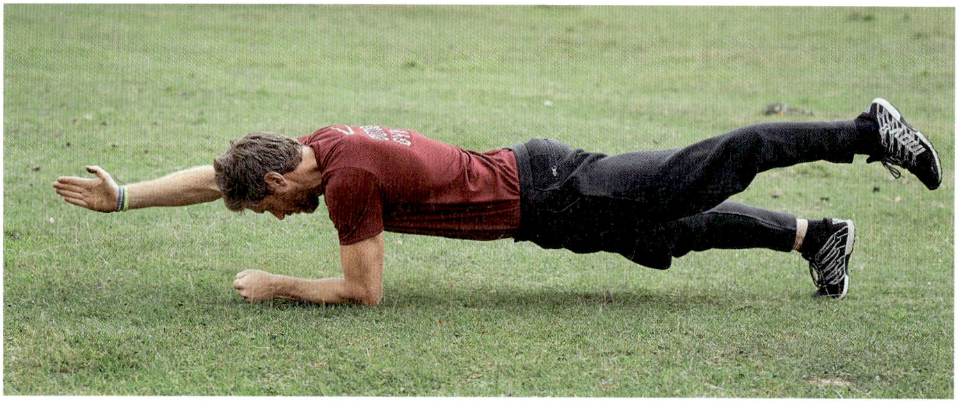

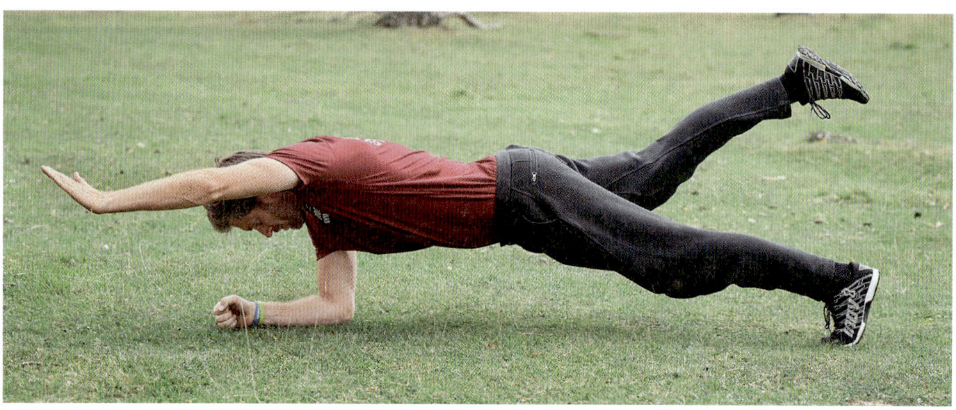

PRISONER SQUATS MIT STEIN

Startposition im aufrechten Stand. Stein in beiden Händen vor der Brust halten.

Rechtes Knie neben linke Ferse zum Boden führen. Oberkörper dabei aufrecht halten. Linkes Knie im 90-Grad-Winkel. Linkes Knie neben rechtes Knie absetzen. Zum Aufstehen den gleichen Ablauf rückwärts ausführen.

HINWEIS: Während der gesamten Übung den Oberkörper aufrecht und zentriert halten.

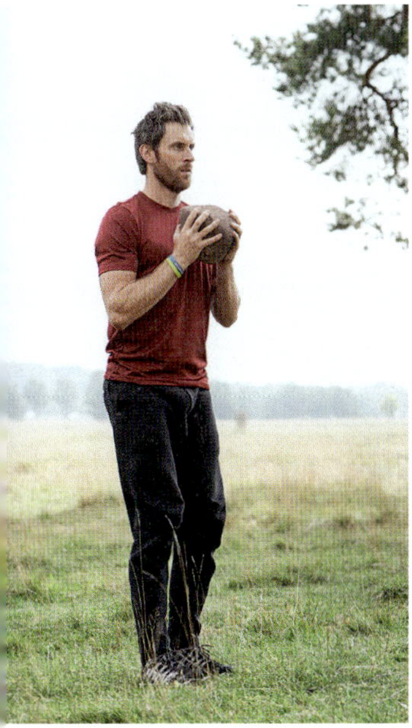
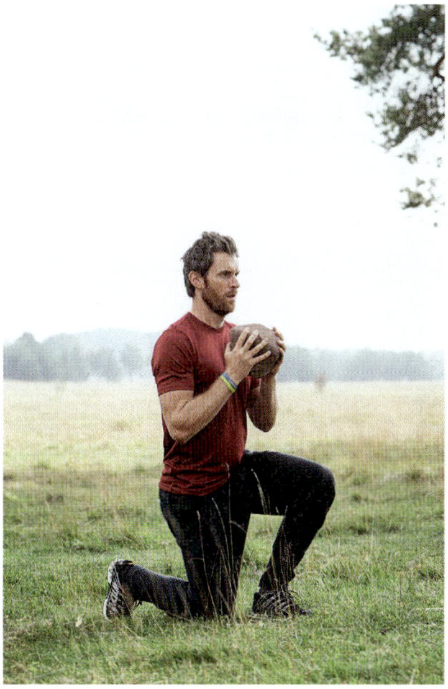
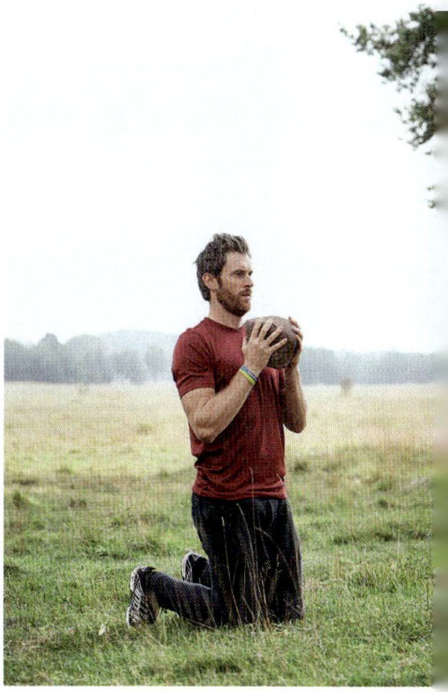

UMSETZEN MIT BAUMSTAMM

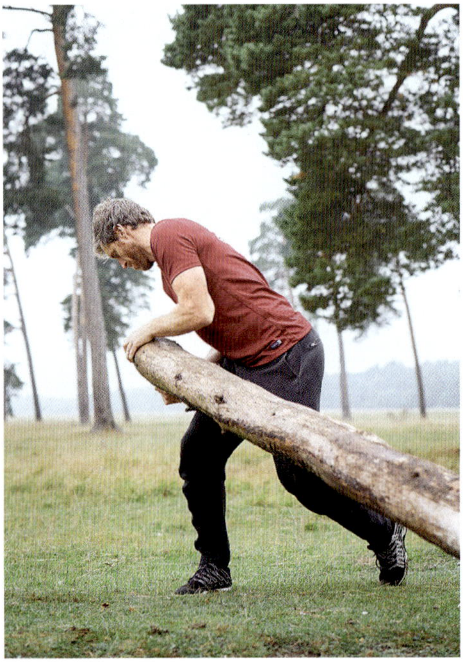

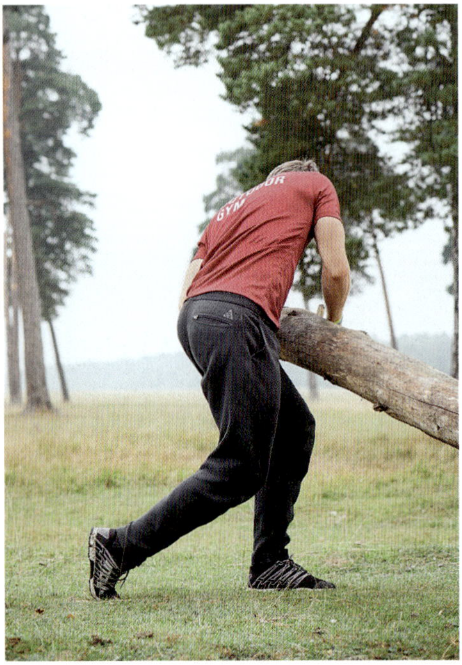

Startposition im aufrechten Stand. Das Ende des Baumstamms mittig vor der Brust.

Oberkörper zur rechten Seite drehen und den Baumstamm neben dem Körper Richtung Oberschenkel führen. Linke Ferse vom Boden abheben, die linke Hüfte und das linke Knie mit nach rechts eindrehen. Zurück zur Startposition. Wechsel nach links.

HINWEIS: Deine Hände werden die Griffposition während der Übung verändern. Achte vor allem darauf, dass du deinen Fuß, dein Knie und deine Hüfte bei der Rotation mit eindrehst.

LIEGESTÜTZSPRÜNGE VERSETZT

Startposition im tiefen Liegestütz. Die Hände sind versetzt: Eine Hand eng am Körper auf Taillenhöhe, die andere auf Schulterhöhe.

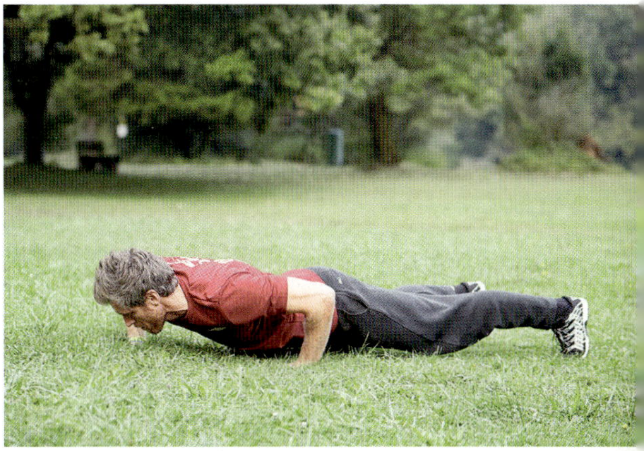

Aus dieser Position heraus Absprung über die Hände, Landung in neuer Position. (Die Hände tauschen die Position.) Absenken, bis der Oberkörper fast den Boden berührt.

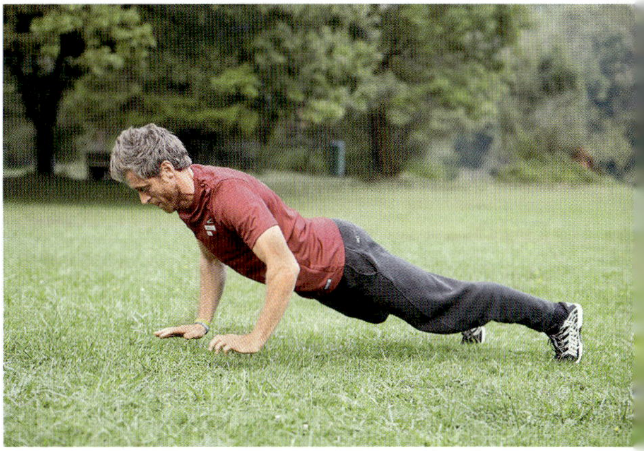

HINWEIS: Achte bei der gesamten Übung auf deine Körperspannung.

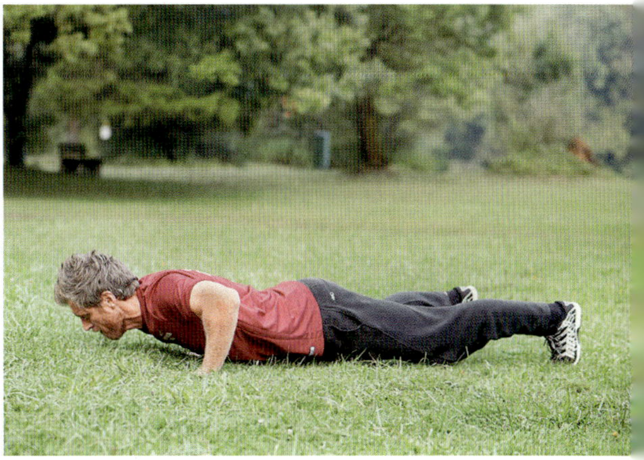

LOKOMOTIVE

Startposition in Bauchlage. Oberkörper und Beine leicht angehoben. Beine und Arme maximal gestreckt. Die Fingerspitzen berühren sich.

Ellbogen ziehen nach hinten oben. Während der Rückwärtsbewegung der Arme den Oberkörper weiter anheben und Fäuste ballen, um die Muskelspannung zu erhöhen. In der hintersten Position der Arme mit den Ellbogen eine Kreisbewegung nach hinten (Lokomotive) durchführen. Zurück in die Startposition.

HINWEIS: Während der gesamten Übung den Po zusammenkneifen.

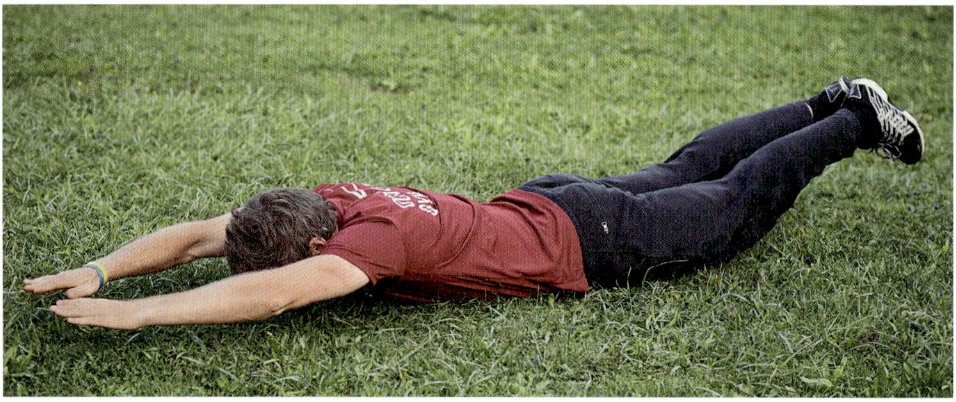

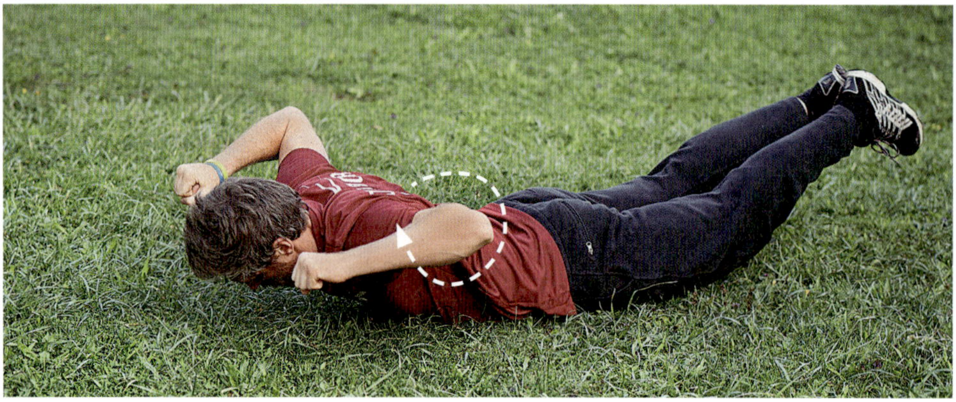

TWIST

Startposition im aufrechten Sitz. Linkes Bein gestreckt, rechtes Bein angewinkelt. Hände am Kopf. Oberkörper nach rechts drehen. Linker Ellbogen berührt rechtes Knie.

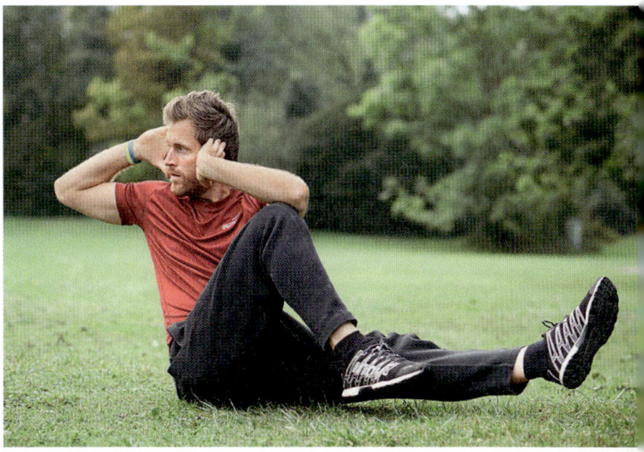

Körperdrehung nach links. Dabei rechtes Bein strecken und linkes Bein anwinkeln. Rechter Ellbogen berührt linkes Knie.

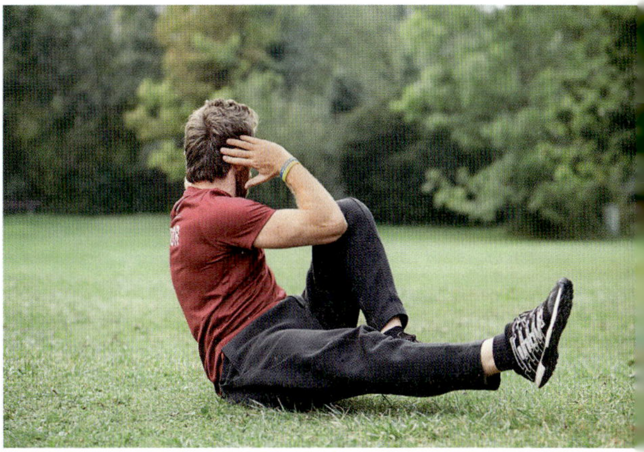

HINWEIS: Dein Blick geht immer über die ausgedrehte Schulter nach hinten. Achte darauf, den Oberkörper aufrecht zu halten – was ich auf dem einen Bild nicht wirklich mache.

Mach für jedes absolvierte Training ein Kreuzchen. So siehst du immer, was du geschafft hast.

UNTERARMSTÜTZ MIT BEINSPRÜNGEN

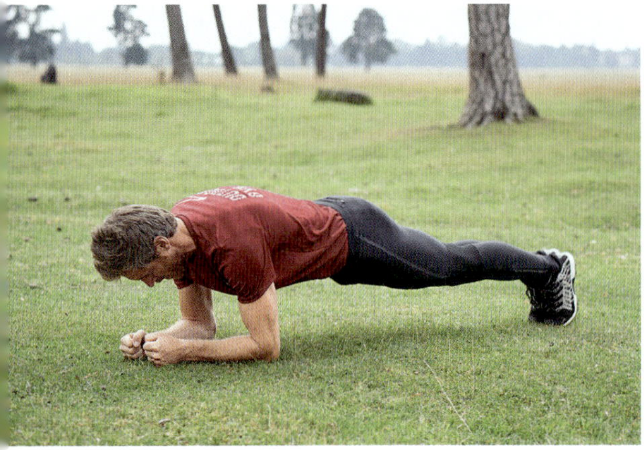

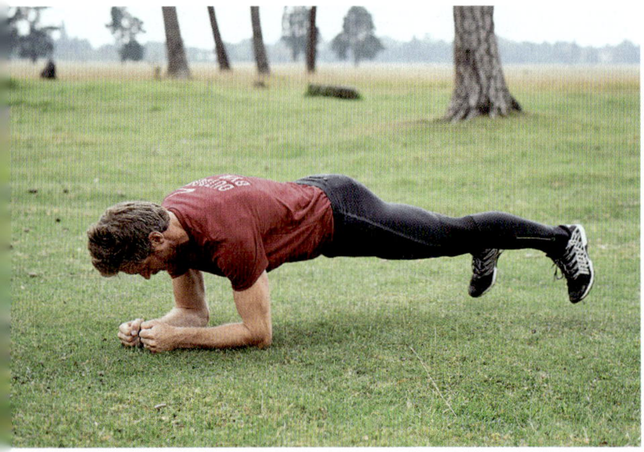

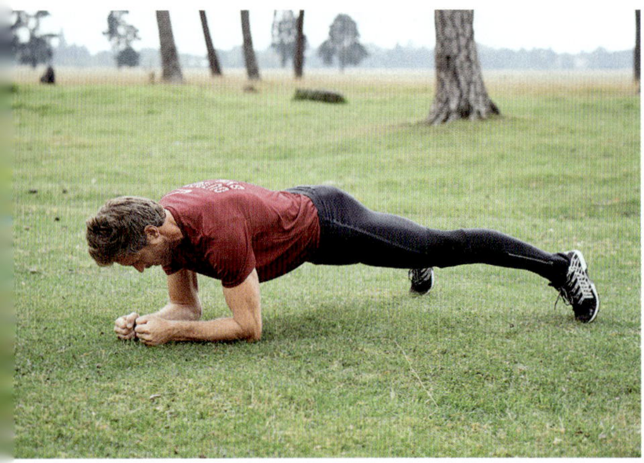

Startposition im Unterarmstütz. Füße stehen eng zusammen.

Mit den Füßen abspringen und breit landen. Von dort aus wieder in die Startposition zurückspringen.

HINWEIS: Achte während der gesamten Übung darauf, dass dein Oberkörper stabil bleibt und deine Beine gestreckt sind.

HOCKSPRÜNGE

Startposition im aufrechten Stand.

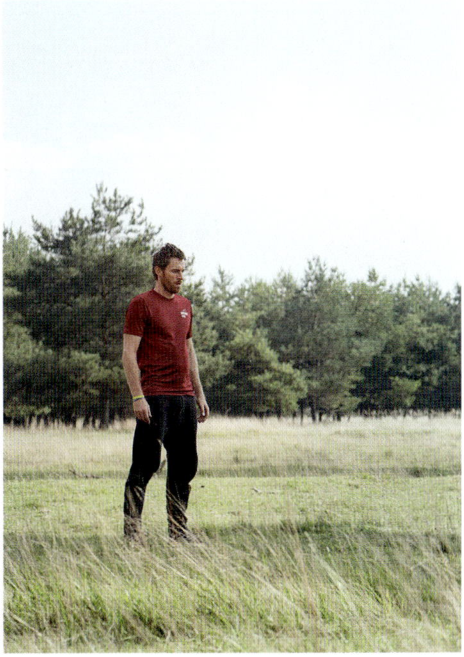

Aus der Hocke Schwung holen. Um den Schwung zu vergrößern, Arme seitlich hinter den Körper schwingen. Von dort aus Absprung nach vorn und so hoch wie möglich. Arme nach oben führen, um den Schwung zu verstärken. Sanft in der Hocke landen.

HINWEIS: Achte auf eine saubere und wirklich weiche Landung.

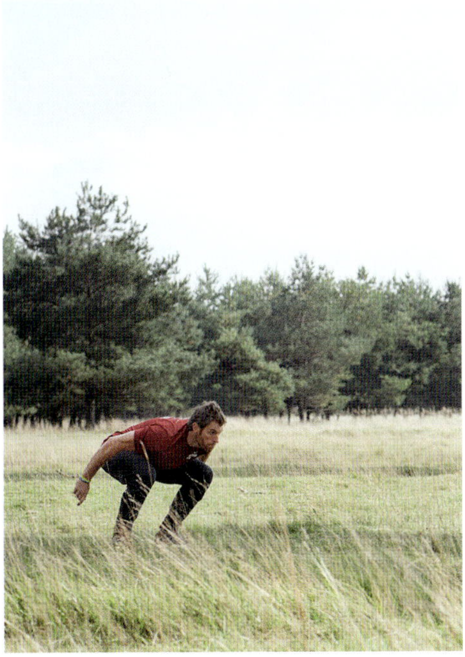

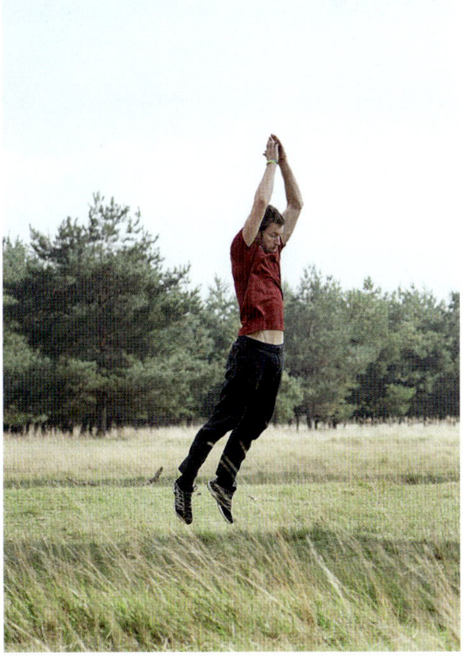

HANGELN AM AST

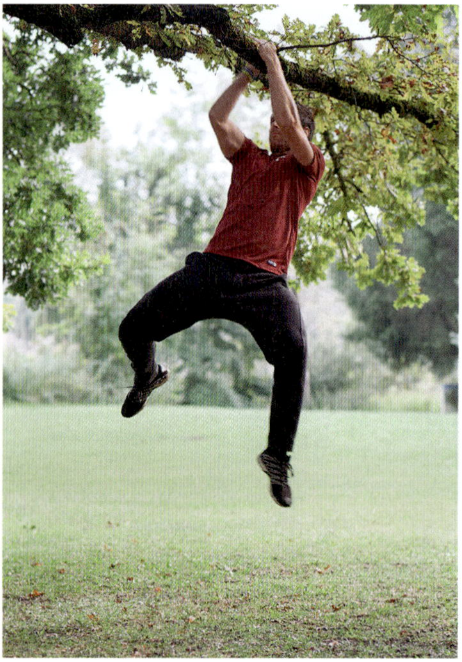

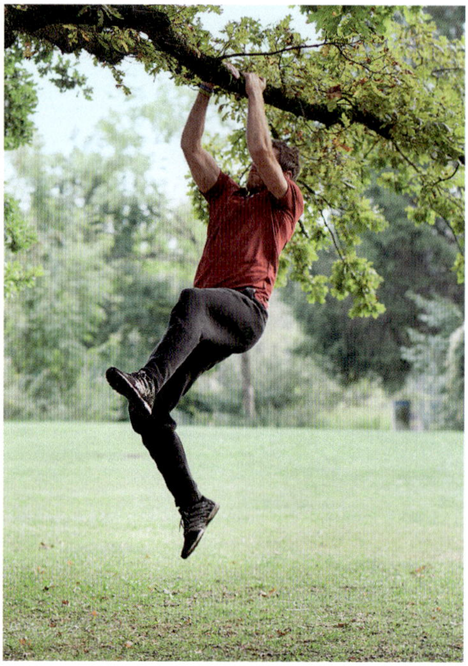

Startposition am Ast hängend.

Hangele dich am Ast entlang.

HINWEIS: Um die Intensität zu erhöhen, kannst du auch rückwärts hangeln oder Klimmzüge einbauen.

SPRÜNGE VON UNTERARMSTÜTZ IN LIEGESTÜTZ

Startposition im Unterarmstütz.

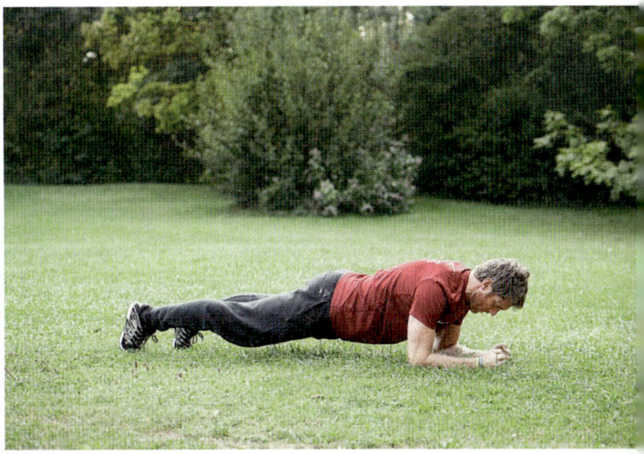

Springe aus dem Unterarmstütz ab und lande direkt in einer tiefen Liegestützposition. Drück dich hoch in den Liegestütz. Von dort aus gehst du zurück in die Startposition.

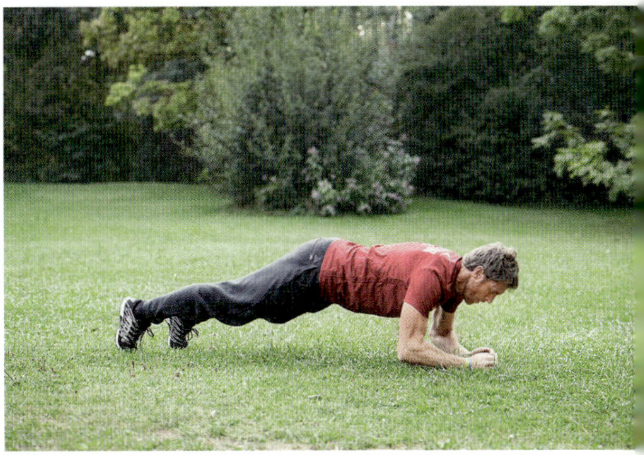

HINWEIS: Versuche beim Absprung den Oberkörper möglichst tief zu halten.

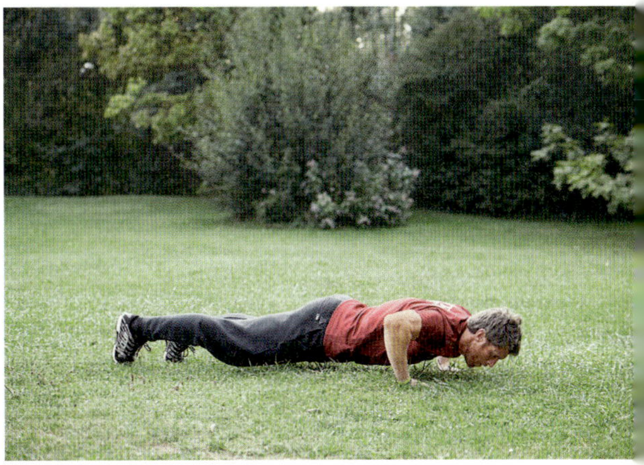

BAUMSTAMMZIEHEN VORWÄRTS

Startposition im aufrechten Stand. Beine in Schrittposition. Ende des Baumstamms mit beiden Händen über einer Schulter halten.

Aus dieser Position heraus Arme in die Streckung bringen und den Stamm über die Schulter und den Kopf nach vorne ziehen. Einen Schritt nach vorn machen und die Bewegungsausführung wiederholen. Beim nächsten Satz die Seite wechseln.

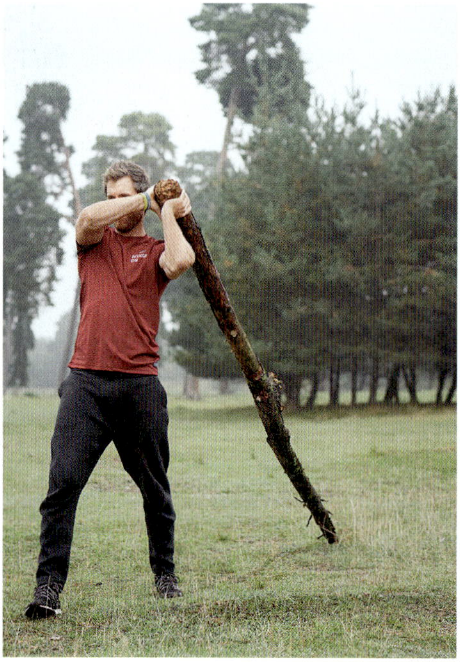

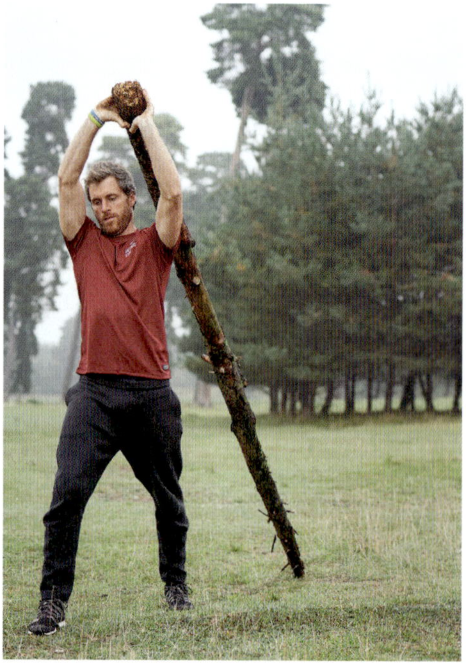

LIEGENDER TWIST

Startposition in Rückenlage. Beine nach oben gestreckt. Oberarme zur Stabilisation neben dem Körper.

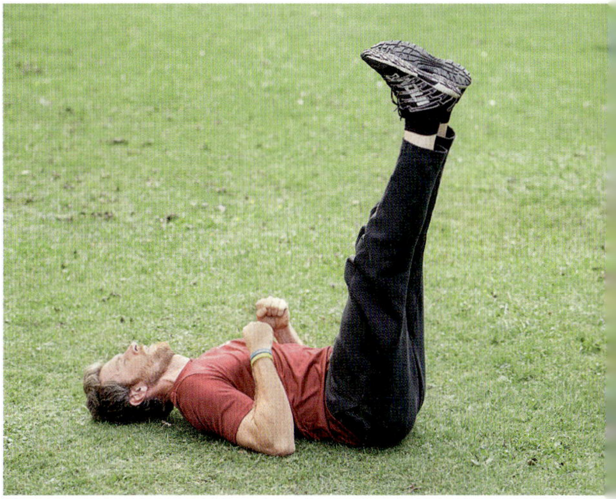

Beine gestreckt zur Seite bis fast zum Boden führen. Nicht ablegen! Schultergürtel und Oberarme bleiben fest am Boden. Zurück zur Startposition.

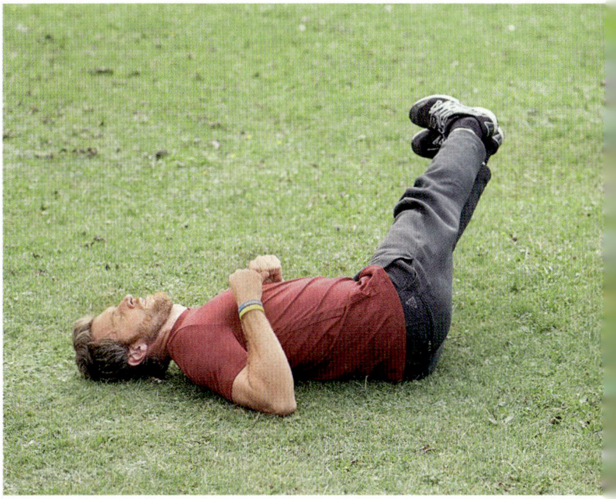

HINWEIS: Falls die Übung noch zu schwer sein sollte, kannst du die Knie erst einmal beugen, um den Hebel zu verkleinern.

Mach für jedes absolvierte Training ein Kreuzchen. So siehst du immer, was du geschafft hast.

ACHTUNG!!
Falls du Schmerzen oder Probleme mit deiner Halswirbelsäule hast, solltest du diese Übung besser nicht ausführen!

BÖSE ROLLE

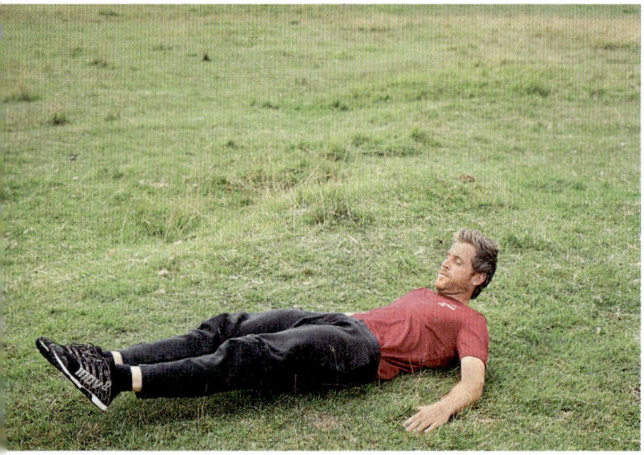

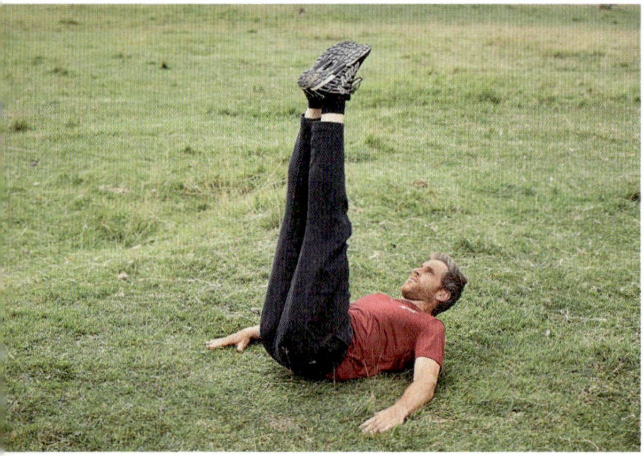

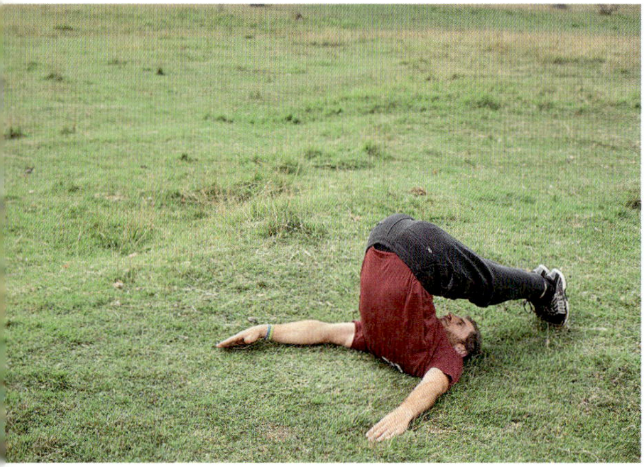

Startposition in Rückenlage. Arme zur Stabilisation neben dem Körper. Beine gestreckt knapp über dem Boden.

Beine gestreckt nach oben führen und dabei das Becken vom Boden abheben. Kurz in dieser Position bleiben und die Spannung halten. Dann Beine gestreckt über den Körper bis hinter den Kopf führen und Fußspitzen hinter dem Kopf aufsetzen. Im gleichen Ablauf rückwärts zur Startposition.

HINWEIS: Falls du die Beine nicht gestreckt hinter deinen Kopf führen kannst, versuche sie gebeugt dorthin zu bewegen.

AUSFALLSCHRITT-SPRÜNGE

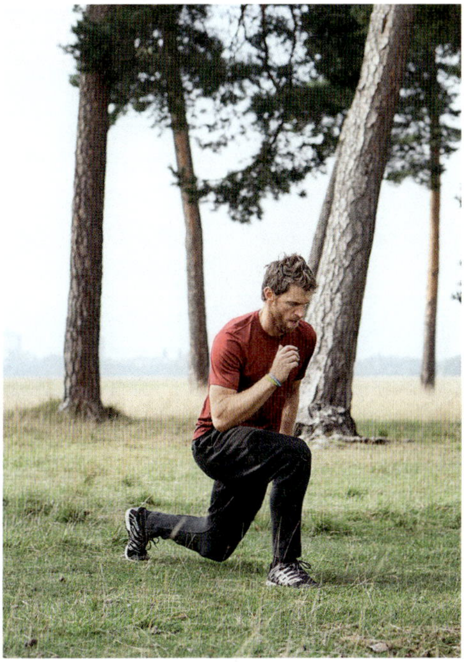

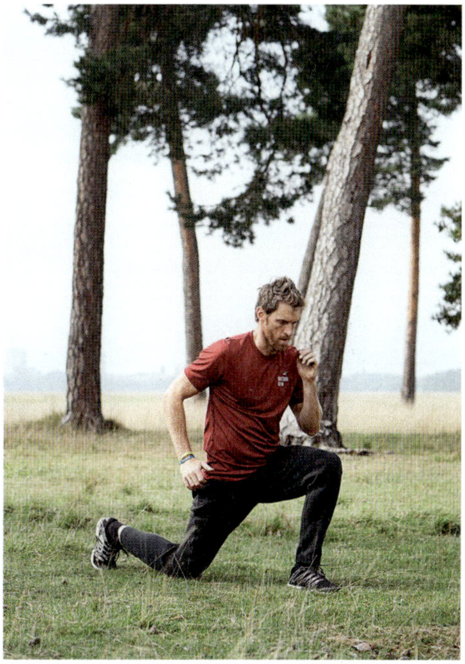

Startposition im aufrechten Stand.

Spring mit dem rechten Bein nach vorn in einen Ausfallschritt. Oberkörper aufrecht halten. Linkes Knie bis knapp über den Boden absenken. Die Ferse des vorderen Fußes bleibt auf dem Boden. Vorderes Knie im 90-Grad-Winkel und hinter den Fußspitzen stabilisieren. Wechselsprung.

HINWEIS: Achte auf eine saubere Landung und die korrekte Position deiner Knie.

ROLL-UP IM HÄNGEN

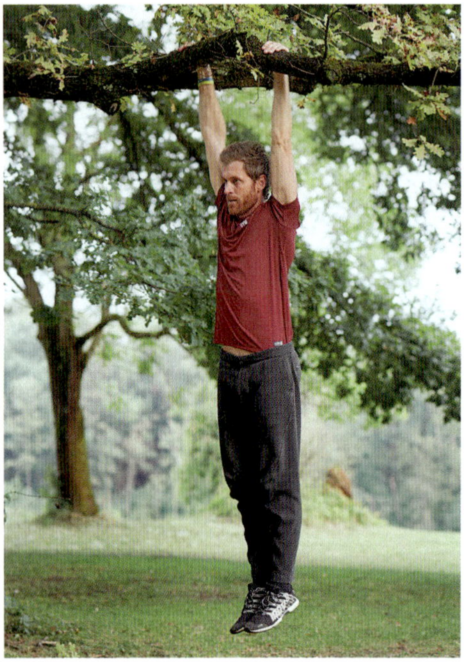

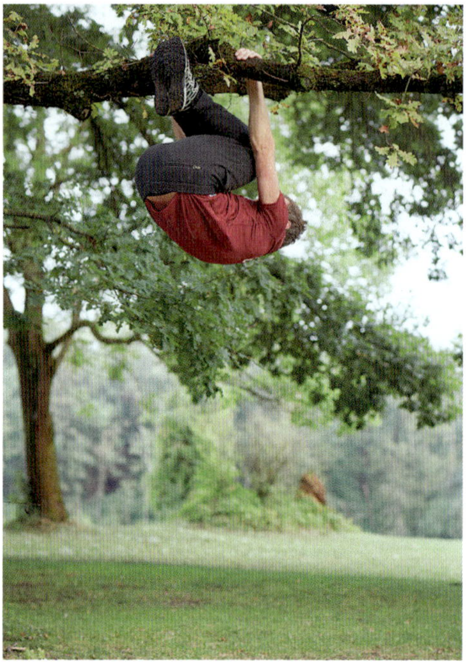

Startposition hängend am Ast im schulterbreiten Ristgriff (Fingerspitzen zeigen nach vorn), komplett ausgehängt.

Führe die Knie zur Brust. Dabei kannst du dich maximal einrollen, so dass die Fußspitzen den Ast berühren. Von dort aus zurück in die Startposition.

HINWEIS: Wenn du die Übung noch schwerer gestalten willst, führe die Beine gestreckt nach oben und versuche, am Ast eine Kerze zu machen. Aber Vorsicht: Pass auf, dass du wirklich genügend Haltekraft hast und der Ast nicht morsch ist, denn sonst könntest du runterfallen!

SCHATZSUCHER

Startposition mit den Knien knapp über dem Boden. Po über den Fersen. Arme gestreckt vor dem Körper. Hände etwas mehr als schulterbreit aufgesetzt.

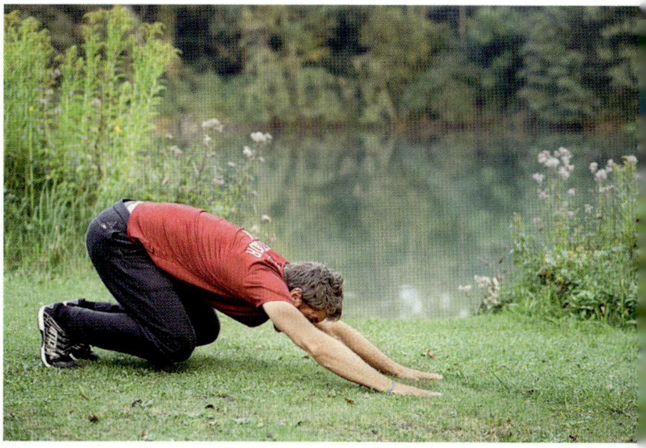

Mit der Nasenspitze knapp über den Boden nach vorne gleiten. Körper in maximale Streckung bringen. Nur Fußspitzen und Hände haben Bodenkontakt. Von dort aus in derselben Bewegung zurück in die Startposition.

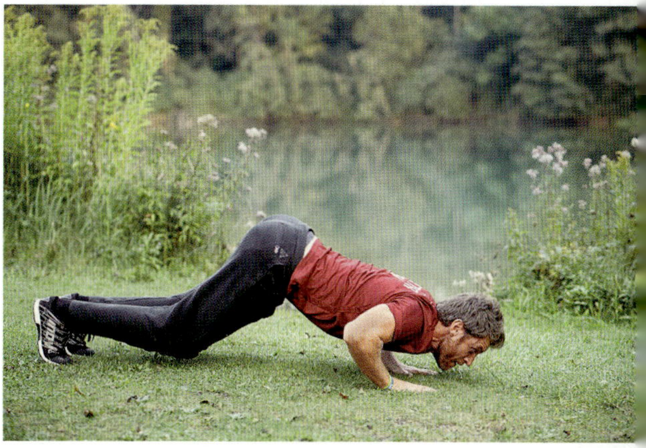

HINWEIS: Spanne in der maximalen Körperstreckung den Po an.

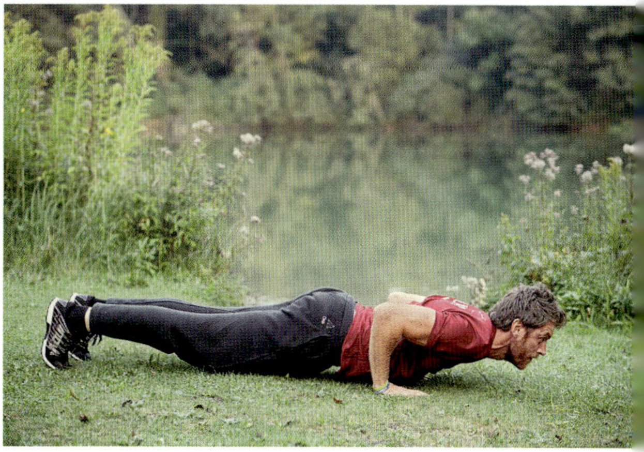

BÖSE LOKOMOTIVE

Startposition in Bauchlage. Ast in etwa schulterbreitem Griff. Oberkörper und Beine leicht vom Boden abgehoben. Beine und Arme maximal gestreckt.

Ellbogen ziehen nach hinten oben. Während der Rückwärtsbewegung der Arme den Oberkörper weiter anheben und den Ast »auseinanderziehen«, um die Muskelspannung zu erhöhen. In der hintersten Position der Arme mit den Ellbogen eine Kreisbewegung nach hinten (Lokomotive) durchführen. Zurück in die Startposition.

HINWEIS: Po während der gesamten Übung zusammenkneifen. Ast während der gesamten Übung maximal auseinanderziehen.

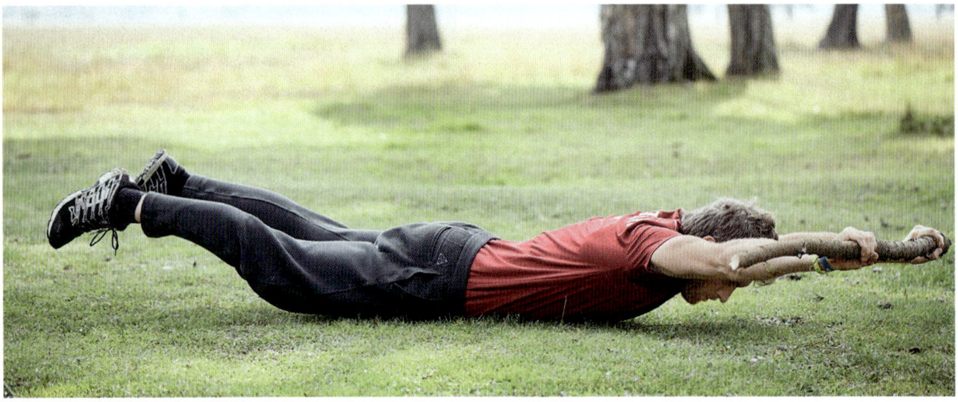

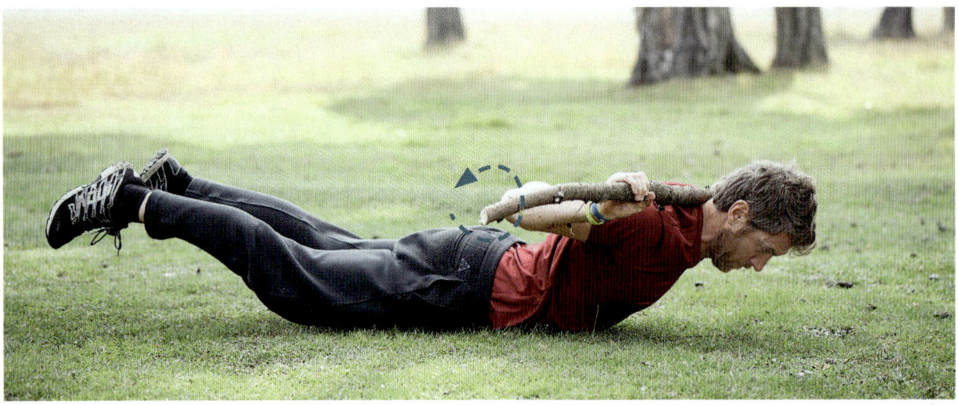

ROTATION MIT AST IM AUSFALLSCHRITT

Startposition im Ausfallschritt. Ast in etwa schulterbreitem Griff. Arme gestreckt über dem Kopf.

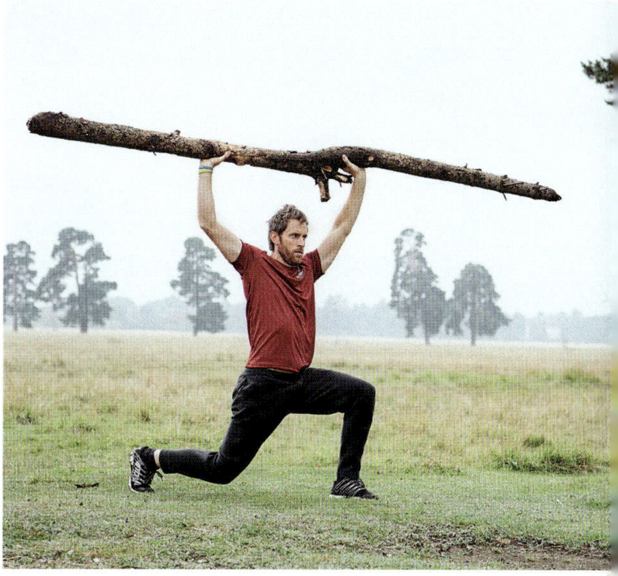

Oberkörperrotation zur Seite. Der Blick folgt der nach außen gedrehten Schulter. Oberkörper aufrecht halten. Sprung- und Kniegelenk sowie Hüfte stabil halten.

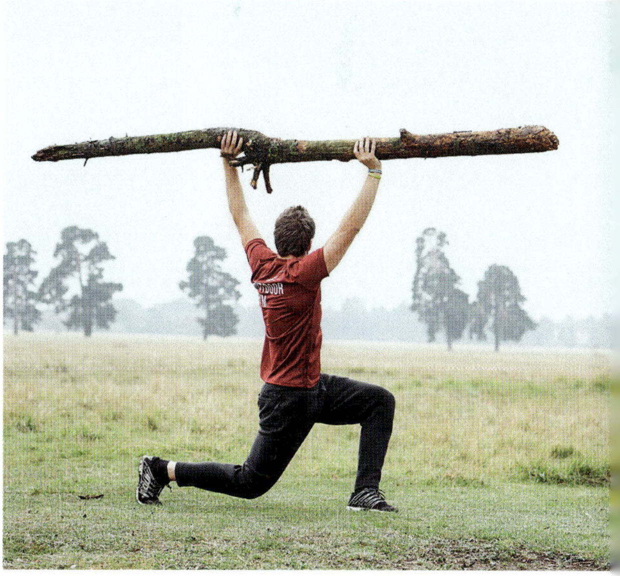

HINWEIS: Bei dieser Übung kommt es nicht auf eine schnelle, sondern vor allem sehr saubere Bewegungsausführung an. Dabei ist die gesamte Koordination deines Körpers gefordert.

Du kannst es dir schwerer machen, wenn du den Ast »auseinanderziehst« oder mit höherem Gewicht arbeitest.

Mach für jedes absolvierte Training ein Kreuzchen. So siehst du immer, was du geschafft hast.

ELEFANTENGANG

Startposition im aufrechten Stand.

Die Hände greifen zum Boden. Die Beine bleiben dabei gestreckt. Von dort aus mit den Händen langsam nach vorne wandern bis zu der Position, in der du dich in maximaler Körperstreckung halten kannst. Halte diese Position für etwa zwei Sekunden und wandere dann mit den Händen zurück in die Startposition.

HINWEIS: Diese Übung kannst du ohne Pausen durchführen. Du kannst sogar alle vier Sätze auf einmal machen – die Pausen lässt du dann aus. Falls du doch eine Pause benötigst, nimm sie dir.

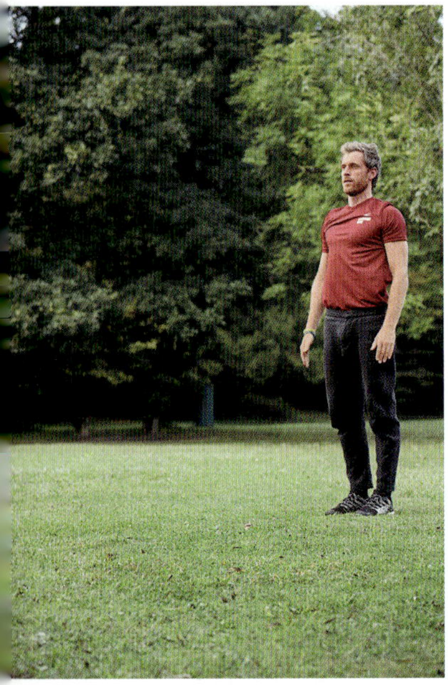

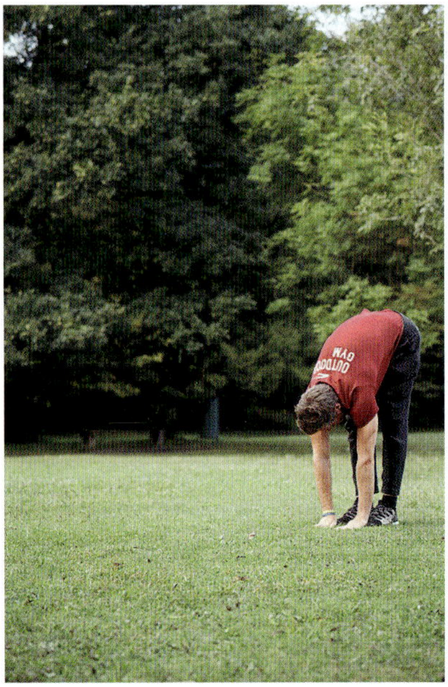

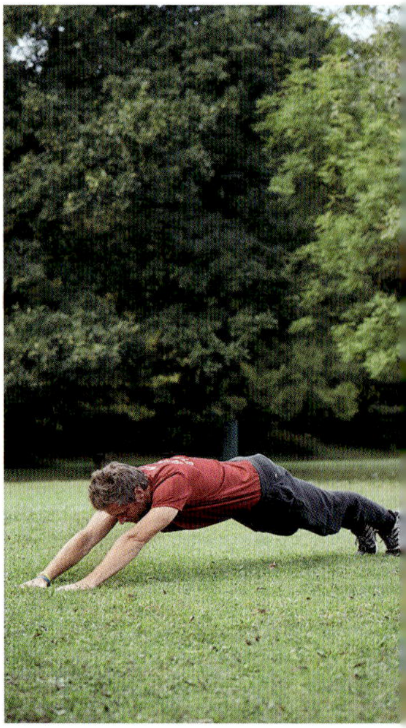

KNIEBEUGE MIT HOCHSPRÜNGEN

Startposition im aufrechten Stand.

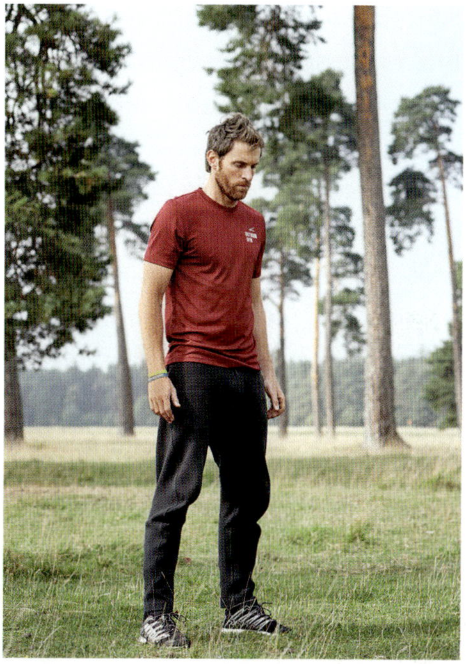

Geh von dort aus in die Hocke und hole Schwung. Vertikaler Absprung. Knie anheben und mit den Händen die Knie abklatschen. Weiche Landung in gehockter Position. Wiederholung der Bewegungsausführung.

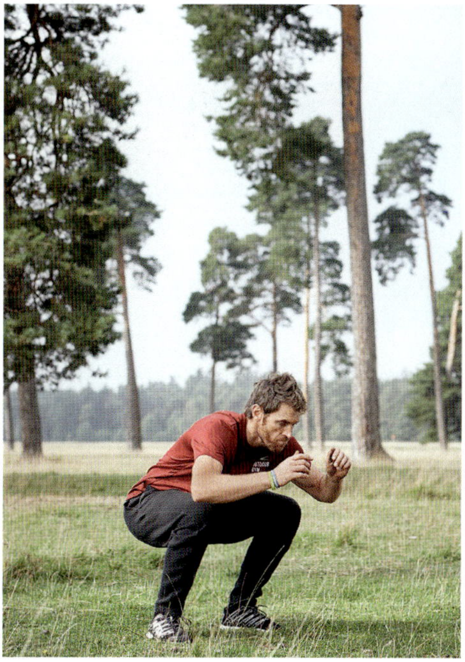

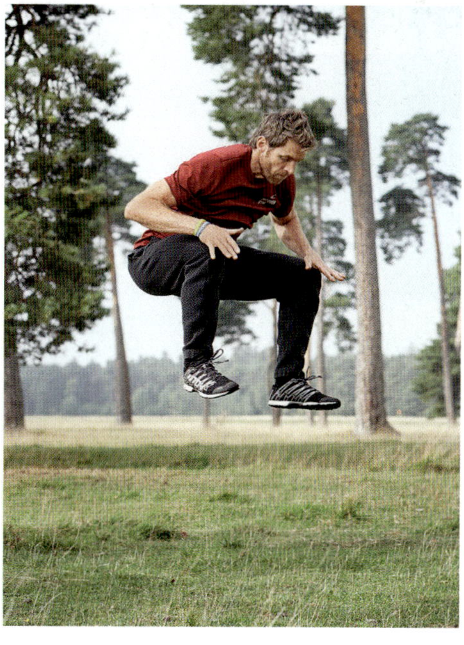

BAUMSTAMM STOSSEN

Startposition in Kniebeugeposition. Ein Ende des Baumstamms vor der Brust. Oberkörper aufrecht.

Beine strecken. Bei der Aufstehbewegung den Stamm vor der Brust stabilisieren. Die Arme strecken, den Baumstamm über den Kopf stemmen. Dabei auf die Zehenspitzen gehen und so den gesamten Körper in Streckung bringen. Den gleichen Bewegungsablauf rückwärts zur Startposition.

HINWEIS: Achte auf einen sauberen und gleichmäßigen Bewegungsablauf. Die Kraft, die du benötigst, um den Baumstamm nach oben zu bewegen, kommt vor allem aus deinen Beinen. Rücken- und Rumpfmuskulatur sind bei dieser Übung vor allem für die Stabilisation zuständig.

Dies ist eine der effektivsten Ganzkörperübungen überhaupt.

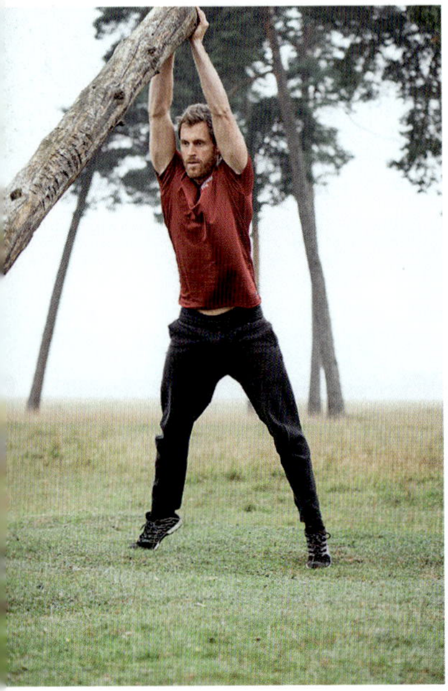

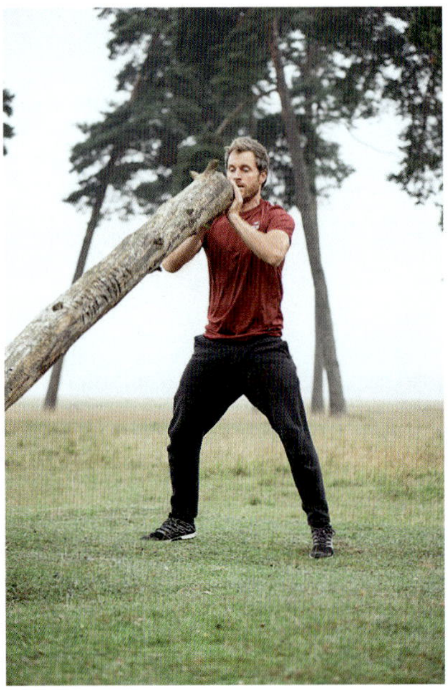

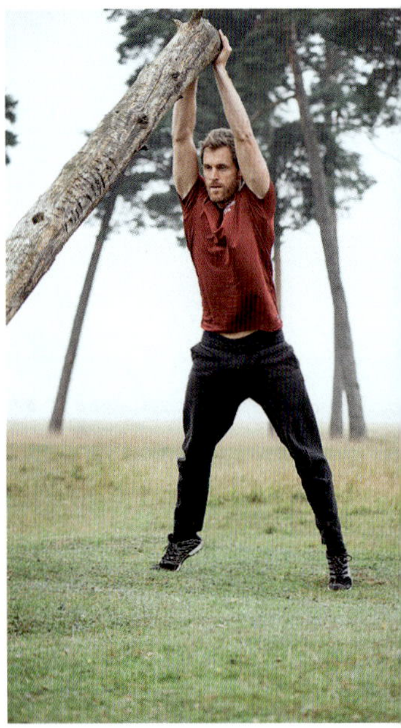

LIEGESTÜTZ AM BAUM

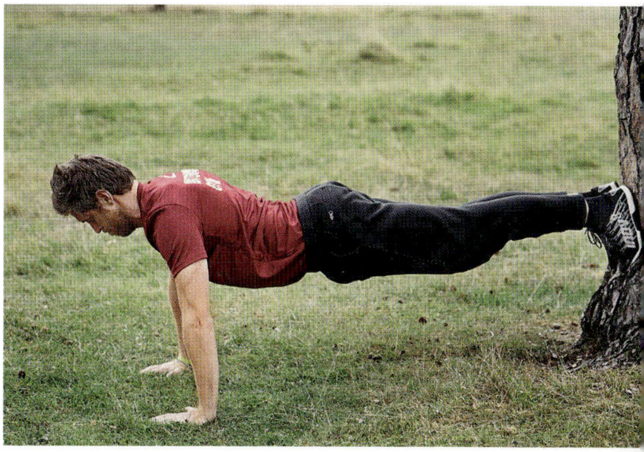

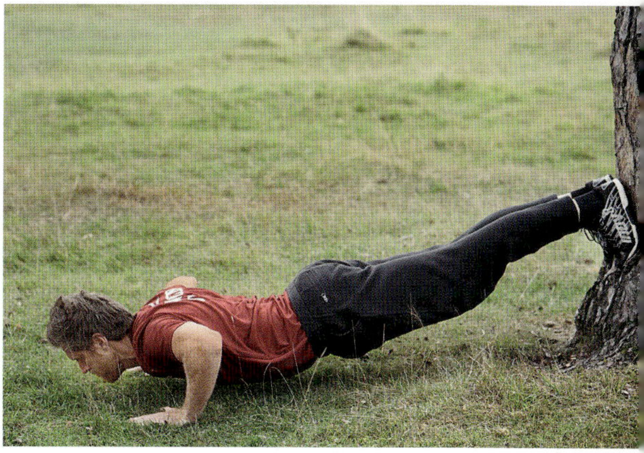

Startposition im Liegestütz. Füße am Baum. Hände etwas breiter als schulterbreit auf dem Boden.

Beuge die Arme, bis der Oberkörper den Boden fast berührt. Spanne dabei den Po an, um den Rumpf zu stabilisieren. Drücke dich zurück in die Startposition.

HINWEIS: Durch den Druck deiner Füße an den Baum entwickelst du eine enorm hohe Körperspannung. Falls du dich in dieser Position nicht halten kannst, dann stelle am Anfang die Füße zum Beispiel auf eine Parkbank (Sitzfläche). Du kannst auch einen Fuß an die Kante der Sitzfläche drücken und dich mit dem anderen auf der Sitzfläche stabilisieren.

KLEIN UND GEMEIN

Startposition im gebeugten Liegestütz. Hände etwas breiter als schulterbreit.

Den Oberkörper knapp über dem Boden nach rechts schieben. Das Brustbein berührt die rechte Hand. Von dort aus knapp über dem Boden nach links schieben und die linke Hand berühren.

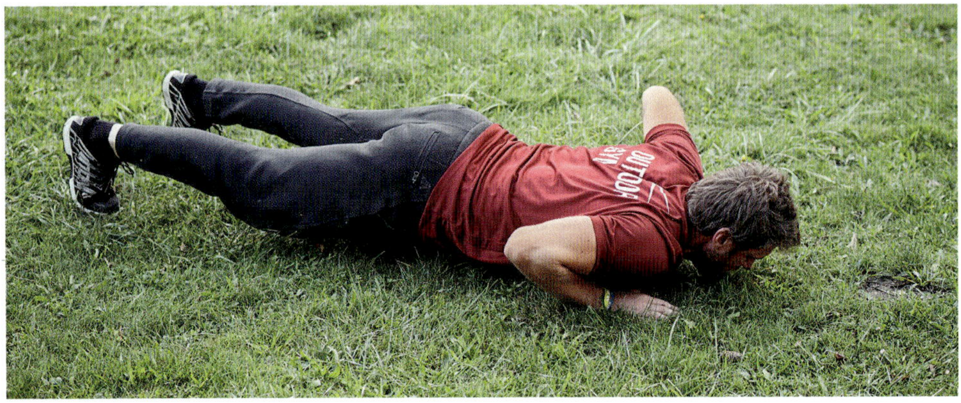

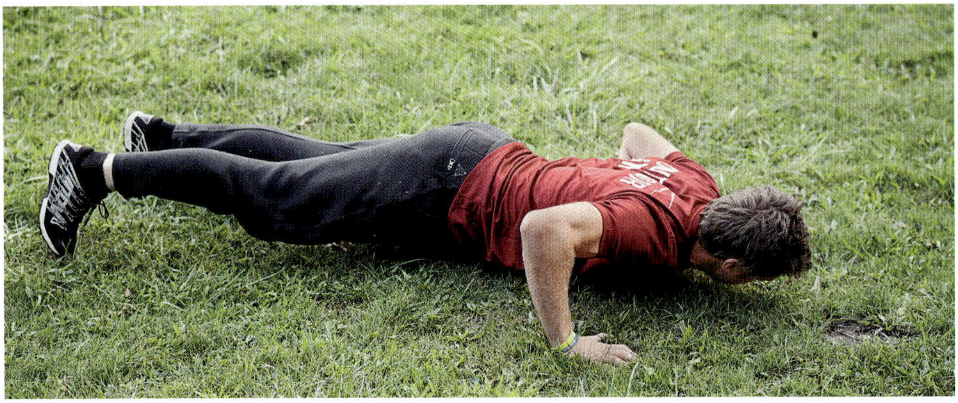

SKORPION

Startposition im tiefen Liegestütz.

Linkes Bein anheben und über das rechte Bein so weit wie möglich zur Seite bewegen. Mit der Fußspitze in den Boden »stechen«. Die linke Schulter kommt dabei automatisch mit nach oben. Blick über die linke Schulter zur Seite. Bewegung zur anderen Seite des Körpers.

HINWEIS: Diese Übung trainiert insbesondere deine Rumpfkraft und verbessert deine Beweglichkeit.

Wenn dir diese Übung im tiefen Liegestütz zu schwierig ist, kannst du sie auch in der Liegestützposition mit gestreckten Armen ausführen.

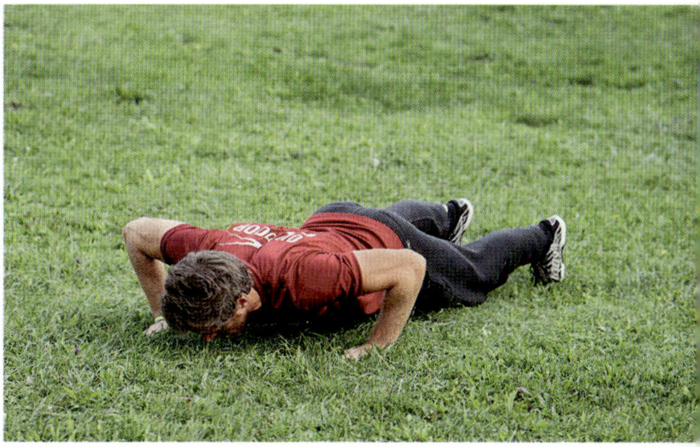

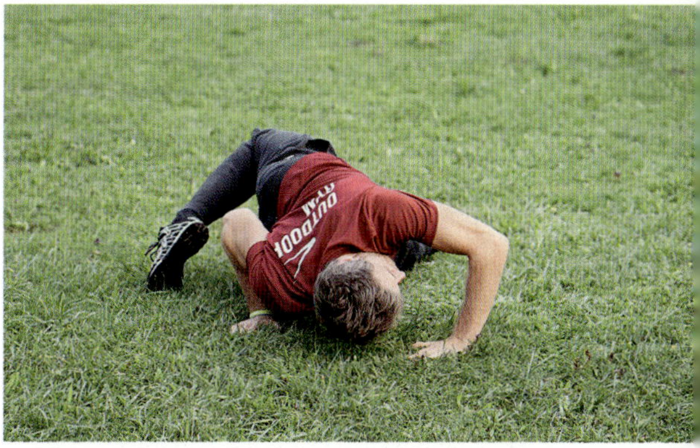

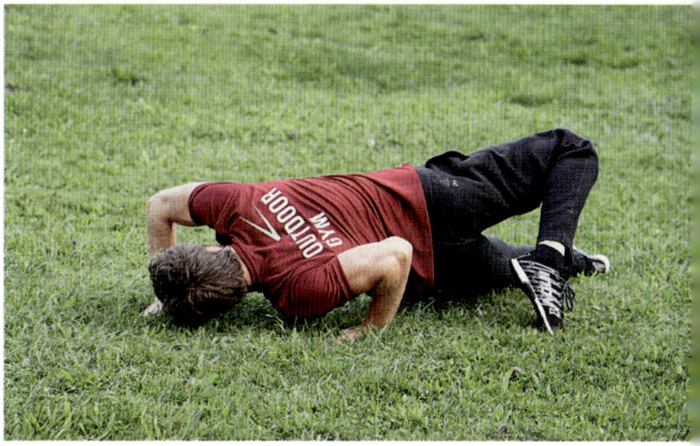

Mach für jedes absolvierte Training ein Kreuzchen. So siehst du immer, was du geschafft hast.

COOL-DOWN / DEHNEN

GRUNDSÄTZLICHE TIPPS ZUM DEHNEN

Das Thema Dehnen ist ein umfassendes, bis heute heiß diskutiertes und wissenschaftlich vielfältiges Themengebiet, bei dem die Meinungen, Studienergebnisse und Erfahrungen in unterschiedlichste Richtungen gehen. Klar ist, dass durch das Dehnen der Stoffwechsel aktiviert wird, da im Zielgewebe eine verstärkte Durchblutung und ein erhöhter Sauerstoff- und Nährstofftransport entstehen. Viele Menschen haben aufgrund einseitiger Alltagsbelastungen verkürzte Muskeln und Sehnen, denen sie durch regelmäßige Dehnübungen entgegenwirken können. Das Dehnen nach einem natürlichen Training ist für mich nicht zwingend notwendig. In allen Übungen dieses Buches trainierst du deinen Körper in seinen natürlichen Bewegungsfähigkeiten. Das bedeutet, dass du beim Großteil dieser Übungen die am Bewegungsablauf beteiligten Muskeln so umfassend bewegst, dass bereits währenddessen eine Beweglichmachung (Dehnung) stattfindet (z. B. vollständiges Aushängen bei Klimmzügen). Dennoch erachte ich das Dehnen als wichtiges Element eines natürlichen Trainings, nämlich als Cool-down. Der für mich wichtigste Aspekt des Dehnprogramms nach einem Workout ist es, den zuvor intensiv trainierten Körper in den Ruhezustand zu bringen. Beim Dehnen geht es nicht um Leistung oder darum, zumindest einen Dehn-»Schmerz« zu spüren, sondern vielmehr darum, in einen ruhigen und bewussten Kontakt mit dem eigenen Körper zu kommen. In dieser ruhigen Phase ist es ein großartiges Gefühl, deinen Körper – eben jeden Muskel, den du zuvor bewegt hast – intensiv zu spüren. Möglicherweise fühlst du, dass einzelne Muskeln richtig aufgepumpt sind. Das Dehnen gibt dir Zeit, dein Workout noch einmal ganz bewusst Revue passieren zu lassen und den intensiven Kontakt zu deinem Körper in aller Ruhe und voller Zufriedenheit abschließen zu können. Das Cool-down ist so etwas wie die Belohnung – manchmal sogar eine Art der Meditation – nach dem Workout. Ganz nebenbei verbessert es deine Regeneration und deine Beweglichkeit.

BEINRÜCKSEITE UND RUMPF

Startposition im aufrechten Stand. Füße eng zusammen. Arme neben dem Körper.

Beine gestreckt halten. Die Hände berühren für 20 Sekunden die Fußspitzen (oder einen anderen Teil des Beins, während die Knie gestreckt bleiben). Aufrichten in die Körperstreckung und von dort aus den Oberkörper zur Seite neigen. Zur rechten Körperseite den linken Arm aktiv über den Kopf zur rechten Seite ziehen. Dabei greift die rechte Hand das linke Handgelenk und zieht den linken Arm sanft nach rechts, um die Dehnung in der linken seitlichen Rumpfmuskulatur zu erhöhen. Diese Position für 20 Sekunden halten. Bewegungsablauf zur anderen Körperseite wiederholen.

HINWEIS: Beim Beugen ist nicht entscheidend, wie tief du mit deinen Händen zum Boden kommst, sondern vielmehr dass du die Dehnung in der hinteren Oberschenkelmuskulatur und in den Knien spürst.

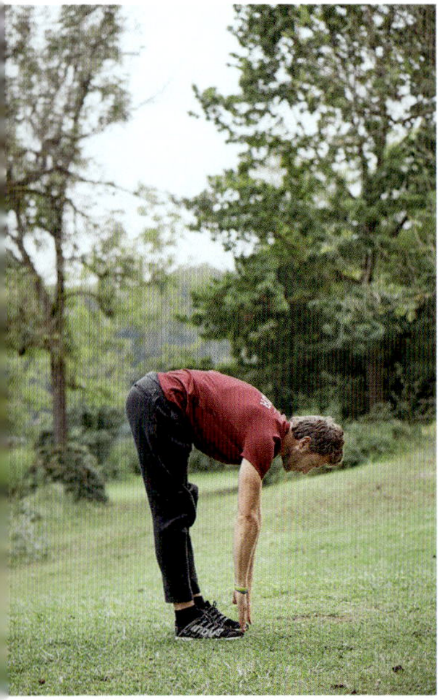

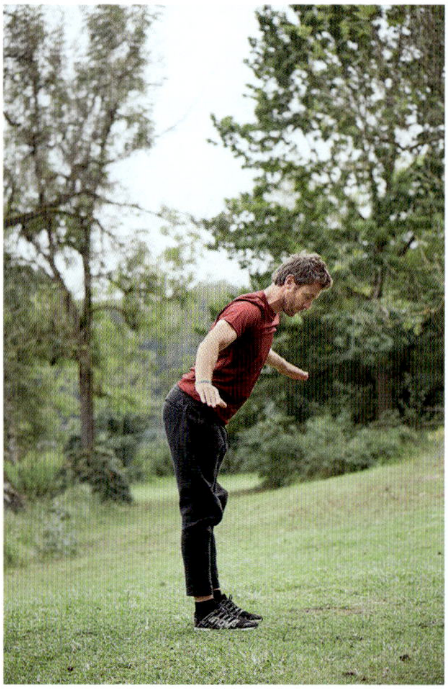

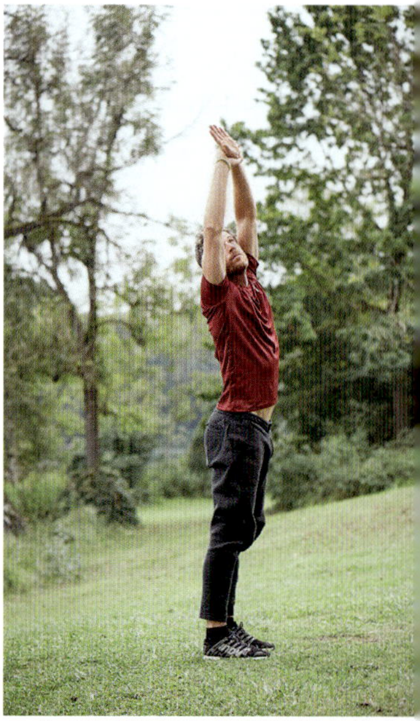

SCHULTERDEHNUNG

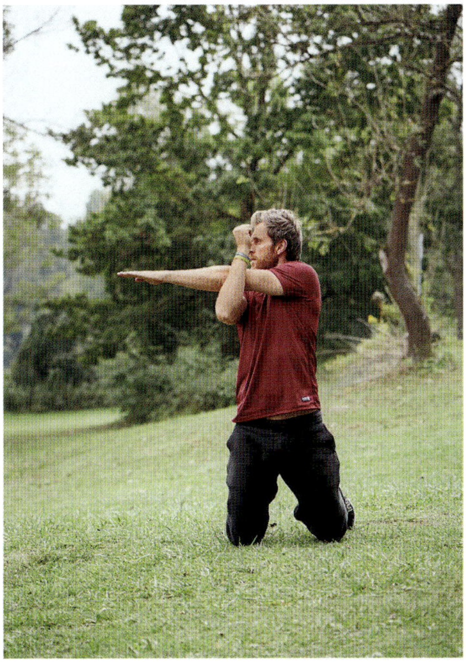 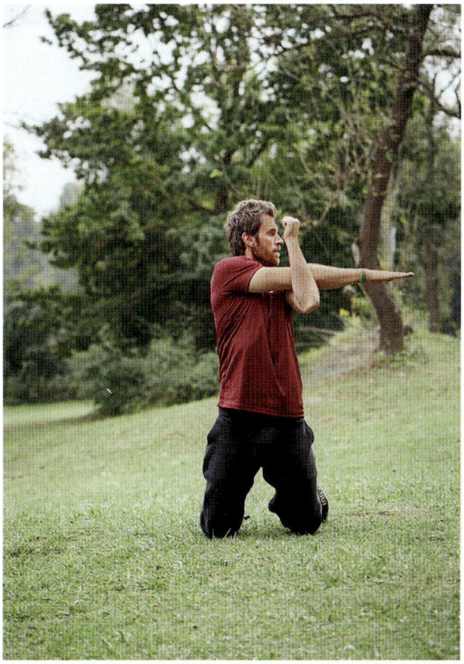

Startposition kniend mit aufrechtem Oberkörper.

Linken Arm vor dem Körper waagerecht nach rechts strecken. Mit rechtem Unterarm Druck auf linken Ellbogen ausüben. Zieh den linken Arm aktiv zur Seite. Schau nach rechts. Halte die Dehnung für etwa 20 Sekunden und wechsle dann zur anderen Seite.

DEHNUNG GLUTEUS MAXIMUS (AKA-POPO-DEHNUNG)

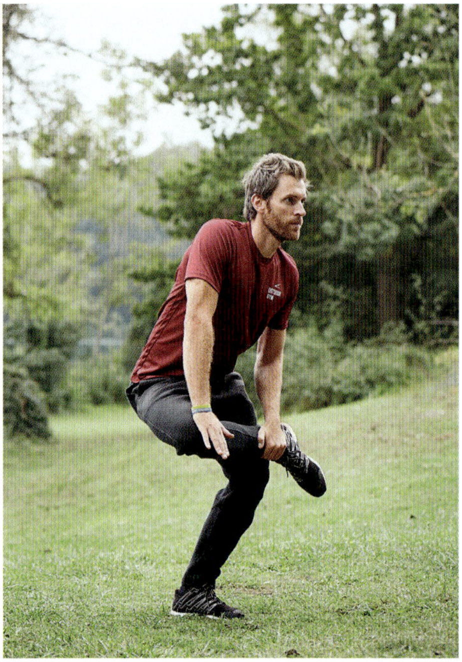

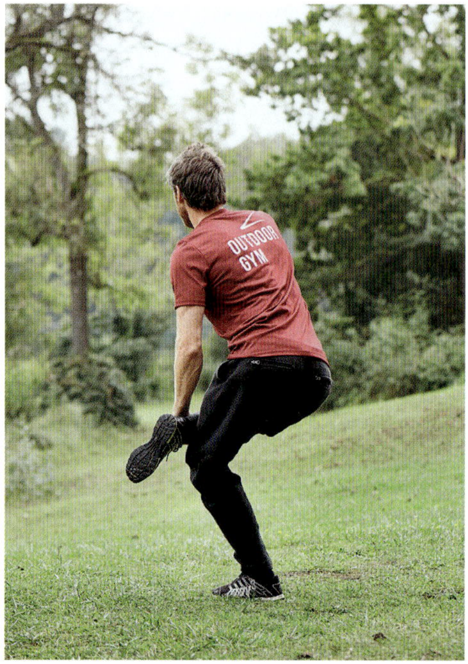

Startposition im aufrechten Stand.

Lege deinen rechten Unterschenkel (oder den Knöchel) auf dein linkes Knie. Beuge den Oberkörper mit geradem Rücken nach vorn, während du den Po nach hinten schiebst. (Stell dir vor, du setzt dich auf einen Stuhl.) Schau nach vorn. Leichter Druck mit der rechten Hand auf dein rechtes Knie. Halte die Dehnung für etwa 20 Sekunden und wechsle dann zur anderen Seite.

HINWEIS: Du erhöhst die Dehnung, indem du dich entweder tiefer abhockst oder den Druck mit der Hand auf das Knie erhöhst.

Wenn es dir nicht gelingt, stabil zu stehen, stütze dich mit der Hand, die keinen Druck auf das Knie ausübt, zum Beispiel an einem Baum ab.

DEHNUNG HÜFTBEUGER

Startposition mit dem rechten Knie auf dem Boden. Lege das Schienbein und den Fußrücken in Verlängerung zum Knie ab. Stell den linken Fuß vor deinen Körper. Oberkörper aufrecht. Hände in die Hüften gestützt.

Schiebe den Oberkörper nach vorn, so dass sich der rechte Oberschenkel nach vorn bewegt. Dadurch erhöhst du die Dehnung im Hüftbeuger. Schiebe aktiv mit deinen Händen die Hüfte nach vorn. Halte diese Dehnung für etwa 20 Sekunden. Wechsle dann zur anderen Seite.

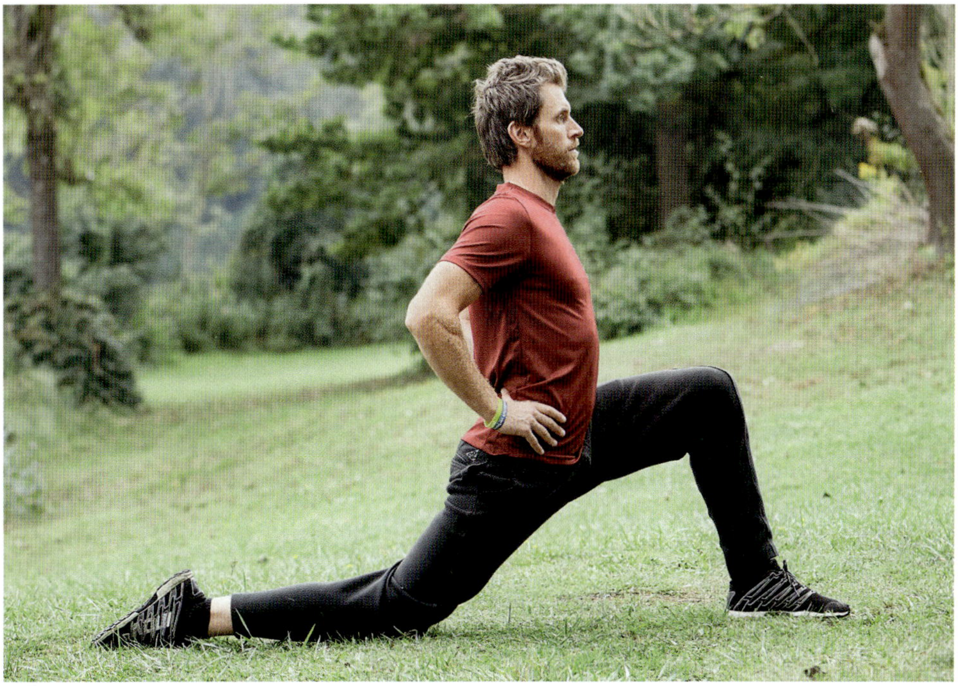

DEHNUNG RUMPF

Startposition mit dem rechten Knie auf dem Boden. Lege das Schienbein und den Fußrücken in Verlängerung zum Knie ab. Stell den linken Fuß vor deinen Körper. Oberkörper aufrecht.

Drehe deinen Oberkörper nach rechts aus. Schau dabei zu deiner Ferse. Greif mit der rechten Hand die rechte Ferse. Der gestreckte linke Arm zieht aktiv über den Kopf nach hinten.

HINWEIS: Je mehr du den gestreckten Arm über den Kopf aktiv nach hinten ziehst, desto intensiver wird die Dehnung.

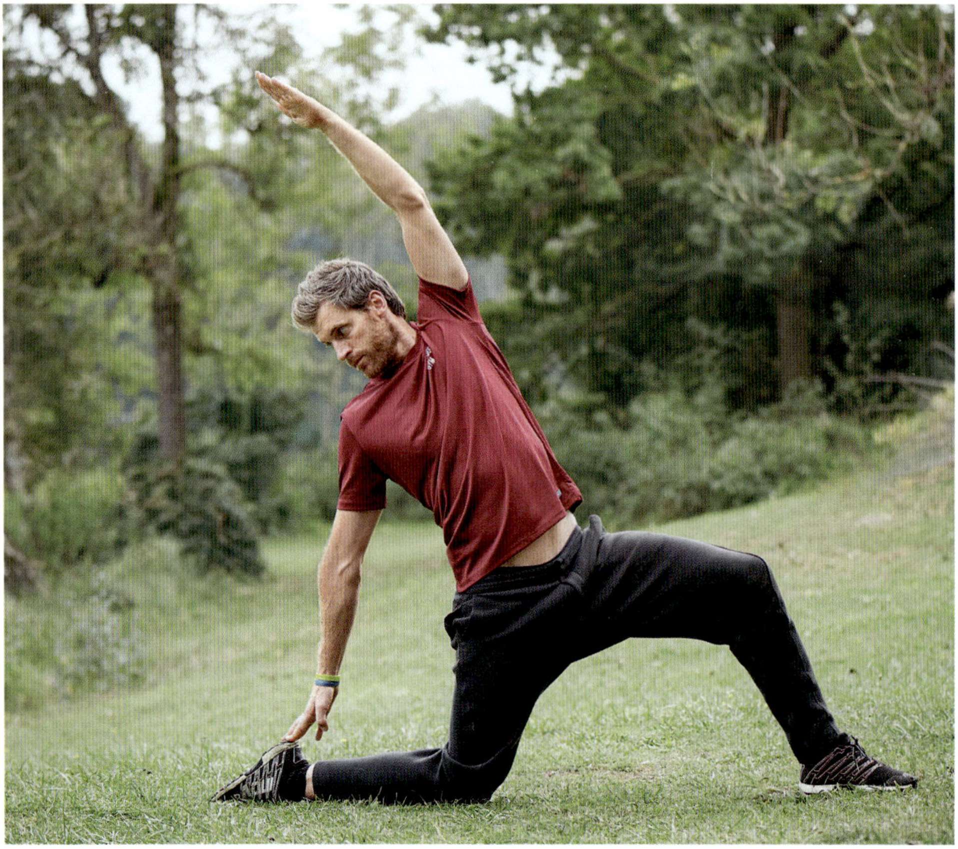

DANK

Ein Buch entsteht nicht nur durch eine Person allein. Es wächst durch das Wissen und die Erkenntnisse aller daran Beteiligten und wird erst durch Austausch und gemeinsames Wirken möglich. Danke für deinen klaren Blick auf mich, liebe Melle. In meinem Prozess des Schreibens bist du die Komponistin meiner Gedanken und Worte, um Komplexes oder Verwobenes klar und deutlich klingen zu lassen. Lieber Andreas, ich danke dir für deine geduldige Art und deinen konstruktiven, positiven Geist in unserem gemeinsamen Prozess. Durch dich wird vieles leichter und erhält die Art von Bedeutung, die es im Detail benötigt. Danke auch an dich, lieber Carlo, weil du in mir Möglichkeiten und Perspektiven erkennst und mir dadurch den Raum schenkst, neue Wege zu gehen.

In meinem Dank empfinde ich immer auch eine Form von Liebe, denn Dank ist ein Teil dieses großen Gefühls. Mein Dank ist belebt durch viele Bilder, Momente, Gedanken und Worte, die gewechselt wurden und gewachsen sind. All das ist – bewusst oder unbewusst – auch Teil dieses Buches.

Ich lade dich ein, die Möglichkeiten, die ein natürliches Training bietet, für dich erfahrbar und erlebbar werden zu lassen. Dafür braucht es deinen ersten Schritt. Jede Bewegung verändert das Leben. Danke für die Möglichkeit, gemeinsam mit dir etwas zu bewegen.

Felix

ÜBUNGSÜBERSICHT ALPHABETISCH

ÜBUNGEN NACH KÖRPERBEREICHEN

STICHWORTVERZEICHNIS

QUELLEN

1 Booth, F. W., Chakravarthy, M. V., Spangenburg, E. E.: Exercise and gene expression: physiological regulation of the human genome through physical activity. J Physiol. 2002 Sep 1; 543(Pt 2): 399–411.

2 Sutton, John R., et al.: Purine metabolism during strenuous muscular exercise in man. Metabolism 29.3 (1980): 254–260.

3 Lee, C. D., Jackson, A. S., Blair, N. S.: US weight guidelines: is it also important to consider cardiorespiratory fitness? Int. J Obes Relat Metab Disord. 1998 Aug; 22 Suppl 2:S2–7.

4 Schmidt, M. E., Steindorf, K., Mutschelknauss, E. et al.: Physical Activity and Postmenopausal Breast Cancer: Effect Modification by Breast Cancer Subtypes and Effective Periods in Life. Cancer Epidemiology Biomarkers and Prevention 2008.

5 Ainsworth, B. E., et al.: Compendium of Physical Activities: an update of activity codes and MET intensities. In: Medicine & Science in Sports & Exercise (copyright by the International Life Sciences Institute) 2000, 498–516.

6 Turnera, Erick H., Loftisa, Jennifer M., Blackwella, Aaron D.: Serotonin a la carte: Supplementation with the serotonin precursor 5-hydroxytryptophan. Pharmacology & Therapeutics Volume 109, Issue 3, March 2006, Pages 325–338.

7 Talbott, Shawn: The Cortisol Connection. Why stress makes you fat and ruins your health – and what you can do about it. Hunter House publishers. 2007.

8 Schneider S. et al.: Exercise as a countermeasure to psycho-physiological deconditioning during long-term confinement. Behavioural Brain Research 211 (2010): 208–214.

9 Lemanne, D., Cassileth, B., Gubili, J.: The role of physical activity in cancer prevention, treatment, recovery, and survivorship. Oncology. 2013 Jun; 27(6):580–5.

10 Maas, J. et al.: Morbidity is related to a green living environment. The Journal of Epidemiology and Community Health, published online October 15, 2009.

11 Ulrich, Roger S.: View through a window may influence recovery from surgery. Science, April 27, 1984, v224 p420(2).

12 Li, Quing, Kawada, Tomoyuki: Effect of forest environment on human immune system. Forest Medicine. Nova Biomedical Verlag. New York (2013): 71.

13 Ohtsuka, Yoshinori: Effect of the forest environment on blood glucose. Forest Medicine. Nova Biomedical Verlag. New York (2013): (111–116).

14 Milind Watve: Method of treatment of insulin resistance syndrome. US Patent: US20100229879 A1. 2010.

15 Perry, Christopher GR, et al.: High-intensity aerobic interval training increases fat and carbohydrate metabolic capacities in human skeletal muscle. Applied Physiology, Nutrition, and Metabolism 33.6 (2008): 1112–1123.

16 Talanian, Jason L., et al.: Exercise training increases sarcolemmal and mitochondrial fatty acid transport proteins in human skeletal muscle. American Journal of Physiology-Endocrinology and Metabolism 299.2 (2010): E180–E188.

17 Gibala, Martin J., McGee, Sean L.: Metabolic adaptations to short-term high-intensity interval training: a little pain for a lot of gain? Exercise and sport sciences reviews 36.2 (2008): 58–63.

18 Shiraev, Tim, Barclay, Gabriella: Evidence based exercise: Clinical benefits of high intensity interval training. Australian family physician 41.12 (2012): 960.

19 Hamer, Mark, Lavoie, Kim L., Bacon, Simon L.: Taking up physical activity in later life and healthy ageing: the English longitudinal study of ageing. Br J Sports Med doi:10.1136/bjsports-2013-092993.

20 Loprinzi, Paul D., Cardinal, Bradley J.: Association between objectively-measured physical activity and sleep, NHANES 2005–2006, Mental Health and Physical Activity, Volume 4, Issue 2, Pages 65–69.

Felix Klemme

NATÜRLICH SEIN

Das ganzheitliche Life-Coaching-Programm

Was genau ist eigentlich Gesundheit? Warum fühlt sich jemand krank, der körperlich gesund ist? Und wie kann ich einen Zustand von Gesundheit und Zufriedenheit erreichen?
Über diese Fragen denkt Felix Klemme seit Jahren nach, und sie sind der Kern seiner Arbeit mit Klienten. In diesem Buch gibt er Ihnen die wesentlichen Tools an die Hand, sich gesund zu ernähren, sinnvoll zu bewegen und Ihre Träume zu verwirklichen.

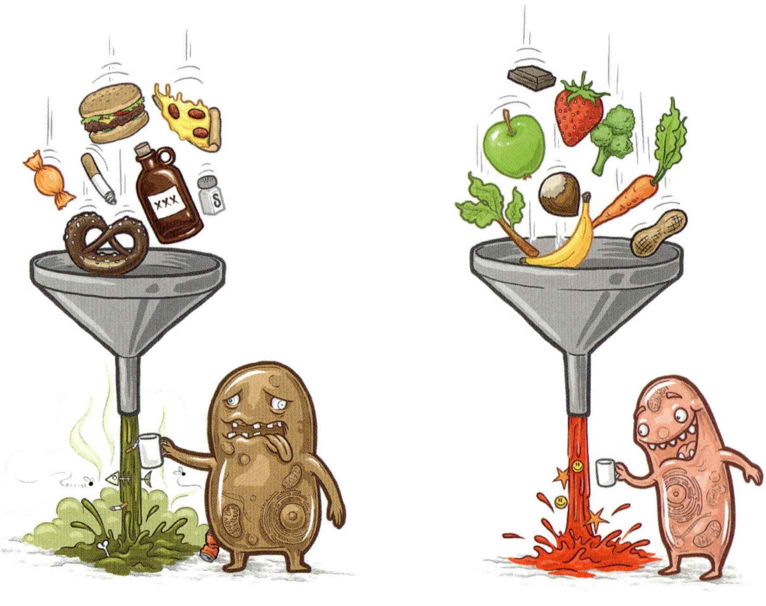

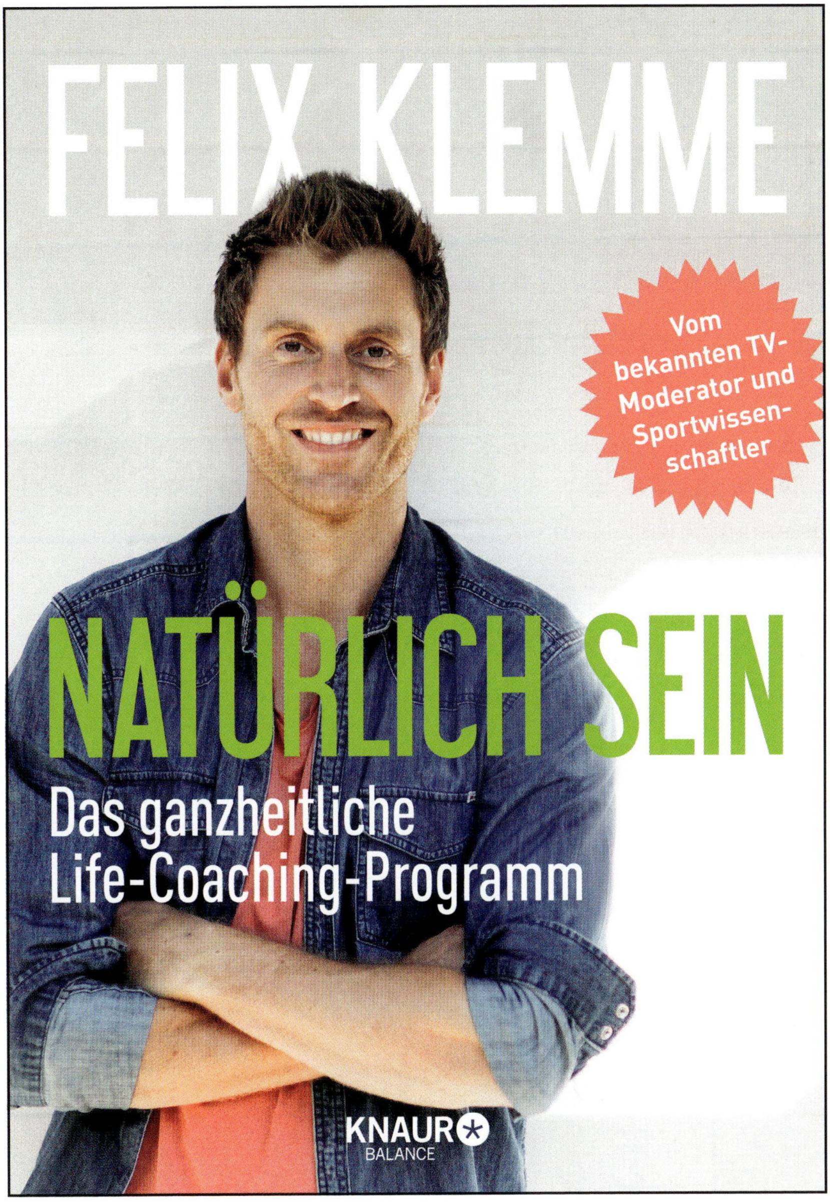

ISBN 978-3-426-67500-7

»In seinem Buch ›Natürlich sein‹ stellt Felix Klemme das von ihm entwickelte Life-Coaching-Konzept ›Natural Network‹ vor – ein Leitfaden für alle, die sich auf ganzheitliche Weise mit sich selbst beschäftigen und ihr Leben nachhaltig verändern möchten.«
buch aktuell

Felix Klemme

NATÜRLICH ESSEN

Das ganzheitliche Ernährungskonzept

Der bekannte TV-Moderator Felix Klemme schöpft aus seiner langjährigen Erfahrung als Life-Coach und Gesundheitsberater. Sein Motto lautet: Diäten und Verbote sind out – Alltagstauglichkeit und Genuss sind die Devise!
Alles, was wir brauchen, hält die Natur für uns bereit. Das Wichtigste ist, dass wir frische Zutaten verwenden und uns ausgewogen ernähren. Dann bleiben wir gesund, und unser natürliches Gewicht balanciert sich ganz von allein.

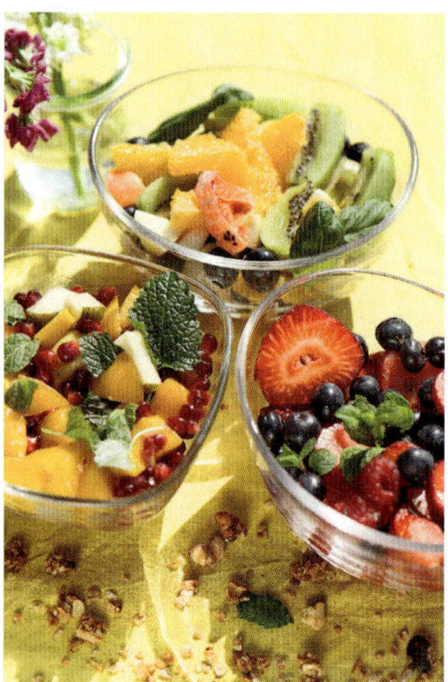

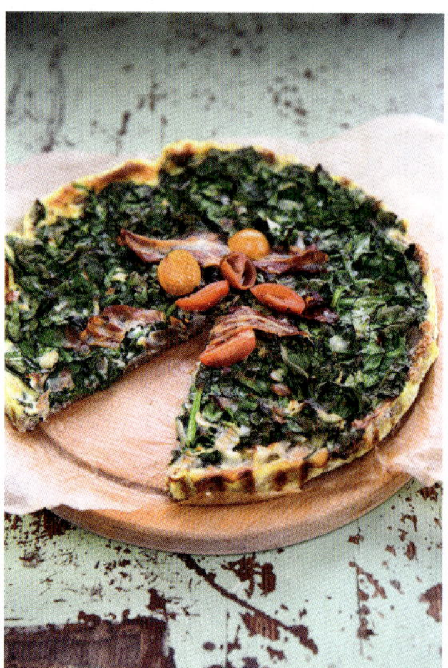

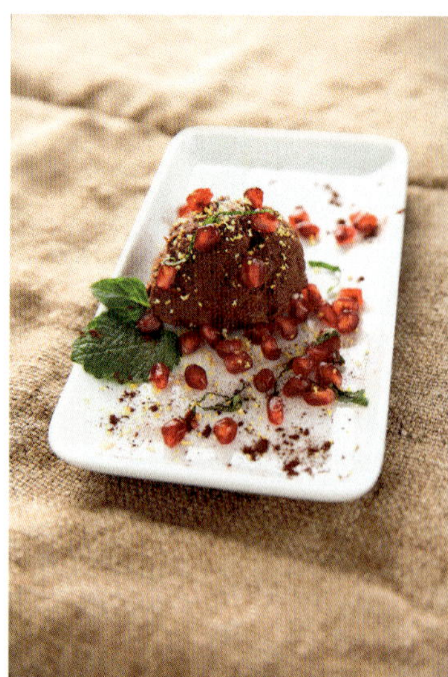

Besuchen Sie uns im Internet:
www.knaur-balance.de

FSC
www.fsc.org
MIX
Papier aus verantwortungsvollen Quellen
FSC® C004229

Ein Imprint der Verlagsgruppe
Droemer Knaur GmbH & Co. KG, München.

Bearbeitung: Melle Siegfried
Redaktion: Anke Schenker
Alle Workout-Fotos: Christian Kaufmann
Hintergrundfoto: Phanumassu Sang-ngam / Shutterstock.com
Umschlaggestaltung: ZERO Werbeagentur, München
Umschlagabbildung: Christian Kaufmann
Satz: Adobe InDesign im Verlag
Druck und Bindung: Uhl, Radolfzell
ISBN 978-3-426-67514-4

5 4 3 2 1